がんエマージェンシー
化学療法の有害反応と緊急症への対応

Oncologic Emergency

中根 実　武蔵野赤十字病院腫瘍内科部長

医学書院

> **謹告**
>
> 　本書に記載されている事項に関しては，出版時点における最新の情報に基づき，正確を期するよう，著者・出版社は最善の努力を払っています．しかし，医学，医療の進歩から見て，記載された内容が正確かつ完全であると保証するものではありません．従って実際の治療，特に新薬などの使い慣れない医薬品の使用に当たっては，読者ご自身で細心の注意を払われることを要望いたします．
>
> 　本書記載の治療法・医薬品がその後の医学・医療の進歩により本書発行後に変更された場合，その治療法・医薬品による不測の事故に対して，著者ならびに出版社は，その責を負いかねます．
>
> 　　　　　　　　　　　　　　　　　　　　　　　　　　　株式会社　医学書院

中根 実（なかね みのる）

武蔵野赤十字病院腫瘍内科部長
1993年，熊本大学医学部卒．東京医科歯科大学医学部第一内科，癌研究会附属病院（現がん研有明病院）化学療法科，都立駒込病院血液内科（研修），化学療法科を経て，2005年より武蔵野赤十字病院血液・腫瘍内科勤務．2011年10月より現職．
日本臨床腫瘍学会がん薬物療法専門医，日本血液学会血液専門医，日本内科学会総合内科専門医

がんエマージェンシー
化学療法の有害反応と緊急症への対応

発　行	2015年3月1日　第1版第1刷©
著　者	中根　実
発行者	株式会社　医学書院
	代表取締役　金原　優
	〒113-8719　東京都文京区本郷1-28-23
	電話　03-3817-5600（社内案内）
組　版	明昌堂
印刷・製本	横山印刷

本書の複製権・翻訳権・上映権・譲渡権・公衆送信権（送信可能化権を含む）は㈱医学書院が保有します．

ISBN978-4-260-01960-6

本書を無断で複製する行為（複写，スキャン，デジタルデータ化など）は，「私的使用のための複製」など著作権法上の限られた例外を除き禁じられています．大学，病院，診療所，企業などにおいて，業務上使用する目的（診療，研究活動を含む）で上記の行為を行うことは，その使用範囲が内部的であっても，私的使用には該当せず，違法です．また私的使用に該当する場合であっても，代行業者等の第三者に依頼して上記の行為を行うことは違法となります．

JCOPY 〈㈳出版者著作権管理機構　委託出版物〉
本書の無断複写は著作権法上での例外を除き禁じられています．複写される場合は，そのつど事前に，㈳出版者著作権管理機構（電話 03-3513-6969，FAX 03-3513-6979，info@jcopy.or.jp）の許諾を得てください．

はじめに

　近年，本邦においては，チーム医療や医療安全への取り組みが積極的に行われ，これらを基盤として，がんの診断と治療の標準化が確立してきました．そして，がん診療の中で発生する高度な有害事象，「がん緊急症」への対策も，それぞれの医療機関の状況に合わせて整備が進んできていることと思います．

　「がん緊急症」の出現頻度は決して高くはありませんが，いざ直面すると，平常心で対応できていなかった体験を思い出すことがあります．がん診療チームが知識と経験を積み重ねていくと同時に，各分野の専門診療科との連携を円滑に行って，総合力で患者さんの治療とケアにあたる体制が求められています．

　救急医療の分野では，重症化する前段階の兆候を捉えて院内の専門チームが介入を行う rapid response system（RRS）が導入され始めています．私たちは救急診療チームとの連携も深めて，こうした視点も学び，「がん緊急」へのよりよい対応をめざしていく必要もあるでしょう．

　本書は，日本赤十字看護大学看護実践・教育・研究フロンティアセンターが企画・運営した認定看護師教育課程の「がん化学療法看護コース」において，2011 年までに行った講義スライドを基に，アップデートを行って 1 冊にまとめたものです．

　本書の執筆に際しては，日頃，病棟や外来化学療法室のスタッフなどから届く「なぜ？」に答える場面を意識して，図表を用いながらできるだけ平易な表現で，エビデンスを保つことにも留意をしながら解説するように心掛けました．少し詳しい内容は MEMO 欄，実践的な内容は Note 欄に記しましたのでご活用ください．

　本書が，がん診療にかかわる看護師，薬剤師，臨床検査技師，ケースワーカーをはじめとする多くの医療スタッフの皆さんの理解や実践に役立つことがあれば嬉しいです．研修医の先生方にも概要を知るうえでは役立つかもしれません．

　本書の刊行にあたりましては，医学書院看護出版部 3 課の近江友香様，染谷美有紀様，そして北原拓也様に多大なご尽力を賜りました．ここに，心から謝意を表します．ありがとうございました．

2015 年 1 月

武蔵野赤十字病院腫瘍内科
中根 実

CONTENTS

はじめに iii

第1章　がん緊急症―総論 1

がん緊急症の分類 2
- がんの進行に伴う緊急症 2
- がん治療に伴う緊急症 4

重症度の評価 5
がん緊急症と緊急度判定 8
ショック 9
意識障害 14
患者・家族との対話（特にDNARに関して） 16

第2章　抗がん剤の血管外漏出 17

病態生理と症候 17
- 起壊死性抗がん剤（vesicant drugs） 17
- 起炎症性抗がん剤（irritant drugs） 20
- 非起壊死性抗がん剤（non-vesicant drugs） 20
- **MEMO 1** 抗がん剤の血管外漏出に対する薬剤 21
- **MEMO 2** 抗がん剤による皮膚のリコール現象（recall phenomenon） 24

実践的対策 25
- 血管外漏出のリスクと予防策 25
- 抗がん剤投与中の観察と評価 30
- **MEMO 3** 抗がん剤投与に伴う血管痛とフレア反応 32
- 血管外漏出への対応 35
- **Note 1** ボルテゾミブおよびアザシチジンの皮下注射 40
- **Note 2** ガベキサートメシル酸塩と抗がん剤の投与が重なる場合の注意点 41
- **Note 3** 中心静脈ラインにおける血管外漏出の注意点 42

第3章　過敏反応・インフュージョンリアクション 44

病態と症候 44
- **MEMO 1** 即時型アレルギーに関する主な用語 46
- HSRの病態 47
- **MEMO 2** 製剤の溶媒がHSRの原因となる薬剤 49
- **MEMO 3** L-アスパラギナーゼ製剤 51
- HSRの症候 53
- IRの病態生理 55
- **MEMO 4** モノクローナル抗体薬の種類 55

- IRの症候 ... 56

HSRとIRのマネジメント ... 56
- HSR/IRに対する予防策 ... 56
- 抗がん剤投与中の観察と評価 ... 60
- HSR/IRへの対応 ... 64
- **Note** HSR/IRの発症リスクが高まる場面 ... 71

第4章 腫瘍崩壊症候群 ... 74

病態と症候 ... 74
- TLSの発症にはさまざまなリスク因子がかかわる ... 74
- 腫瘍の崩壊に伴って検査値異常と臨床症候が出現する ... 77

TLSのマネジメント ... 79
- STEP 1 ベースラインの把握とリスク評価 ... 79
- STEP 2 TLSに対する予防策とモニタリング ... 82
- **MEMO 1** プリン骨格を有するヌクレオチドの構造 ... 87
- **MEMO 2** キサンチン酸化酵素阻害剤 ... 88
- **MEMO 3** アザチオプリンおよびメルカプトプリンの代謝 ... 89
- **MEMO 4** ラスブリカーゼの作用機序 ... 90
- STEP 3 TLSの診断と重症度評価 ... 94
- STEP 4 TLSへの対応 ... 96

患者・家族への情報提供 ... 96
- **Note** 悪性リンパ腫の病期分類 ... 98

第5章 発熱性好中球減少症 ... 99

病態生理 ... 99
- がん患者の免疫機能は低下している ... 99
- 骨髄抑制によって好中球減少が生じる ... 100
- 粘膜が脆弱化すると病原菌が侵入しやすくなる ... 101
- 菌血症に伴って高度の炎症反応が生じる ... 102
- **MEMO 1** 好中球の殺菌過程 ... 103
- **MEMO 2** 急性期反応物質 ... 104
- 肺炎や腸炎などを併発することもある ... 105
- FNから敗血症へと悪化することがある ... 105
- **MEMO 3** 敗血症→重症敗血症→敗血症性ショック ... 106

FNのマネジメント ... 108
- STEP 1 FNの発症リスクを検討 ... 109
- **MEMO 4** 治療強度 ... 111
- STEP 2 感染予防策の開始 ... 113
- **MEMO 5** G-CSF製剤 ... 115

- STEP 3　化学療法後の定期的観察 ……………………………………………… 117
- STEP 4　FN の診断と培養検査など …………………………………………… 119
- STEP 5　FN の重症化リスクを評価 …………………………………………… 123
- STEP 6　FN の初期治療 ………………………………………………………… 125
- Note 1　血液培養の採取法 …………………………………………………… 131
- Note 2　外来化学療法における FN のセルフケア ………………………… 133

第6章　低ナトリウム血症　135

病態と症候 ……………………………………………………………………… 135
- MEMO 1　星状膠細胞（アストロサイト） ………………………………… 138

検査と診断 ……………………………………………………………………… 140
抗利尿ホルモン不適合分泌症候群 …………………………………………… 142
- 概要 ……………………………………………………………………………… 142
- MEMO 2　AVP と Na・水代謝 ……………………………………………… 142
- 病態と症候 …………………………………………………………………… 146
- 診断 …………………………………………………………………………… 146
- 治療 …………………………………………………………………………… 147

第7章　急性腎障害　150

病態と症候 ……………………………………………………………………… 150
診断基準 ………………………………………………………………………… 151
急性腎障害のマネジメント …………………………………………………… 153
シスプラチンによる腎機能障害 ……………………………………………… 155

第8章　急性肝不全　158

病態と症候 ……………………………………………………………………… 158
- MEMO　プロトロンビン時間（PT） ……………………………………… 159

診断基準 ………………………………………………………………………… 160
急性肝不全のマネジメント …………………………………………………… 161
抗がん剤投与に伴う B 型肝炎ウイルス（HBV）の再活性化 ……………… 162
薬物性肝障害（DILI） ………………………………………………………… 167

第9章　上大静脈（SVC）症候群　172

病態生理 ………………………………………………………………………… 172
- 縦隔と SVC …………………………………………………………………… 172
- SVC 症候群 …………………………………………………………………… 174

症候・検査	177
診断・予後	178
治療	180
●すべての症例に対して対症療法が行われる	180
●病状次第では緩和ケアのみとならざるを得ないこともある	181
●緊急的にステント留置が行われることもある	181
●全身状態と重症度から原疾患(がん)に対する治療が検討される	181
●合併症などへの対応も検討される	182

第10章　がん性心嚢液貯留/心タンポナーデ　183

病態生理	183
●心膜と心膜腔	183
●MPE の病態	185
MEMO 1　急性心膜炎と収縮性心膜炎	187
●心タンポナーデの病態	187
症候・検査	189
MEMO 2　胸部 X 線と CT の正常像	192
診断と重症度分類	192
治療	193
●心膜穿刺と心嚢液ドレナージ	194
●心膜腔内への薬剤注入	196
●緩和的対応	196
患者・家族への情報提供	197

第11章　静脈血栓塞栓症　199

VTE の病態生理	199
●DVT の病態生理	204
●PTE の病態生理	205
VTE のマネジメント	207
●DVT のマネジメント	208
MEMO 1　ヘパリン製剤	213
MEMO 2　ワルファリン	215
MEMO 3　血栓溶解剤	218
●PTE のマネジメント	219
患者・家族への情報提供	222

第12章 播種性血管内凝固症候群 　224

病態生理 224
- MEMO 1 血管内における血小板系と血液凝固線溶系 226

症候 227
- 虚血症状 228
- 出血症状 228
- 症状の観察 229

検査と診断 230

治療 232
- 基礎疾患の治療 233
- 抗凝固療法 233
- MEMO 2 血液凝固線溶系の反応 235
- 補充療法（輸血） 240

予後 241
- Note 1 DIC の出血傾向に対するセルフケアの例 242
- Note 2 DIC における採血時の注意点 243
- Note 3 DIC における末梢静脈ルートの管理 244

第13章 悪性腫瘍に伴う高カルシウム血症 　245

病態生理 245
- MEMO 1 生体内における Ca 調節機構の概要 246
- 悪性腫瘍に伴う液性高 Ca 血症（HHM） 247
- 局所骨溶解性の高 Ca 血症（LOH） 247
- MEMO 2 RANKL とデノスマブ（ヒト型抗 RANKL モノクローナル抗体薬） 250

症候 250

検査 251
- 血中 Ca 濃度には 2 通りの検査値がある 251

診断 253

治療 254
- 高 Ca 血症の初期治療 255
- MEMO 3 ビスホスホネート製剤の比較 258
- MEMO 4 カルシトニン製剤とヒトカルシトニン 260

予後 260
- Note 1 血清カルシウム濃度の補正計算例 262
- Note 2 腎機能障害に伴う ZOL の減量基準 262

第14章　悪性腫瘍に伴う脊髄圧迫症候群　263

- **病態生理** 263
  - 脊椎と脊髄 263
  - MSCC の病態 264
- **症状と画像検査** 267
  - さまざまなタイプの疼痛と神経症状が出現する 267
  - 画像検査では MRI 検査が重視される 269
  - MEMO 1　骨シンチグラフィーで検出されにくい骨転移もある 270
- **MSCC 診断へのアプローチ** 270
  - 無症状の時点で気づかれることがある 271
  - 疼痛や神経症状から MSCC の診断へ 271
  - がんの診断が確定していない段階で発症することもある 271
- **診断と重症度分類** 272
- **予後の推定** 272
- **治療** 273
  - 診断直後から局所浮腫と疼痛に対する治療が行われる 275
  - 病状次第では緩和ケアのみとならざるを得ないこともある 276
  - 脊髄圧迫部位に対する治療は集学的に行われる 276
  - 全身的・長期的な治療も併行して行われる 276
- **患者・家族への情報提供** 277
  - MEMO 2　ストロンチウム 89 製剤（メタストロン®）は骨転移の疼痛緩和に有用 278

第15章　頭蓋内圧亢進症　280

- **病態と症候** 280
- **検査と診断** 284
- **頭蓋内圧亢進症のマネジメント** 285
- **転移性脳腫瘍・がん性髄膜炎** 286
  - 最近の傾向 286
  - 症候と検査 287
  - 予後の推定 287
  - 治療法の選択 288

付録 291

索引 301

第1章 がん緊急症─総論
oncologic emergency

- がん緊急症とは，がんの進行またはがんの治療によって，直ちに治療を要するレベルの高度な有害事象が生じた状態の総称である．本症は，がんを発症した初期から終末期に至るまでのあらゆる時期に発生する可能性がある．加えて，当初は軽度であっても生命を脅かす(life-threatening)レベルにまで急速に重症化することもあるため，的確な病状把握と治療方針の確認が求められる(図1-1)．
- 一般に，治療を要するような活動性のがんを有する患者においては，全身状態の低下，臓器障害，免疫力の低下などが存在することが多いため，がん緊急症が発生した際には，これらの要素によって健常時よりも重症化するリスクが高いと想定される．
- がんの診断が行われていない段階やがんの疑いで精査中に急速に状態が悪化することがあるため，救急外来においては，がん緊急症の存在も念頭におく必要がある．一方，がんの診断後は，がんの進行状態や治療計画の内容から，ある程度予測できるがん緊急症(例えば発熱性好中球減少症)もあるため，患者・家族と医療チームの間で予測される緊急症への備えを共有しておきたい．
- 終末期または終末期に近い病状においてがん緊急症となった場合には，緩

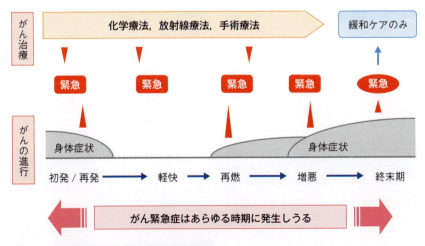

図1-1　時系列でみたがん緊急症の概要

和ケア(BSC：best supportive care)のみの方針とならざるを得ないことも少なくない．

本章では，がん緊急症の「分類」と「重症度評価」および「緊急度判定」を概説し，がん緊急症の視点から「ショック(末梢循環不全)」と「意識障害」について簡潔にまとめ，「患者・家族との対話(DNARに関して)」について記した．心肺停止時の心肺蘇生法(CPR：cardiopulmonary resuscitation)などの救命救急処置に関しては，専門成書を参照されたい．

がん緊急症の分類

がん緊急症を「がんの進行に伴う緊急症」と「がん治療に伴う緊急症」の2群に大別して考えてみよう(表1-1)．

がんの進行に伴う緊急症

進行再発がんでは原発巣や転移巣の増大がさまざまな速度で進行しているために，急性増悪の出現も多様であるが，以下のような共通の病態でまとめることもできる(詳細は付記した各章にて解説する)．

主要管腔の急速な閉塞または破綻
・血管，腸管，胆管などの主要管腔が急速に高度狭窄ないし閉塞した場合，

表1-1 主ながん緊急症

がんの進行に伴う緊急症	がん治療に伴う緊急症(薬物療法)
主要管腔の急速な閉塞または破綻	血管外漏出
上大静脈(SVC)症候群	過敏反応(HSR)
静脈血栓塞栓症(VTE)〔深部静脈血栓症(DVT)，肺塞栓症(PTE)〕	インフュージョンリアクション(IR)
腫瘍出血(胸腔内，腹腔内，吐血，下血，喀血)	腫瘍崩壊症候群(TLS)
消化管の高度狭窄/閉塞(食道，胃，小腸，大腸)	発熱性好中球減少症(FN)
消化管穿孔(食道，胃，小腸，大腸)	重度の下痢
閉塞性黄疸(胆管の閉塞)	麻痺性イレウス
気道閉塞	抗利尿ホルモン不適合分泌症候群(SIADH)
水腎症	急性腎障害(薬剤性)
主要臓器への転移・浸潤	重症肝炎(B型肝炎ウイルスの再活性化)
脊髄圧迫症候群(MSCC)	急性肺傷害(間質性肺炎，肺胞出血)
頭蓋内圧亢進症(ICH)	
がん性心囊液貯留(MPE)/心タンポナーデ(がん性心膜炎)	
血液凝固/電解質/代謝系の異常	
播種性血管内凝固症候群(DIC)	
高カルシウム血症(HCM)	
乳酸アシドーシス(B型)	
低血糖	

- または破綻(出血や穿孔)した場合である.
- 上大静脈(SVC)症候群では,縦隔リンパ節転移などによって上大静脈が高度に狭窄または閉塞した結果,脳の血流灌流が障害されて意識障害などをきたすことがある(第9章).
- がんの進行などによって下肢の深部静脈や骨盤内の静脈に血栓が生じて深部静脈血栓症(DVT)を合併することがある.さらに,下肢や骨盤内の血栓が血流によって肺動脈まで達して血管を塞いでしまった状態が肺塞栓症(PTE)で,胸痛と呼吸困難を伴って緊急症となることがある.両者を含めて静脈血栓塞栓症(VTE)といわれる(第11章).
- 腸閉塞のような消化管の高度狭窄や閉塞は,消化管に発生した原発腫瘍の増大やがん性腹膜炎の悪化などに伴って発生することが多い.胃管やイレウス管による消化管液のドレナージ,人工肛門の造設(外科)で対応する.
- 腫瘍出血は胃がんや大腸がんの原発巣からみられることがある.タール便や下血として現れ,貧血が高度に進行すれば赤血球輸血が必要となる.進行期においても腫瘍出血による緊急度が高いと判断されれば,原発巣の摘出手術が考慮される.薬物療法に伴う腫瘍出血では,消化管間質腫瘍(GIST)に対するイマチニブ(グリベック®),大腸がんなどに対する抗VEGF薬*(アバスチン®など)といった薬剤において留意が必要である.

＊血管内皮増殖因子(VEGF:vascular endothelial growth factor)を阻害する作用を有する薬剤.ベバシズマブ(アバスチン®)など

● 主要臓器への転移・浸潤

- 中枢神経系では脳転移や髄膜播種で緊急症となることがある.さまざまな神経症状とともに痙攣発作や意識障害を生じることがあり,脳浮腫に伴う脳ヘルニアでは突然死もありうる(第15章).
- がんの脊椎転移が進行した場合には脊髄圧迫症候群(MSCC)を合併することがある.がんの進行に伴う腰背部痛を契機に診断されることが多い.不可逆的な運動麻痺に進展する可能性があるため,早期からの集学的対応が求められる(第14章).
- がん性心嚢液貯留(がん性心膜炎)が大量となると,循環動態に異常が生じて心タンポナーデとなる.直ちに心膜穿刺を行って心嚢液をドレナージする必要がある(第10章).

● 血液凝固・電解質・代謝系の異常

- 播種性血管内凝固症候群(DIC)では,腫瘍細胞から産生される組織因子が主として引き金となって血液凝固系に異常が生じ,微小血栓の多発による臓器の虚血症状と出血傾向に伴って意識障害や大出血が発生しうる(第12章).
- 悪性腫瘍に伴う高カルシウム血症(HCM)では,その多くが,腫瘍細胞からPTH(副甲状腺ホルモン)に類似した物質のPTHrP(副甲状腺ホルモン関連蛋白)を産生することによって,口渇や意識障害が生じる(第13章).
- 稀な緊急症では,糖代謝(解糖系)の異常による有害事象も知られている.

乳酸アシドーシスの多くは，ショック(末梢循環不全)による組織の酸素利用障害に伴って細胞内の乳酸産生が亢進して血液pHの低下が進んだ状態(A型)であるが，がんの高度な進行(悪性リンパ腫や小細胞肺がん)に伴って糖代謝に異常が生じて乳酸アシドーシスを呈する(B型)ことがあり，悪心，過呼吸，意識障害などがみられる．また，このようながんの高度な進行に伴う糖代謝の異常では，低血糖発作による意識障害をしばしば繰り返すこともある．これは，腫瘍からのインスリンに類似した物質(IGF：insulin-like growth factor)の産生や腫瘍の増大に伴う低酸素状態下でヘキソキナーゼ(HK)Ⅱの活性が亢進するなどの機序が想定されている(図1-6, p12)．

がん治療に伴う緊急症

抗がん剤の投与にあたっては，可能な限り最小限の有害反応で最大限の抗腫瘍効果が得られるように，PS*(全身状態)や臓器障害の程度などの患者状態，抗がん剤の投与量や投与間隔などの治療計画(レジメン)，抗がん剤投与後における経過観察のスケジュールといった点について，あらかじめ十分な検討が行われる．しかし，抗がん剤による有害反応の出現を100%予測することは困難で，時には重症化して緊急症となることがある．いくつかの例を示そう．

＊PS：performance status(付表1, p291参照)

・抗がん剤の静脈内投与では薬剤が血管外に漏出するリスクがある．特に，アントラサイクリン製剤などの起壊死性抗がん剤(ベシカント薬)が末梢静脈血管から漏出すると，その周囲の皮膚軟部組織に壊死が生じて難治性の皮膚潰瘍となって，皮弁移植を要することもある．アントラサイクリン製剤の血管外漏出に対しては，デクスラゾキサン(サビーン®)を6時間以内に使用すると解毒作用が有効に働く(第2章)．
・腫瘍崩壊症候群(TLS)は主として血液がんの化学療法において合併するリスクが高い緊急症である．がん細胞が抗がん剤で急速かつ大量に壊れることによって，さまざまな細胞内成分が血液中に流出して，重症化した場合は急性腎不全や高度の電解質異常が生じるため，予防が何より大切である(第4章)．
・抗がん剤の投与に伴ってアレルギー(アナフィラキシー)反応に類似した症候が急速に生じることがある．モノクローナル抗体薬品によるインフュージョンリアクション(IR)とタキサン系やプラチナ系抗がん剤による過敏反応(HSR)である．いずれも重症化した場合には急性呼吸不全やショックに至る緊急症である(第3章)．
・発熱性好中球減少症(FN)は治療強度を重視した細胞傷害性抗がん剤による治療レジメンにおいてリスクの高い緊急症である．好中球数の減少レベルが高度で減少期間が長いほど，微生物(細菌や真菌)による感染症を合併

しやすく，敗血症にまで進展しやすい．FN 発症時には血液培養を含む諸検査を行った後に速やかに抗菌薬の投与が行われる(第 5 章)．

重症度の評価

- がん診療の全般において患者に発生した好ましくない医療上の出来事を総称して有害事象(AE：adverse events)という．AE は「病状の変化に関係する事象」と「がんの治療に関係する事象(有害反応*)」に大別され，それぞれに緊急症が存在する(図 1-2)．

*ADR(adverse reaction)という．

- AE を客観的に評価する規準のひとつに有害事象共通用語規準(CTCAE：Common Terminology Criteria for Adverse Events)がある．CTCAE は米国の国立がん研究所(NCI：National Cancer Institute)によって作成され，本邦においても日本臨床腫瘍研究グループ(JCOG：Japan Clinical Oncology Group)によって翻訳されて広く用いられている．

- CTCAE では有害事象を重症度別に「軽度(Grade 1)- 中等度(Grade 2)- 高度(Grade 3)- 生命を脅かす状態/緊急処置を要する(Grade 4)- 死亡(Grade 5)」の 5 段階に区分している(表 1-2)．日常診療では Grade 1/2 のレベルは外来対応が可能であるが，Grade 3/4 は準緊急症/緊急症として入院対応となることが多い．

- AE の重症度(Grade)を経時的変化として捉えると，いくつかのパターンに区分することができるだろう(図 1-3)．その中で，発症時は軽度であっても時間経過とともに重症化して緊急症となる AE があることに注目してほしい．分単位で重症化する事象もあれば，日または週単位で悪化する事象も含まれている．後者においては，「現在の AE のレベルは軽度だが，ベースラインの状態から予測すると今後悪化して緊急症となる可能性が高い」と判断できる場合もある(例えば腫瘍崩壊症候群や発熱性好中球減少症)．一方，例えば抗 VEGF 薬における消化管穿孔は稀な AE であるが，突然発症することがある．明確な危険因子や予測因子が明らかでないため，現時点ではその発症を予測することが困難である．

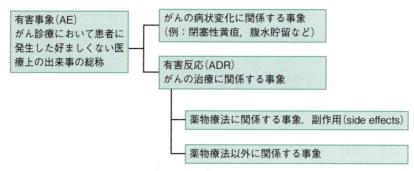

図1-2　がん診療における有害事象の分類

表1-2　CTCAEの重症度区分

重症度(Grade)	状態
1	軽症；症状がない，または軽度の症状がある；臨床所見または検査所見のみ；治療を要さない
2	中等症；最小限/局所的/非侵襲的治療を要する；年齢相応の身の回り以外の日常生活動作の制限[1]
3	重症または医学的に重大であるが，ただちに生命を脅かすものではない；入院または入院期間の延長を要する；活動不能/動作不能；身の回りの日常生活動作の制限[2]
4	生命を脅かす；緊急処置を要する
5	有害事象(AE)による死亡

準緊急症 → 3
緊急症 → 4

- 正常の場合(有害事象が観察されない，検査値が正常範囲)は Grade 0.
- すべての AE がすべての Grade を含むわけではないので，一部の AE では Grade の選択肢が5種類未満となっている．
- 説明文中のセミコロン(；)は「または」を意味する．また，ダッシュ(―)は該当する Grade が定義されていないことを示す．

[1] 身の回り以外の日常生活動作(instrumental ADL)とは食事の支度，日用品や衣類の買い物，電話の使用，金銭の管理などをさす．
[2] 身の回りの日常生活動作(self care ADL)とは入浴，着衣・脱衣，食事の摂取，トイレの使用，薬の内服が可能で，寝たきりではない状態をさす．

〔有害事象共通用語規準 v4.0 日本語訳 JCOG 版より引用〕

A. 治療当日に発症

- インフュージョンリアクション
- 過敏反応
- 血管外漏出
- 腫瘍崩壊症候群（血液がん）

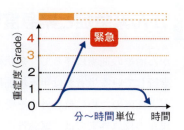

B. 治療翌日から次回治療の間に発症

- 悪心・嘔吐
- 腫瘍崩壊症候群（血液がん）
- 粘膜炎（口内炎，下痢）
- 発熱性好中球減少症

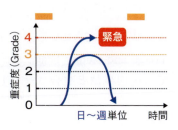

C. 治療サイクルごとの段階的悪化（蓄積毒性）

- 末梢神経障害
- 骨髄抑制（遷延）

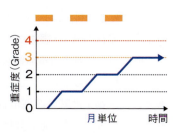

D. 軽度の毒性が持続

- 皮疹，高血圧，下痢，蛋白尿
- 腰痛，筋肉痛，顔面紅潮，倦怠感

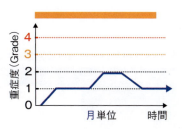

E. 治療経過中の突発的発症

- 消化管穿孔
- 腫瘍出血
- 急性肺傷害（間質性肺炎など）

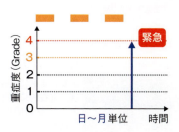

Grade：CTCAE　■：薬物療法　→：有害事象の経過

図 1-3　**有害事象の経時的変化**

がん緊急症と緊急度判定

- がん治療の進歩に伴って，病状の経過観察や化学療法の目的で外来通院を継続している患者数は年々増加傾向にあり，病状の悪化や化学療法による有害反応のために救急外来を受診するケースも増えてきた．
- 現在の救急外来では，緊急性の高い症例から優先的に医師の診療が受けられるように，看護師が外来受診時の症状やバイタルサインなどから判定した緊急度に基づいて，診察が優先的に受けられることを目的としたシステムが導入されてきている．その先進国であるカナダではCTAS（Canadian Triage and Acuity Scale，シータス）という名称で運用され，本邦においても国内事情と整合させたJTAS（Japanese Triage and Acuity Scale，ジェータス）が，日本臨床救急医学会を中心とした取り組みによって導入され始め，一定の研修を受けた看護師（トリアージナース）が緊急度判定を行っている．
- JTASの緊急度判定はレベル1の「蘇生」からレベル5の「非緊急」までの5段階で行われる（**表1-3**）．例えば，抗がん剤治療を受けている患者や，血液がんに対する造血細胞移植後で免疫抑制剤を内服して免疫が高度に抑制されている患者が，38℃を超える発熱を主訴に救急外来を受診した場合には，第1段階の評価項目（**表1-4**）の中で「発熱＞38℃」の「免疫不全」に該当し，その他の評価項目などが安定していれば，緊急度判定はレベル2の「緊急」となる（**表1-4**，および第5章「発熱性好中球減少症」

表1-3 救急外来における緊急度判定（JTAS）

緊急度	状態	待合室での再評価
レベル1―蘇生	生命または四肢を失う恐れがある状態（または差し迫った悪化の危険がある状態）であり，積極的な治療が直ちに必要な状態	ケアを継続する
レベル2―緊急	潜在的に生命や四肢の機能を失う恐れがあるため，迅速な治療が必要な状態	15分ごと
レベル3―準緊急	重篤化し救急処置が必要になる潜在的な可能性がある状態．強い不快な症状を伴う場合があり，仕事を行ううえで支障がある，または日常生活にも支障がある状態	30分ごと
レベル4―低緊急	患者の年齢に関連した症状，苦痛と感じる症状，潜在的に悪化を生じる可能性のある症状で，1～2時間以内の治療や再評価が望ましい状態	60分ごと
レベル5―非緊急	急性期の症状だが緊急性のないもの，および増悪の有無にかかわらず慢性期症状の一部である場合	120分ごと

〔日本臨床救急医学会（監修）．（2012）．緊急度判定支援システム JTAS 2012 ガイドブックより引用〕

表1-4 緊急度判定における第1段階の評価項目（JTAS）

緊急度	酸素飽和度	循環動態	意識レベル（GCS[1]）	発熱 >38.0℃[2]
レベル1―蘇生	<90%	ショック	中等度以上の意識障害(3〜8)	―
レベル2―緊急	<92%	循環動態が不安定	軽度の意識障害(9〜13)	免疫不全 敗血症疑い
レベル3―準緊急	92〜94%	バイタルサインが正常 上限または下限値	正常(14〜15)	具合悪そう
レベル4―低緊急	>94%	バイタルサインが正常	正常(14〜15)	具合良さそう
レベル5―非緊急	>94%	バイタルサインが正常	正常(14〜15)	―

1 GCS：Glasgow Coma Scale（表1-9, p15）
2 詳細は第5章「発熱性好中球減少症」図5-15（p120）も参照
〔日本臨床救急医学会（監修）.（2012）．緊急度判定支援システム JTAS 2012 ガイドブックより引用〕

を参照）．「緊急」の判定を受けた患者の待合室での再評価時間は15分ごとであるから，初期の緊急度判定から15分までの間に診察が行えることが望ましいといえよう．
・JTASの緊急度判定における第1段階の評価項目からもわかるように，ショックと中等度以上の意識障害は緊急症の極限状態であり，これはがん緊急症においても同様である．

ショック

・ショック（末梢循環不全）とは，血圧の低下に伴って全身の諸臓器への血液灌流＊が急速かつ著明に低下した結果，重要臓器にさまざまな程度の障害が生じた状態の総称である．
・ショックの分類は，原因別（循環血液量減少性，心原性，敗血症性，アナフィラキシー，神経原性），病態別（循環血液量減少性，心原性，心外性閉塞性/拘束性，血液分布異常性），そして，皮膚温の相違（cold shock, warm shock）から行うことができる．これらとがん緊急症からショック状態へと重症化する例を**表1-5**に示した．
・ショックにおける血圧低下の機序について考えてみよう．「血圧＝心拍出量×末梢血管抵抗」からわかるように，血圧は心拍出量（心臓）と末梢血管抵抗（全身臓器）で規定され，さらに，心拍出量は1回拍出量と心拍数，1回拍出量は循環血液量と心臓のポンプ機能で規定されている．これらの中でショックと主に関係するのは，循環血液量，心臓のポンプ機能，末梢血管抵抗である（**図1-4**）．
・循環血液量減少性ショックでは，大出血や高度の脱水に伴って全身を循環する血液量が極度に減少した結果，心拍出量の著明な低下による血圧低下が生じ，全身臓器の血液灌流が障害される．

＊酸素や栄養素を含んだ血液が血管を通じて各臓器に不足なく行き渡ること

表 1-5 ショックの分類とがん緊急症

ショックの分類			ショックに至る可能性のあるがん緊急症の例
末梢皮膚温	分類 1	分類 2	
cold shock	循環血液量減少性ショック	循環血液量減少性ショック	・腫瘍出血 ・播種性血管内凝固症候群（出血） ・高度の脱水症（下痢など）
cold shock	心原性ショック	心原性ショック	・敗血症（細菌毒素） ・腫瘍崩壊症候群（心室性不整脈）
cold shock	心原性ショック	心外性閉塞性/拘束性ショック	・上大静脈症候群（閉塞性） ・肺血栓塞栓症（閉塞性） ・心タンポナーデ（拘束性）
warm shock	敗血症性ショック※	血液分布異常性ショック	・発熱性好中球減少症→敗血症
warm shock	アナフィラキシーショック	血液分布異常性ショック	・過敏反応，インフュージョンリアクション
warm shock	神経原性ショック	血液分布異常性ショック	・脊髄圧迫症候群

※敗血症性ショックの初期は末梢血管の拡張によって warm shock を呈することが多く，その後に病状が悪化して心原性ショックになると cold shock となる．

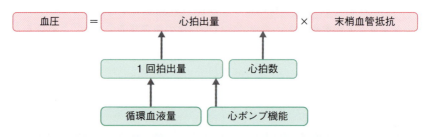

ショックの分類	循環血液量	心ポンプ機能	末梢血管抵抗
循環血液量減少性ショック	■		
心原性ショック		■	
敗血症性ショック		■（悪化）	■（初期）
アナフィラキシーショック	■		■
神経原性ショック			■

■：それぞれのショックにおける主な要因

図 1-4 血圧を規定する因子とショック

・心原性および心外性閉塞性/拘束性ショックでは，心筋梗塞などによる高度の心筋障害，肺血栓塞栓症に代表される大血管の閉塞や心タンポナーデによる心臓の拡張障害に伴う高度の心負荷などが原因となって，いずれも心拍出量の著明な低下による血圧低下が生じて，全身臓器の血液灌流が障害される．
・血液分布異常性ショック（敗血症性/アナフィラキシー/神経原性）では，いずれの原因においても全身の末梢血管の拡張に伴う血管抵抗の低下によっ

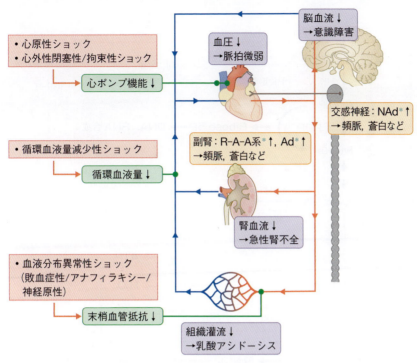

図 1-5　ショックの病態と症候

て血圧が低下する．アナフィラキシーショックでは，血管の透過性亢進に伴う広範な浮腫によって循環血液量が減少するため，循環動態は急速に悪化しやすい（第3章）．

・血圧低下は生命の維持においてきわめて重大な問題であるため，生体内では少しでも血圧を上昇させようとする代償機能が働く．すなわち，交感神経と副腎髄質から放出されたカテコラミン（ノルアドレナリンとアドレナリン）による心拍数の増加と末梢血管抵抗の上昇，副腎皮質などが関与するR-A-A系（renin-angiotensin-aldosterone system）による末梢血管抵抗の上昇（アンギオテンシン）と循環血液量の確保（アルドステロン作用による腎尿細管からの水・Na再吸収の亢進）である．しかし，ショック状態においては，これらの代償作用で血圧を改善させることはできず，むしろ，末梢血管抵抗の上昇により臓器の灌流障害が悪化するという悪循環に陥ってしまう（図1-5）．

・ショックにおける全身臓器（組織）の灌流障害も重要な病態のひとつである．心原性や循環血液量減少性などのショック（四肢が冷たくなるcold shock）では，高度の血圧低下と代償作用による末梢血管抵抗の上昇に伴って，全身臓器への血流が著しく障害され，その結果，組織への酸素供給は不足状態となる．一方，血液分布異常性ショック（四肢が温かいwarm shock）では，末梢血管抵抗は低下しているが必要とする組織に効率よく血液が灌流せず，加えて血圧も低下してしまっているために組織には

* Glu：ブドウ糖 (glucose)
* HIF：低酸素誘導因子 (hypoxia-inducible factor)
* HK：ヘキソキナーゼ (hexokinase)
* PPP：ペントースリン酸経路 (pentose phosphate pathway)
* Fru：フルクトース (fructose)
* P：リン酸
* LDH：乳酸脱水素酵素 (lactate dehydrogenase)
* PDH：ピルビン酸脱水素酵素 (pyruvate dehydrogenase)
* ATP：アデノシン三リン酸 (adenosine triphosphate)

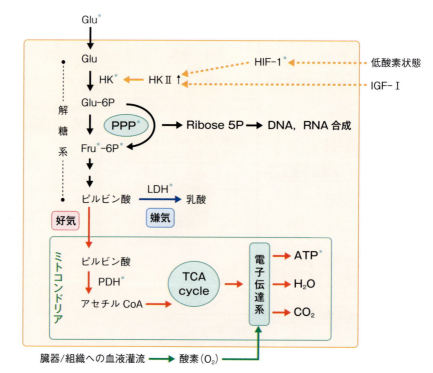

図1-6　細胞の糖代謝と乳酸の産生

十分な酸素が供給されない状態となる．いずれの場合も組織の細胞は酸素不足に陥るため，細胞内の糖代謝は酸素を要する好気性経路から酸素を要さない嫌気性経路に変わり，乳酸産生が著明に亢進して乳酸アシドーシスを呈するようになる（図1-6）．

・ショックの診断は，血圧低下，交感神経の亢進（代償機能），主要臓器における血液灌流の低下に基づく臨床症候から総合的に行われる（表1-6）．CTCAEにおいてもいくつかの項目が該当する（表1-7）．

・ショックの初期治療は，障害されたそれぞれの「血圧を規定する因子」に対して，換気（Ventilation），輸液（Infusion），循環（Pump）を管理することが基本となっている*．すなわち，酸素投与や人工呼吸器管理による末梢組織への酸素供給の促進，急速輸液による循環血液量の確保，ノルアドレナリンなどの血管作動薬による心拍出量の回復などである．

* VIPルールともいわれる．

表 1-6　ショックの臨床症候

1. 血圧低下
   （sBP ＜ 90 mmHg，sBP ベースラインからの低下 ≧ 40 mmHg，MAP ＜ 65 mmHg）[1]　｝血圧↓
2. 脈拍微弱（Pulselessness）[2]
3. 頻脈（≧ 100 bpm）
4. 皮膚蒼白（Pallor）　｝交感神経↑ R-A-A 系↑
5. 冷汗（Perspiration）
6. 虚脱/衰弱（Prostration）
7. 意識レベルの低下
8. 呼吸不全（Pulmonary deficiency）
9. 乏尿（＜ 0.5 mL/kg/hr）～無尿[3]　｝組織灌流↓
10. 乳酸アシドーシス（乳酸値 ＞ 1.5 mmol/L，pH ＜ 7.35）[4]
11. 爪床毛細血管の再充満時間遅延（≧ 2 秒）[5]

[1] sBP：収縮期血圧（systolic blood pressure），dBP：拡張期血圧（diastolic blood pressure），MAP：平均血圧（mean atrial pressure）＝ sBP ＋（sBP − dBP）/3
[2] P：ショックの 5P 症候といわれることがある
[3] 1 日尿量換算では，乏尿 ≦ 400 mL/日，無尿 ≦ 100 mL/日
[4] 血液ガス測定時の値．乳酸正常値 1.0 mmol/L．
[5] capillary refill time（CRT）．爪床を 5 秒間圧迫した後に圧迫を解除して，爪床が 2 秒以内に赤色調へと回復した場合を「正常」，2 秒以上要した場合を「遅延」と判定する．

〔Vincent JL, et al.（2013）. N Engl J Med, 369(18), 1726-1734.〕

表 1-7　ショックに関連する CTCAEv4.0

有害事象	重症度（Grade）				
	1	2	3	4	5
低血圧 Hypotension	症状がない；治療を要さない	緊急ではない内科的治療を要する	内科的治療または入院を要する	生命を脅かし，緊急治療を要する	死亡
尿量減少 Urine output decreased	—	—	乏尿（8 時間で ＜ 80 mL）	無尿（24 時間で ＜ 240 mL）	—
アシドーシス Acidosis	pH ＜ 正常値ただし ≧ 7.3	—	pH ＜ 7.3	生命を脅かす	死亡
多臓器不全 Multi-organ failure	—	—	高窒素血症と酸塩基平衡障害を伴うショック；顕著な凝固障害	生命を脅かす（例：血管収縮薬を要する，乏尿/無尿/虚血性腸炎/乳酸性アシドーシス）	死亡
意識レベルの低下 Depressed level of consciousness	注意力の低下	鎮静；刺激に対する反応の低下；身の回り以外の日常生活動作の制限	覚醒困難	生命を脅かす	死亡
脳症 Encephalopathy	軽度の症状がある	中等度の症状がある；身の回り以外の日常生活動作の制限	高度の症状がある；身の回りの日常生活動作の制限	生命を脅かす；緊急処置を要する	死亡
低血糖症 Hypoglycemia	＜ LLN* ～55 mg/dL；＜ LLN～3.0 mmol/L	＜ 55～40 mg/dL；＜ 3.0～2.2 mmol/L	＜ 40～30 mg/dL；＜ 2.2～1.7 mmol/L	＜ 30 mg/dL；＜ 1.7 mmol/L；生命を脅かす；発作	死亡

*LLN（施設基準下限値）：lower limits of normal

意識障害

- 意識障害とは，覚醒の障害とともに自己と周囲の環境に対する認識機能が低下して正確な判断が困難となっている状態のことである．意識障害の原因には，頭蓋内病変のほかに，脳の血流障害，低酸素血症，毒素/老廃物，電解質/代謝異常などがあり，がん緊急症の中にも意識障害を伴う場合がある(**表1-8**)．
- 意識障害は急速に出現する場合から徐々に出現する場合までさまざまであるが，常にその程度(重症度)を正確に把握しておく必要がある．意識障害の評価で頻用されるGlasgow Coma Scale(GCS)とJapan Coma Scale(JCS)を**表1-9**と**表1-10**に示し，意識障害に関連するCTCAEを**表1-11**に示す．

表1-8　意識障害を伴う可能性のあるがん緊急症

意識障害の原因	がん緊急症の例
頭蓋内病変	・脳転移(転移性脳腫瘍) ・がん性髄膜炎 ・原発性脳腫瘍
	・播種性血管内凝固症候群(頭蓋内出血)
脳の血流障害	・播種性血管内凝固症候群(微小血栓)
	・上大静脈症候群
	・心タンポナーデ(がん性心嚢液貯留)
	・ショック(末梢循環不全)
	・腫瘍崩壊症候群(心室性不整脈)
呼吸器系障害	・急性呼吸不全(肺血栓塞栓症，間質性肺炎，肺胞出血など) ・CO_2ナルコーシス(反回神経麻痺など)
毒素/老廃物	・敗血症(細菌毒素)
	・急性腎不全(腫瘍崩壊症候群など)
	・急性肝不全(HBV再活性化肝炎など)
電解質/代謝異常	・高カルシウム血症(PTHrP産生腫瘍など) ・低ナトリウム血症(SIADHなど)
	・低血糖(がんの進行など)

表 1-9　Glasgow Coma Scale(GCS)

開眼(E) eye opening	点数	言語(V) best verbal response	点数	運動(M) best motor response	点数
自発的に開眼 spontaneous	4	見当識が保たれている oriented	5	指示に従う obeys commands	6
呼びかけで開眼 to speech	3	会話が混乱している confused conversation	4	痛み刺激部に手足を移動 localizes pain	5
痛み刺激で開眼 to pain	2	不適切な言葉 inappropriate words	3	痛み刺激からの逃避反応 withdraws from pain	4
開眼しない no response	1	意味を持たない発声 incomprehensible sounds	2	四肢屈曲(除皮質肢位) abnormal flexion	3
		発声なし no response	1	四肢伸展(除脳肢位) extension	2
				全く動かない no response	1

- E, V, Mをそれぞれ点数で評価して合計点数を算出する.
- 合計点数 15 点(意識清明)～3 点(深昏睡)

〔Teasdale G, et al. Lancet, 2(7872), 81-84, 1974〕

表 1-10　Japan Coma Scale(JCS)

I	刺激をしないでも覚醒している	1	意識清明とはいえない
		2	見当識障害がある
		3	自分の名前, 生年月日が言えない
II	刺激によって一時的に覚醒するが, 刺激をやめると眠り込む	10	普通の呼びかけで容易に開眼する
		20	大きな声または体の揺さぶりで開眼する
		30	痛み刺激を加えつつ呼びかけを繰り返すと, かろうじて開眼する
III	刺激をしても覚醒しない	100	痛み刺激で, 払いのけるような動作をする
		200	痛み刺激で, 少し手足を動かしたり, 顔をしかめる
		300	痛み刺激に反応しない

R：不穏(restlessness), I：便失禁(incontinence), A：無動無言(apalic state), 自発性の喪失(akinetic mutism), 意識清明は「0」.

〔太田富雄, 他. (1975). 第3回脳卒中の外科研究会講演集. pp61-69.〕

＊LLN(施設基準下限値)：lower limits of normal

表 1-11　意識障害に関連する CTCAEv4.0

有害事象	重症度(Grade)				
	1	2	3	4	5
意識レベルの低下 Depressed level of consciousness	注意力の低下	鎮静；刺激に対する反応の低下；身の回り以外の日常生活動作の制限	覚醒困難	生命を脅かす	死亡
脳症 Encephalopathy	軽度の症状がある	中等度の症状がある；身の回り以外の日常生活動作の制限	高度の症状がある；身の回りの日常生活動作の制限	生命を脅かす；緊急処置を要する	死亡
低血糖症 Hypoglycemia	< LLN*～55 mg/dL；< LLN～3.0 mmol/L	< 55～40 mg/dL；< 3.0～2.2 mmol/L	< 40～30 mg/dL；< 2.2～1.7 mmol/L	< 30 mg/dL；< 1.7 mmol/L；生命を脅かす；発作	死亡

患者・家族との対話（特にDNARに関して）

- 一般に，緊急症が重症化してショックや意識障害をきたした場合には，高度な全身管理が不可欠となり，集中治療室（ICU）などにおいて，救命救急を専門とする医療チームによって全身状態の回復に向けた治療とケアが行われる．しかし，がんの終末期または終末期に近い状態の中で緊急症が発生すると，治療の介入を行っても不可逆的で，緩和ケア（BSC）のみの治療方針とならざるを得ないことも少なくない．その場合，患者または家族に対してDNAR（Do not attempt resuscitation「急変時においての心肺蘇生は望まない」）の意思確認がしばしば行われる．

- DNARは主として患者（状況によって患者の家族など）の意思により，不可逆的と推定される生命危機に瀕した場合において，心肺蘇生（CPR：cardiopulmonary resuscitation）や昇圧剤の投与などを行わないことである．DNARと従来のDNR（Do not resuscitate「急変時には心肺蘇生は行わない」）は医療行為のうえにおいては同様であるが，DNRは医師が指示するという語感が強く，DNARは患者本人の意思が尊重された表現とされ，最近では後者（DNAR）が用いられるようになってきた．

- DNARがすでに確認されていたとしても，病化の悪化が急速であった場合には家族らの動揺や不安は大きい．医療チームには共感的な傾聴を行うとともに，十分な情報提供を行うことが求められる．

- がん緊急症から終末期となりDNARが確認された後，がん医療に携わる医療チームは，患者が有する限られた時間を苦痛や不安がなく有意義に過ごせるように最善を尽くす必要がある．そのためには，主治医，看護師，薬剤師，MSW（医療ソーシャルワーカー）をはじめとする医療従事者は，患者・家族に寄り添う気持ちを第一として互いにきめ細かく連携し，緩和ケアチームへのコンサルテーションや，要望に応じてホスピス転院や在宅緩和ケアへ向けた調整を行い，食事形態や内容の調節，身体の清潔，安楽な病室環境などにも十分な配慮を行っていきたい．

参考文献

- 箕岡真子．(2012)．蘇生不要指示のゆくえ―医療者のためのDNARの倫理．ワールドプランニング．
- 中根実．(2006)．進行がんの急性増悪．特集「急な悪化」を見抜いて対処する！　エキスパートナース，22(3)，62-67．
- Vincent JL, De Backer D. (2014). Circulatory shock. N Engl J Med, 370(6), 583.
- Yeung SJ, Escalante CP, et al. (2003). Oncologic emergencies. In Kufe DW (ed.), Holand-Frei Cancer Medicine, 6th edition, pp2659-2680, Hamilton, Canada, BC Decker.

第2章 抗がん剤の血管外漏出
extravasation of anticancer drugs

- 血管内に投与されるべき薬剤が血管周囲の皮下組織などに漏出した状態を血管外漏出（extravasation）という．
- 抗がん剤の血管外漏出は，末梢静脈，中心静脈，動脈のいずれにおいても起こりうる有害事象である．
- 抗がん剤が静脈血管外に漏出すれば，局所の障害を生じるだけでなく，薬剤の投与が不完全となって抗腫瘍効果が低下してしまう可能性もあるため，確実に静脈内へ注入することが不可欠である．
- 血管外漏出への対策は，血管外漏出のリスクを把握して予防に徹することである．そして，早期発見から迅速対応へとつなげられるマニュアルを作成しておく必要がある．
- 本章では末梢静脈からの血管外漏出を中心に記していこう．

病態生理と症候

- 抗がん剤の血管外漏出による皮膚軟部組織の障害には差があり，3種類に区分される（表2-1）．重症化しやすい順に，起壊死性抗がん剤（vesicant drugs ベシカント），起炎症性抗がん剤（irritant drugs イリタント），非起壊死性抗がん剤（non-vesicant drugs ノンベシカント）である．

起壊死性抗がん剤（vesicant drugs）

- 起壊死性抗がん剤の血管外漏出では，漏出部位を中心として，皮膚表面に発赤と小水疱が形成される．その後，軽度であれば局所にわずかな硬結を形成する程度にとどまることもあるが，有痛性の発赤腫脹が続いて悪化した場合には，一定範囲の皮膚軟部組織に壊死が生じて難治性の皮膚潰瘍が形成される（図2-1）．
- 主な抗がん剤は，アントラサイクリン製剤，ビンカアルカロイド製剤，タキサン製剤である．主な化学療法レジメンを表2-2に示した．
- 起壊死性抗がん剤では，抗がん剤の性質（DNA結合型または非結合型）によって血管外漏出の病態が異なることが動物実験などから示されている（図2-2）．この相違に基づいて血管外漏出時の対応策も異なる．

表2-1 血管外漏出による皮膚軟部組織障害の程度に基づく抗がん剤の分類

起壊死性抗がん剤（vesicant drugs）	
アントラサイクリン製剤	ドキソルビシン（アドリアマイシン），エピルビシン，ピラルビシン，ダウノルビシン，イダルビシン，アムルビシン
アントラキノン製剤	ミトキサントロン
ビンカアルカロイド製剤	ビンクリスチン，ビンデシン，ビンブラスチン，ビノレルビン
タキサン製剤	ドセタキセル，パクリタキセル
その他	マイトマイシンC，アクチノマイシンD
起炎症性抗がん剤（irritant drugs）	
アルキル化剤	ダカルバジン，ベンダムスチン，シクロホスファミド，イホスファミド
プラチナ製剤	シスプラチン，オキサリプラチン，カルボプラチン
トポイソメラーゼ阻害剤	エトポシド，イリノテカン，ノギテカン（トポテカン）
分子標的薬など	ボルテゾミブ，アザシチジン，リポソーム化ドキソルビシン
非起壊死性抗がん剤（non-vesicant drugs）	
代謝拮抗剤	メトトレキサート，フルオロウラシル，シタラビン，ゲムシタビン，フルダラビン，クラドリビン
その他	ブレオマイシン，L-アスパラギナーゼ
分子標的薬	モノクローナル抗体薬（リツキシマブ，トラスツズマブなど）

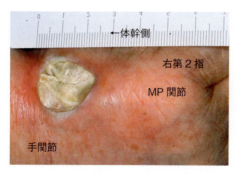

図2-1 ドキソルビシンの血管外漏出による皮膚障害
60歳代の女性．ドキソルビシン（アドリアマイシン）を含む化学療法中に血管外漏出を生じ，壊死性潰瘍にまで至った．CTCAEによる重症度評価でGrade 3相当である．

MEMO 1

＊解毒剤：漏出した抗がん剤の殺細胞作用を中和する薬剤（antidote）

・アントラサイクリン製剤はDNA結合型の薬剤である．細胞内のDNAに本剤が結合すると，DNA障害が生じて細胞は死滅する（MEMO 1）．その後，薬剤は死滅した細胞のDNA断片から遊離し，新たな細胞のDNAに結合して細胞を傷害する．本剤が血管外に漏出すると，皮膚軟部組織の細胞においてこれらの細胞傷害過程が繰り返されると考えられている．この病態を阻止するためには，局所冷却（血流の抑制）によって漏出薬剤の拡大をできるだけ抑え，解毒剤＊のデクスラゾキサン（サビーン®）の投与によって，アントラサイクリンのDNA障害をできる限り防ぐ方策が検討される（MEMO 1）．また，潰瘍形成などの皮膚障害の悪化が認められた場

表 2-2　起壊死性抗がん剤が用いられる主なレジメン

起壊死性抗がん剤	主なレジメン（がん）
アントラサイクリン製剤	ドキソルビシン：CHOP（非ホジキンリンパ腫），AC（乳がん）
	エピルビシン：FEC（乳がん）
	ピラルビシン：THP-COP（非ホジキンリンパ腫）
	ダウノルビシン：DNR/AraC（急性骨髄性白血病）
	イダルビシン：IDA/AraC（急性骨髄性白血病）
	アムルビシン：単剤（小細胞肺がん）
アントラキノン製剤	ミトキサントロン：MIT/AraC（急性骨髄性白血病）
ビンカアルカロイド製剤	ビンクリスチン：CHOP（非ホジキンリンパ腫）
	ビンブラスチン：ABVD（ホジキンリンパ腫）
	ビノレルビン：単剤（乳がん）
タキサン製剤	ドセタキセル：CBDCA/DTX（卵巣がん），単剤（乳がん，前立腺がん）
	パクリタキセル：CBDCA/PTX（肺がん，卵巣がん，原発不明がん）
その他	マイトマイシンC：単剤（乳がん）

レジメンの略号は付表7，p299参照

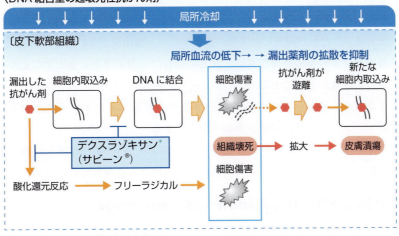

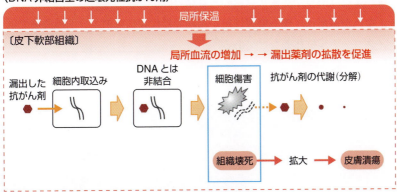

図 2-2　分子細胞レベルにおける血管外漏出の病態
作用機序は動物実験などから推定されたものである．

*デブリドマン：debridement（フランス語）．組織障害の拡大を防ぐために壊死組織部位を外科的に切除すること

- 合には，デブリドマン*による薬剤の物理的な除去が検討される．
- ビンカアルカロイド製剤やタキサン製剤はDNA非結合型の薬剤である．血管外漏出による細胞傷害は高度であっても，DNA結合型薬剤のように次々と細胞傷害が伝播することはない．したがって，漏出部位の障害を抑えるためには局所保温（血流の増加によって局所の薬剤を拡散させる）が対応策となる．
- タキサン製剤はDNA非結合型の薬剤である．ガイドライン上の推奨は明確ではないが，病態から考察すれば，局所保温が血管外漏出時の対応となる．実際，海外では，漏出薬剤の拡散効果があるhyaluronidase（ヒアルロニダーゼ）の局所投与が推奨されている．
- アントラサイクリン製剤とタキサン製剤においては，血管外漏出部位におけるリコール現象（MEMO 2）の報告があるため，再投与においては過去の血管外漏出部位の皮膚変化に十分な留意が必要である．

MEMO 2

起炎症性抗がん剤（irritant drugs）

- 起炎症性抗がん剤の血管外漏出では，漏出部とその周囲に血管炎（静脈炎）が生じる程度で，皮膚軟部組織の壊死を伴うまでにはならないのが一般的である．ただし，漏出した薬剤の濃度が高い，漏出量が多い（例：＞5 mL），漏出部位での停滞時間が長い，などの場合には組織障害をきたすことがあるため注意が必要である．
- 主な抗がん剤は，アルキル化剤，プラチナ製剤，トポイソメラーゼ阻害剤，ボルテゾミブ，アザシチジンなどである．
- ボルテゾミブ（ベルケイド®）とアザシチジン（ビダーザ®）は皮下注射で用いられることがあるため，注射部位をしっかりと観察していきたい．

Note 1　p40
ボルテゾミブおよびアザシチジンの皮下注射

非起壊死性抗がん剤（non-vesicant drugs）

- 非起壊死性抗がん剤の血管外漏出では，きわめて軽微な炎症が生じる程度，または明らかな変化は認められないのが一般的である．
- 主な抗がん剤は，細胞傷害性抗がん剤では代謝拮抗剤，分子標的薬ではモノクローナル抗体薬などである．

> **MEMO 1**　抗がん剤の血管外漏出に対する薬剤

- 抗がん剤の血管外漏出に対する薬剤（解毒剤, antidote）には外用薬と静注薬がある（**表1**）. 本邦においては2014年4月からデクスラゾキサン（dexrazoxane：DXRz, サビーン®）が使用可能となった. DXRzには, アントラサイクリン系抗がん剤（ドキソルビシン, ダウノルビシン, イダルビシンなど）の血管外漏出に伴って発生する皮膚または軟部組織の障害を抑制する効果が認められている. アムルビシン, ミトキサントロンの血管外漏出においても有用性が示唆されている. リポソーム化ドキソルビシン（ドキシル®）の血管外漏出は炎症性で軽微とされているが, 皮膚反応が高度となってDXRzが有効であった症例も報告されている.
- DXRzは静脈内投与で用いられるため, 外用薬では対応が困難な症例（中心静脈カテーテルから皮下深部への漏出など）にも有効であるが, 骨髄抑制や肝障害などの全身的な副作用に留意する必要がある.
- DXRzの投与法などを**表2**に示す. 本剤はアントラサイクリン系抗がん剤の血管外漏出からできるだけ速やかに（6時間以内）に投与することが求められる（時間的余裕はきわめて限られている！）. 一般に, 血管外漏出は稀に起こる有害事象であるため, 発生時における薬剤搬入などの「備え」までも含めたマニュアルを作成しておく必要があろう.
- マウスを用いた実験でDXRzの効果が示されている. その概要をみてみよう（**図1**）. ダウノルビシン（DNR）を皮下注射したマウスに

表1　抗がん剤の血管外漏出に対する薬剤（解毒剤）

血管外に漏出した薬剤		解毒剤※	
		薬剤名	投与経路
起壊死性	アントラサイクリン系	DMSO*	塗布
		デクスラゾキサン（サビーン®）	点滴静注
	アントラキノン系	DMSO	塗布
	ビンカアルカロイド系	hyaluronidase（ヒアルロニダーゼ）	皮下注
	タキサン系		
	マイトマイシンC	DMSO	塗布
	ベンダムスチン	sodium thiosulfate（チオ硫酸ナトリウム）	皮下注
炎症性	ダカルバジン		
	プラチナ系		

※海外で推奨されている薬剤の一覧. ただし, デクスラゾキサン（サビーン®）は本邦で使用可能.

*DMSO（デムソ）：dimethylsulfoxide（ジメチルスルホキシド）

表2　デクスラゾキサン(サビーン®)の概要

名称	一般名：デクスラゾキサン(dexrazoxane) 商品名：サビーン(savene)	
分子構造	（化学構造式）	分子式：$C_{11}H_{16}N_4O_4$ 分子量：268.27
準備	アントラサイクリン製剤の血管外漏出が発生してから6時間以内に，可及的速やかに本剤の投与を開始． 本剤投与の15分以上前から漏出部位の冷却を中止する． これは冷却による血管収縮によって，漏出部位への本剤の灌流が不十分になる可能性があるため．	
投与法	1日1回，3日間の連続投与． 1日目：1,000 mg/m²(最大量 2,000 mg/body) 2日目：1,000 mg/m²(最大量 2,000 mg/body) 3日目：　500 mg/m²(最大量 1,000 mg/body) 腎機能障害(Ccr^* <40 mL/分)の場合は投与量を50%減． 2，3日目の推奨投与時刻は，1日目と同時刻(±3時間)．	
製剤	500 mg/1バイアル(白色粉末)	
調製 保存	本剤1バイアルに注射用水25 mLを加え(20 mg/mL)， 500 mLの生食(乳酸リンゲル液，5%ブドウ糖液)※に溶解． 調製後は直ちに使用．調製後は25℃未満で4時間安定．	
投与経路	静脈内投与．皮下注射や筋肉内注射は行わない． 血管外漏出部が上肢であれば，対側上肢からの投与が望ましい(患部で本剤も血管外漏出する可能性があるため)．	

※調製後のpHによる血管痛の点から，乳酸リンゲル液が推奨される．

＊Ccr：クレアチニンクリアランス

　DXRzを投与した場合と生理食塩液のみを投与した場合(コントロール群)を比較すると，DXRz投与群において皮膚障害の発現時期は遅くなり，皮膚障害の面積も小さく，皮膚障害からの回復も早いことがわかる(**図1のA**)．一方，DNRの皮下注射後から時間を空けてDXRzを投与した場合を比較すると，DXRzの同時投与と3時間後投与の皮膚障害の軽減効果はほぼ同様であるが，6時間後の投与ではコントロール群との差がなくなって薬効が減じてきていることがわかる(**図1のB**)．本剤投与の期限が「血管外漏出から6時間以内」と設定されている理由はこうした実験結果に基づいている．

・DXRzは，細胞のDNA複製に関与するトポイソメラーゼⅡ(TPOⅡ)に結合して，アントラサイクリン系抗がん剤の作用を阻止する(**図2**)．TPOⅡは，細胞分裂の前に行われるDNA複製の際に，2本鎖DNAの双方を切断して，DNAのねじれをほどく役割を担っている．アントラサイクリンはTPOⅡによって切断されたDNAの隙間に割り込むため，TPOⅡは機能できなくなり，DNAは2本鎖とも切断されたままとなって細胞は死滅する(この機序ががん細胞では抗腫瘍効果となるが，正常細胞では副作用となる)．DXRzがTPOⅡに結合す

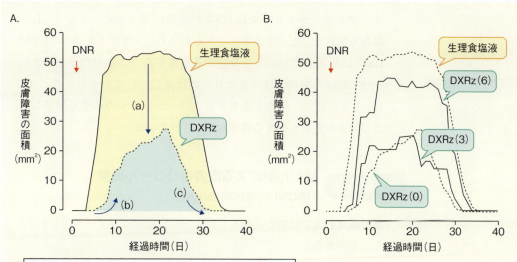

DNR：ダウノルビシン
DXRz：デクスラゾキサン
DXRz(0)：DNR の皮下注射と DXRz の同時投与
DXRz(3)：DNR の皮下注射から 3 時間後に DXRz を投与
DXRz(6)：DNR の皮下注射から 6 時間後に DXRz を投与

A. マウスに DNR の皮下注射をして（↓），同時に DXRz または生理食塩液を腹腔内投与（静注と同じ）．経時的に皮膚障害の面積を測定した結果がグラフ化されている．各々の曲線下の面積は，皮膚障害の発生から回復までの程度を表している．DXRz 投与群の面積（緑）は生理食塩液投与群の面積（黄）よりはるかに小さく，皮膚障害が軽度に抑えられていることを示している(a)．
加えて，DXRz 投与群では皮膚障害の発生は遅くなり(b)，回復も早い(c)．
B. DXRz(0)と生理食塩液のグラフは A. と同一．DXRz(3)では DXRz (0)と同様に皮膚障害が十分抑えられているが，DXRz(6)になると生理食塩液投与の場合との差がなくなってきている．

図1 デクスラゾキサンの効果（マウス）
〔Langer SW, et al.（2000）. Clin Cancer Res, 6(9), 3680-3686.〕

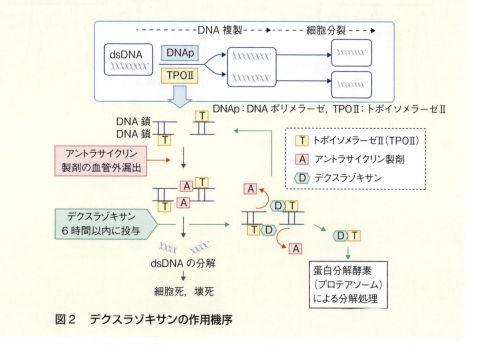

図2 デクスラゾキサンの作用機序

るとアントラサイクリンは DNA の隙間に割り込めなくなり，DNA 傷害を免れることができる．できるだけアントラサイクリンの作用が DNA に及ぶ前に DXRz を投与する必要があることがわかる．また，DXRz には，アントラサイクリンの代謝（分解）にかかわる鉄イオン（Fe^{3+}）を中和し，細胞を傷害するフリーラジカルの産生を抑制して，皮膚障害の進展を抑える機序も推定されている．

MEMO 2　抗がん剤による皮膚のリコール現象（recall phenomenon）

・放射線照射または抗がん剤投与によって，皮膚にリコール現象が生じることがある．

・放射線照射によるリコール現象は，放射線照射によって生じた皮膚炎や粘膜炎が後の抗がん剤投与によって再燃する現象で，ドキソルビシン，フルオロウラシル，パクリタキセル，ドセタキセル，ゲムシタビン，セツキシマブなどでの発生が知られている．

・抗がん剤投与によるリコール現象は，抗がん剤の血管外漏出によって障害された皮膚軟部組織が軽快した後に，同一の薬剤投与によって同部位に同様の障害が再燃する現象である（図）．ドキソルビシン，エピルビシン，パクリタキセルでの発生が知られている．

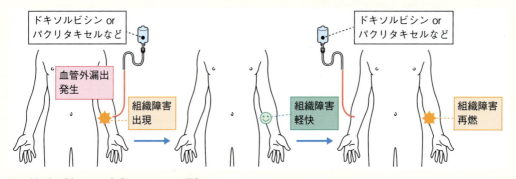

図　抗がん剤による皮膚のリコール現象

実践的対策

- ここでは，血管外漏出を早期に発見して迅速な対応ができるように，時系列でみていこう（図2-3）．まずは，血管外漏出のリスクを十分に把握して，可能な限りの予防策を講じることである．そして，静脈穿刺後は定期的な観察と評価を行い，血管外漏出が発生した場合にはマニュアルに従って冷静に対応する．

血管外漏出のリスクと予防策

血管外漏出のリスクは数多く存在する．それらを回避するために，静脈穿刺の場面をシミュレーションしながら，静脈穿刺の準備段階，実施段階，そして抗がん剤の投与段階に分けて，血管外漏出のリスクと予防策について考えてみよう（表2-3）．

静脈穿刺の準備段階

〈静脈血管の脆弱性を知っておこう〉

- 細い血管，蛇行している血管，皮膚表面からの透見や触知が困難な血管（皮下脂肪が厚い，多毛など），皮下で動きやすい血管（いわゆる"逃げやすい"血管で高齢者に多い），反復使用されて血管壁が硬化してきている血管，ヘパリンクランプや持続点滴で留置針の使用が長期化した血管など

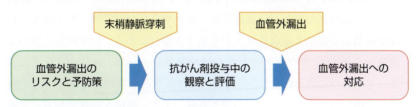

図2-3　抗がん剤の血管外漏出への対策の流れ

表2-3　抗がん剤の血管外漏出に対する予防策

静脈穿刺の準備段階
1. 静脈血管の脆弱性を知っておこう
2. 静脈血管が収縮・虚脱すると穿刺は困難になる
3. 静脈穿刺を行う上肢の循環動態を観察しよう
静脈穿刺の実施段階
1. 静脈留置に適した針を選択しよう
2. 関節付近の静脈穿刺は極力避けよう
3. 静脈の再穿刺部位は慎重に選択しよう
4. 針固定では刺入角の保持にも配慮しよう
抗がん剤の投与段階
1. 抗がん剤投与に適したルートの接続を行おう
2. 抗がん剤の静脈内注入には細心の注意を払おう

※DIC：disseminated intravascular coagulation（播種性血管内凝固症候群）

※CINV：chemotherapy induced nausea and vomiting（抗がん剤治療に伴う悪心・嘔吐）

※ガベキサートメシル酸塩：商品名はFOY（エフオーワイ）®，レミナロン®などである．

は，形態または機能の面から血管外漏出をきたすリスクが高いと考えておきたい．

・末梢静脈の脆弱性をもたらす間接的な要因として，抗血小板薬や抗凝固薬による抗血栓療法，血小板低下，DIC※などの出血傾向（血小板の数や機能が低下すると血管壁が脆弱になる），血管障害を合併する全身性疾患（糖尿病や膠原病など），がんの進行，食事摂取不良，高齢などによる栄養状態の低下などが考えられる．

〈静脈血管が収縮・虚脱すると穿刺は困難になる〉

・普段は「よく見えている血管」であっても，収縮や虚脱が起こると穿刺が困難となることがある．寒冷（冬の外気や夏の冷房など）や，精神的緊張によって表在の静脈血管が収縮すると，穿刺時に駆血をしても拡張しにくくなることがある．これは外来化学療法室で起こりやすい問題点であろう．冬季は部屋を暖かくして，できるだけリラックスできる雰囲気を整える，早めにベッド（またはリクライニングチェア）に誘導し，必要に応じて穿刺部位または身体全体を温める（温タオル，毛布，温かい飲み物），などの対応策を考えたい．また，食事や水分の摂取が不十分であると脱水傾向となり，末梢静脈が虚脱して血管の刺入が困難となることがある．CINV※を懸念して「何も食べないで外来化学療法室に来ました」という例もある．CINVを適切にマネジメントすることによって解決できるであろう．

〈静脈穿刺を行う上肢の循環動態を観察しよう〉

・血管外漏出は上肢の循環動態が不良な場合にも発生し得る．例えば，腋窩のリンパ節腫大やリンパ節郭清の後に発生するリンパ浮腫，上大静脈症候群や静脈血栓症による血流障害が存在する場合である．いずれも上肢の遠位側から近位側へのリンパ流または静脈流がうっ滞（円滑に流れずに留まってしまうこと）するため，静脈内に注入された抗がん剤が停滞して血管外漏出につながるリスクが想定される．また，浮腫が高度になると末梢静脈の存在がわかりにくくなる．

・患者の衣類にも注意を払いたい．抗がん剤投与の当日には，袖口幅の狭いシャツやセーターの着用を極力控えるように指導しておくことも必要である．静脈穿刺のために袖をたくし上げると，上腕付近が全周性に締め付けられて静脈還流（遠位側から近位側への血流）が悪くなり，血管外漏出を誘発する原因となり得るためである．ワイシャツのような袖口幅が広くなる衣類の着用を推奨しておくのもひとつの方法である．

・穿刺部位の周囲にも注意を向けよう．熱傷や外傷などで皮膚軟部組織が障害されている場合や血管外漏出（造影剤などの他の薬剤も含む）を起こした血管の周囲では，その部位からの血管外漏出をきたす可能性が高い．自発痛・圧痛，発赤・腫脹などの炎症性変化がないかなどを十分観察しておく必要がある．また，ガベキサートメシル酸塩※などの血管傷害を起こしや

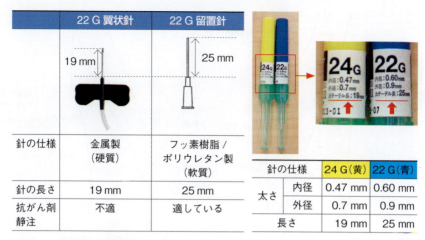

図2-4　翼状針と留置針の比較
G（gauge；ゲージ）：針（カテーテル）の外径を示す単位

すい薬剤が投与されている部位では，血管が脆弱化して血管外漏出をきたす可能性がある．
- 上肢の感覚鈍麻によって血管外漏出のリスクが高まることがある．神経疾患による高度の末梢神経障害，脳血管障害による感覚麻痺などを伴っている症例においては，血管外漏出を起こしても自覚症状が乏しく，血管外漏出の発見が遅れる可能性がある．
- 患者認証用の腕バンドが静脈穿刺の候補側にあると手技が困難となることがあるため，穿刺候補の対側肢に装着したい．

● 静脈穿刺の実施段階

〈静脈刺入に適した針を選択しよう〉
- 抗がん剤の静脈内投与では留置針（サーフロー針）が選択され，翼状針（トンボ針）は使用しないのが原則である．翼状針は金属製で硬く針長も短いため，血管壁の損傷や針固定の不安定さによって血管外漏出のリスクが高まってしまうからである．一方，留置針のカテーテル部分はフッ素樹脂/ポリウレタン製で軟らかく，その長さも翼状針より長いため，血管外漏出のリスクを軽減する点で翼状針より優れている（図2-4）．
- 通常用いられる留置針の太さは22G（ゲージ）であるが，血管が細い場合などでは24G針が用いられることもある．個々の留置針の外装ケースにはカテーテル長が記されているので確認しておきたい．

〈関節付近の静脈穿刺は極力避けよう〉
- 静脈穿刺は利き腕と反対側の前腕部で行うのが理想であるが，静脈穿刺が繰り返されたり，針留置が長期化すれば，血管は硬化して次第に使用しにくい状態となってくる．こうした血管確保が厳しくなってきた状況下で，関節に近い部位（例えば，肘窩から肘関節付近，手関節内側，手背など）の静脈を穿刺せざるを得ないこともあるが，関節が動くことによって

Note 2 p41
ガベキサートメシル酸塩と抗がん剤の投与が重なる場合の注意点

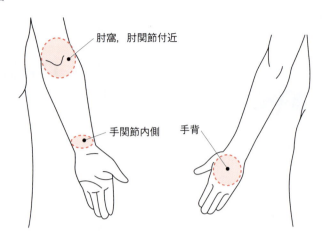

図2-5　血管外漏出のリスクが高い静脈穿刺部位

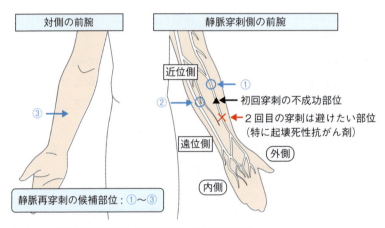

図2-6　初回の静脈刺入が不成功後の再刺入部位

針固定は不安定となり，血管外漏出のリスクは高まる．加えて，起壊死性抗がん剤による血管外漏出が発生した場合には，皮下組織の壊死によって関節，腱，神経などの機能障害を合併する可能性もあるため，関節付近の静脈穿刺は極力避けることが望ましい(図2-5)．薬物療法をさらに継続する必要がある場合には，中心静脈ライン(ポートカテーテルの造設)も考慮される．

Note 3　p42
中心静脈ラインにおける血管外漏出の注意点

〈静脈の再穿刺部位は慎重に選択しよう〉

・静脈穿刺が初回で成功しないこともある．2回目以降の穿刺において，より適切な部位はどこであるかを考えよう．刺入不成功部位の遠位側から再穿刺を行って抗がん剤を投与すると，近位側にある刺入不成功部位から抗がん剤が漏出するリスクがある．したがって，再穿刺の候補部位は，刺入不成功部位の近位側，同肢の反対側(内側または外側)，対側の前腕となろう(図2-6)．

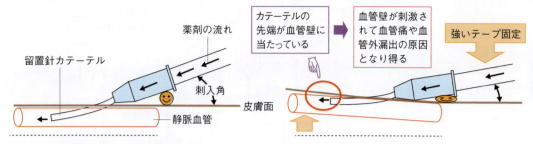

図 2-7　留置針の刺入角の重要性

〈針固定では刺入角の保持にも配慮しよう〉

・留置針を固定する際には，刺入角（皮膚面と留置針とがなす角度）の保持にも注意を払いたい．万全なテープ固定は重要であるが，刺入角が保持されないと，留置針カテーテルの先端が血管壁に当たり，その部位の脆弱化や損傷をもたらして血管外漏出につながることがある．小さなガーゼを敷くなどの方法で，点滴が円滑に滴下する刺入角が保持できるように固定したい（図2-7）．

・留置針の固定においては，透明のドレッシングテープが用いられる．これは刺入部から近位側の皮膚面を観察しやすい状態にして，血管外漏出の発見を遅らせないためである．

・トイレ移動（シスプラチン投与時の大量輸液など）や不穏による体動が頻回になると，ルートの振れなどによって針固定が不安定化してしまうリスクも考えておきたい．

● 抗がん剤の投与段階

〈抗がん剤投与に適したルートの接続を行おう〉

・点滴ルートの接続法においても血管外漏出への備えがある（図2-8）．主管からフラッシュ用の生理食塩液などを滴下して側管から抗がん剤を静脈内注入する場合には，静脈刺入部から体幹側にできるだけ近い位置で主管と側管の接続を行う．この接続法は，注射シリンジによる静注，点滴バッグによる点滴静注のいずれにおいても同様である．メリットは，血管外漏出時の対応において，体内に注入される薬剤を最小限にとどめることができることである．発症時に側管ルートを直ちに外せば当該薬を再投与してしまうリスクはなく，ルート管内に残る薬剤を最小限にとどめることができる．さらに，同部位から注射シリンジを用いてルート管内および皮下組織に漏出した薬液をある程度吸引して回収することも可能である．ルート内における薬剤の混濁を極力避けることもできるメリットもある．

〈抗がん剤の静脈内注入には細心の注意を払おう〉

・抗がん剤の静脈内注入を行う前には，ルートから血管内までの開存性を逆血（フラッシュバック）やフラッシュ点滴の滴下状態から確認する．これら

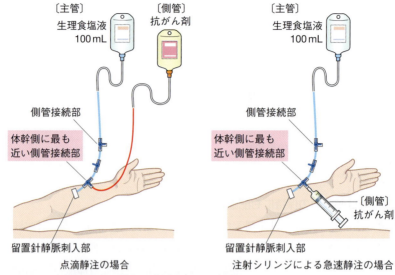

図2-8 血管外漏出に備えた点滴ルートの接続

が不良であった場合には，留置針の先端が血管壁に当たっていたり，針が血管壁を貫通している可能性などが考えられるため，刺し替えを含めて開存性の状態を再確認する必要がある．

・注射シリンジを用いた急速静注（手動圧）や輸液ポンプを使用した点滴静注（機械圧）を行った場合には，血管壁がこれらの流圧に耐えられずに抗がん剤が血管外に漏出してしまうリスクに留意する必要がある．特に，起壊死性抗がん剤を注射シリンジから急速静注する場合には，主管から生理食塩液のフラッシュを適宜行って，開存性を確認しつつ側管から緩徐に静脈内投与を行う．また，点滴バッグから抗がん剤の点滴静注を行う場合には，輸液ポンプは極力使用せず，手動による管理を優先させたい．

・起壊死性抗がん剤の24時間持続点滴静注（悪性リンパ腫に対するEPOCH療法*など）を末梢静脈で行うのは非常に危険であり，中心静脈ラインの確保は不可欠である．

*EPOCH療法：リンパ腫に対して行われる化学療法レジメンで，ドキソルビシンおよびビンクリスチンの24時間持続点滴静注が含まれる．

抗がん剤投与中の観察と評価

・抗がん剤の静脈内投与が開始された後は，血管外漏出のリスク（前述）を念頭に，留置針付近の状態，自覚症状，点滴ルートの開存性などを定期的に観察して評価することが大切である（図2-9）．

・留置針付近の観察では，静脈刺入部から若干近位側を中心とした範囲に注意を向ける必要がある．これは，薬剤の血管外漏出の多くは留置カテーテルの先端から発生して周辺に拡大していくからである．22G留置針が用いられていれば，静脈刺入部から近位側に25 mm（カテーテル長）ほど離れた所がカテーテル先端部に相当する（図2-4，p27）．

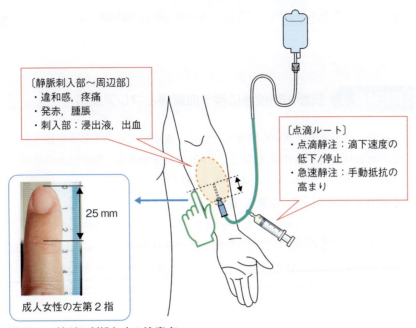

図 2-9　抗がん剤投与中の注意点
自分の指などで約 25 mm が計測できる部位を知っておくと，正確な距離の把握に役立つ．

- 静脈刺入部を中心とした自覚症状（チクチクする，ジーンとするなどの違和感や疼痛）は，血管外漏出を発見する契機となる．抗がん剤の投与中に症状を自覚した場合には直ちに申告するように伝えて，患者との協力体制を整えておくことも大切である．発赤，腫脹，静脈刺入部からの浸出液や出血にも注意したい．
- 点滴ルートの開存性は，急速静注時の手動抵抗の高まり，点滴静注では点滴滴下速度の低下や停止に注意する．これらが認められた場合には，血管外漏出が発生した可能性を考慮して，輸液によるフラッシュは試みず（血管外漏出が生じていれば薬液をさらに皮下に注入してしまうことになる），直ちに逆血（フラッシュバック）の有無を確認する．明らかな逆血が認められない場合は血管外漏出が発生した（疑いも含む）と判断して，迅速な対応が必要となる．
- 外来化学療法では，帰宅後のセルフケアも大切となるため，患者・家族への情報提供とともに協力体制の確立にも努めたい．例えば，起壊死性抗がん剤では，治療概要の説明時に血管外漏出に関するリスクを話し，投与当日にも改めて当該薬の投与が行われること，変調を感じた場合にはいち早く伝えてほしいことを伝えておこう．また，血管外漏出に伴う症状は，漏出後からしばらく時間が過ぎてから現れることもある．そのような場合には，速やかに病院を受診するようにオリエンテーションを行っておきたい．
- 血管外漏出と症候が類似する有害事象として，血管痛（静脈炎）とフレア反

MEMO 3

応があり，これらを区別して評価する必要がある（MEMO 3）．

MEMO 3　抗がん剤投与に伴う血管痛とフレア反応

抗がん剤を末梢静脈から投与した際に，皮膚に発赤を生じる病態として，血管外漏出，血管痛（静脈炎），フレア反応がある．臨床においてはこれらを区別して評価する必要がある（**表1**）．

◆ **抗がん剤投与に伴う血管痛（静脈炎）**

- 血管痛を生じやすい抗がん剤を**表2**に示した．起壊死性抗がん剤も含まれているため，注意深い観察が求められる．
- 抗がん剤による血管痛の発生機序は不明であるが，原因として，調製薬剤のpH（酸性の程度），薬剤の停留による血管壁の刺激（静脈炎）などが推定されている．

表1　血管外漏出・血管痛（静脈炎）・フレア反応の比較

有害事象	血管外漏出	血管痛（静脈炎）	フレア反応
病態	壊死性または炎症性の変化	調製薬剤のpHや停留による血管壁への刺激など	血管周囲の過敏反応
症候	・局所の疼痛 ・発赤 ・腫脹，硬結	・局所痛 ・体幹側にかけての疼痛 ・血管に沿った発赤，腫脹	・局所痛はほとんどない ・瘙痒 ・線状または不規則な発赤疹
点滴滴下不良	あり	なし	なし
逆血	なし	あり	あり
薬剤の漏出	あり	なし	なし
主な抗がん剤	「表2-1」参照	「表2」参照	エピルビシン ダウノルビシン
対応	「図2-10」参照	局所冷却 副腎皮質ステロイド剤外用 鎮痛剤	局所冷却 副腎皮質ステロイド剤 または抗ヒスタミン剤外用

表2　血管痛（静脈炎）を生じやすい薬剤

抗がん剤	主な治療対象
エピルビシン	乳がん
ダウノルビシン	急性骨髄性白血病
ビノレルビン	乳がん
マイトマイシンC	乳がん
ベンダムスチン	悪性リンパ腫（非ホジキンリンパ腫）
ダカルバジン	悪性リンパ腫（ホジキンリンパ腫）
オキサリプラチン	大腸がん
ゲムシタビン	膵臓がん，胆道がん，肺がん，悪性リンパ腫

■：起壊死性抗がん剤，■：起炎症性抗がん剤，■：非起壊死性抗がん剤

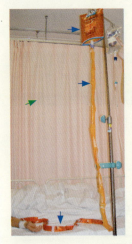

- 薬液バッグとルートの両方を遮光する（→）．
- 日光の光線曝露を受けないようにする．窓際であればカーテンで遮光する（▶）．

図1　ダカルバジンの遮光法

- 血管痛が発生する時期は，初回投与時から複数回の投与後，点滴実施中から実施後までさまざまである．
- 血管痛は静脈に沿った部位に発生し，前腕からの投与では，刺入部から近位側に現れやすく，上腕から腋窩の奥にかけての鈍痛として自覚されることもある．疼痛の性状は「刺すような鋭い痛み」や「重石を置かれたような鈍い痛み」など多様である．
- 血管痛を生じやすい薬剤を末梢静脈から投与する場合には，適宜フラッシュができるように，主管から生理食塩液（または5%ブドウ糖液）を滴下しつつ，側管から抗がん剤を投与する方法が望ましい（**図2-8**，p30）．
- 薬剤別の血管痛対策として，例えば，ダカルバジンは光分解によって生じた物質が血管痛を誘発する原因のひとつと推定されていることから，本剤を調製した後は速やかに点滴バッグとルートの両方を遮光して投与する（**図1**）．ビノレルビンやトレアキシンでは，投与終了後に生理食塩液200 mL程度を急速点滴してフラッシュを行う．
- 点滴中に血管痛を生じた場合には，側管から投与されている抗がん剤の滴下を一旦止めて，逆血（フラッシュバック）を確認する（血管外漏出ではないことの確認）．その後，主管の生理食塩液（または5%ブドウ糖液）を緩徐にフラッシュして疼痛の消退を確認する．刺入部を中心にホットパックなどで穏やかに温めた後に，当該薬の点滴を緩徐な滴下で再開すると効果的なことがある．
- 血管痛に伴って点滴速度が遅くなる場合は，投与時間が計画時間よりも延長してしまうため，薬剤の種類によっては注意が必要である．例えば，ゲムシタビンでは投与時間（通常の投与設定では30分間）が長

くなると骨髄抑制が強くなる可能性がある．また，起壊死性抗がん剤では投与時間の長期化で血管外漏出をきたすリスクが高まる．このような事態が想定された場合には，早い段階で担当医に連絡して，改めて血管確保を行うなどの対策を早急にを講じる必要がある．

・抗がん剤の投与が終了した後においても血管痛が続く場合には，保冷剤やアイスパックなどを用いて局所冷却を継続し，状況に応じて鎮痛剤の処方が行われることもある．

・同一の血管で血管痛（静脈炎）が繰り返されると，血管壁は次第に硬化して血管外漏出をきたす原因となることがある．当該薬の投与ごとに強い血管痛が出現してしまう場合には，中心静脈カテーテルへの変更も考慮される．

・血管痛を生じやすい薬剤の投与が計画された際には，初回投与が行われる以前に患者への情報提供を行っておくことが大切である．血管痛には個人差があること，発生した場合には最大限の対策を講じること，血管痛が高度な場合には薬剤の変更や中心静脈カテーテルへの変更も考慮されることなどへの理解を確認しておきたい．

◆ **抗がん剤投与に伴う皮膚のフレア反応**

・静脈注射に伴うフレア反応（flare reaction）とは，薬剤の投与中から投与終了直後にかけて，薬液が通過した静脈に沿って紅斑や膨隆疹が生じ，数時間以内に消失する一過性の反応である．疼痛は伴わないのが一般的である（**図2**）．急速に抗がん剤の静脈内投与が行われた際に，注入部位とその周辺におけるヒスタミンの放出（局所的な過敏反応）によって発生すると考えられている．アントラサイクリン製剤（エピル

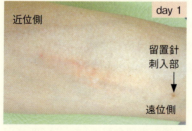

〔投与日〕
エピルビシンの急速静注を完了する直前に静脈に沿って発赤が出現.
疼痛や腫脹はなく，逆血も認められた.

〔3日後〕
発赤は消失し，疼痛や腫脹も認められなかった.

図2　抗がん剤によるフレア反応

ビシン，ダウノルビシンなど）によるフレア反応が報告されている．外見上は血管外漏出に類似するため，直ちにルート内の逆血（フラッシュバック）を確認する．逆血があれば，主管からの生理食塩液を適宜フラッシュしながら，緩徐に抗がん剤の注入を継続する．皮膚所見が強い場合には，副腎皮質ステロイド剤または抗ヒスタミン剤の外用薬が用いられる．

血管外漏出への対応

　通常，血管外漏出の発生頻度は低いため，発生時には動転しがちであるが，常に「準備」を整え，マニュアルに沿って冷静に対応できるようにしておきたい．血管外漏出の発生時における対応策の概要（フローチャート）を**図2-10**に示す．

〈準備〉
- 血管外漏出時に使用する器具などをあらかじめセット化（注射器，ビニル袋，アイスパック，ホットパック，マニュアルのコピーなど）し，保冷剤の準備もあるとよい．
- 血管外漏出の処置は手順が多いため，1人で行わずに複数のスタッフで対応することが望ましい．
- 抗がん剤およびそれを含む体液の曝露には十分留意する必要がある．医療者は手袋や眼鏡を着用し，ベッドや患者体表面に対しては防水シートを用いるようにしたい．側管からはずした抗がん剤，吸引された漏出液，処置過程で用いた器具はビニル袋などに入れて口を閉じて管理し，所定の液量を測定〔手順(5)参照〕した後に破棄する．

〈手順〉
　血管外漏出が発生したと判断した後の対応手順の例を(1)～(6)に示す（点滴ルートの接続状況は**図2-8**を前提とした）．

(1) 直ちにすべての点滴を止めて Dr. コール
- 抗がん剤およびフラッシュ用輸液の双方を完全に止めて（クランプして），速やかに担当医に連絡する．この時点で留置針の抜針は行わない．

(2) 抗がん剤の点滴ルートを外し，その側管から注射シリンジで漏出薬液を吸引
- 抗がん剤の点滴ルートを側管から外し，その側管に注射シリンジを接続して点滴ルート内の残留薬剤および皮下に漏出した薬液をできる限り吸引除去する．
- 針固定のドレッシングテープを穏やかにはがす（留置針の固定が不安定になるので自然抜去に注意）．これにより体表から皮下への圧が軽減され（漏出液の拡大を防ぐ），皮膚表面の状態も直視できるようになる．

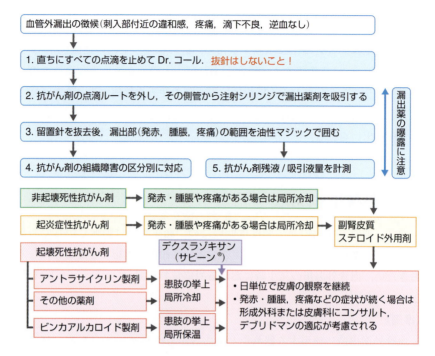

図 2-10　抗がん剤の血管外漏出時の対応例（末梢静脈の場合）

・留置針と点滴ルートの接続部を外し，留置針に注射シリンジを接続して漏出薬液の吸引を試みる．小さい注射シリンジ（2.5 mL または 5 mL）のほうが吸引の手応えがわかりやすいだろう．穏やかに陰圧をかけて吸引をしながら，留置針を徐々に引いて抜去する．注射シリンジ内に吸引された漏出液の量を記録しておく．

(3) 漏出部の範囲を油性マジックで囲む

・経過観察の際に漏出部位を正確に確認できるように，発赤・腫脹，疼痛が認められる範囲を油性マジックで囲っておく（点線が望ましい）．写真撮影をしておくと経時的に比較することができる．

(4) 抗がん剤の組織障害区分別に対応

・最もケアが必要となるのは起壊死性抗がん剤である．しかし，起炎症性抗がん剤や非起壊死性抗がん剤においても，漏出部位の反応は漏出液の濃度や量によって異なり，想定よりも障害が強く出ることもあるため，パターン認識ではなく，症例ごとにその後の慎重な経過観察が求められる．

・非起壊死性抗がん剤では，経過観察のみの対応が一般的である．発赤，腫脹，疼痛などの変化を伴う場合は，起炎症性抗がん剤に準じて，漏出部の局所冷却（次項を参照）を行い，必要に応じて副腎皮質ステロイド外用薬の塗布を行うこともある．

・起炎症性抗がん剤では，発赤，腫脹，疼痛などを伴っていることが多いた

表 2-4　抗がん剤の血管外漏出と関連有害事象　CTCAEv4.0

有害事象	重症度（Grade）				
	1	2	3	4	5
注入部位血管外漏出 Infusion site extravasation	—	症状を伴う紅斑（例：浮腫，疼痛，硬結，静脈炎）	潰瘍または壊死；高度の組織損傷；外科的処置を要する	生命を脅かす；緊急処置を要する	死亡
注射部位反応 Injection site reaction	症状を伴う/伴わない圧痛（例：熱感，紅斑，瘙痒）	疼痛；脂肪変性；浮腫；静脈炎	潰瘍または壊死；高度の組織損傷；外科的処置を要する	生命を脅かす；緊急処置を要する	死亡
静脈炎 Phlebitis	—	あり	—	—	—
皮膚硬結 Skin induration	軽度の硬結．皮膚を水平に動かす（横滑り）ことができ，垂直に動かす（つまみ上げる）ことができる	中等度の硬結．皮膚を横滑りできるがつまめない；身の回り以外の日常生活動作の制限	高度の硬結．皮膚を横滑りできないまたはつまめない；関節の動きや開口部の制限（例：口，肛門）；身の回りの日常生活動作の制限	全身性；呼吸困難や嚥下障害の徴候や症状を伴う	死亡
皮膚潰瘍形成 Skin ulceration	潰瘍部の径が＜1cm；押しても消退しない浮腫や熱感を伴う紅斑	潰瘍部の径が1〜2cm；真皮までの皮膚欠損．皮膚あるいは皮下組織に及ぶ損傷	潰瘍部の径が＞2cm；皮膚の全層欠損または皮下組織から筋層に及ぶ損傷または壊死	大きさを問わず皮膚の全層欠損の有無も問わない，筋，骨，支持組織に及ぶ広範囲の破壊/組織壊死/損傷を伴う潰瘍	死亡

〔有害事象共通用語規準 v4.0 日本語訳 JCOG 版より引用〕

め，漏出部の局所冷却が基本である．局所冷却の目的は，局所の血流を低下させて漏出液の拡大をできるだけ阻止することであるが，炎症の軽減や鎮痛も得られるだろう．皮膚表面が湿らず，圧迫が過度に加わらない程度の冷却法がよいとされている．したがって，氷囊を局所に載せるのではなく，布で包んだ保冷剤やインスタント式のアイスパックを局所に穏やかに当てる程度がよいだろう．冷却は1日4回程度（1回約20分）を2〜3日間行うのが一般的である．疼痛が強い場合には鎮痛剤が適宜処方される．副腎皮質ステロイド外用薬の塗布が行われることもある．

・起壊死性抗がん剤では，薬剤のDNA結合性の性質により血管外漏出の対応が異なる（「病態生理と症候」，p17を参照）．
・アントラサイクリン製剤では，患肢を挙上（浮腫を最小限に抑える）して漏出部の局所冷却（前項を参照）を開始する．そして，速やかにデクスラゾキサン（サビーン®）の投与が積極的に検討される（MEMO 1）．その後の対応において疼痛や発赤などの症候が続く場合には，病変が拡大する可能性を考慮して，形成外科または皮膚科に外科的処置（デブリドマン）に関するコンサルテーションが行われる．難治性潰瘍に至った場合には皮弁移植の適応となることがある．
・ビンカアルカロイド製剤では，患肢を挙上して漏出部の局所保温に努め

表 2-5　抗がん剤の血管外漏出事象に関するサマリー例（静注の場合）

項目	情報
診療科	腫瘍内科
発生	日時：2013 年 8 月 15 日／場所：□病棟：　　　　，☑外来：化学療法室
漏出部位	□右上肢／腹側　　☑左上肢／腹側　　□左上肢／背側　　□右上肢／背側
漏出抗がん剤	エピルビシン（レジメン：FEC） 区分：☑起壊死性・□起炎症性・□非起壊死性
投与指示	エピルビシン 150 mg + 生食 20 mL　　静注
投与法	留置針：☑22 G 針，□24 G 針，□その他（　　　　　　） 点滴ルート設定：☑ルチーン，□その他（　　　　　　） 当該薬を注入した側管の位置：☑最も体幹寄り，□その他（　　　　　） シリンジ：□20 mL，☑30 mL，□その他（　　　　　　）
投与者	職種：☑医師，□看護師．経験年数：12 年
投与開始から漏出発見までの所要時間：約 0.5 分（開始時刻：10：30 頃／発見時刻：同時刻）
抗がん剤注入時の状況：☑手動圧の上昇，□フラッシュ点滴の滴下不良または停止
発見時の状態	初期症状：☑違和感，☑疼痛，□その他： 皮膚所見：□発赤，☑腫脹，□その他： 逆血　　☑あり・□なし
抗がん剤液量	漏出時点における抗がん剤の残液量：12 mL（抗がん剤：90 mg 相当） ☑処置後に投与した　□投与せず破棄した 点滴ルート（ルチーン）内の抗がん剤の残液量：0.2 mL 皮下から収引された液量：0.2 mL
漏出液量	上記から概算される予測量：0.2 mL（抗がん剤：1.5 mg 相当）
対応・処置	マーキングの範囲：1.5 cm × 1.5 cm．　　写真撮影：あり・⓪なし ☑患肢の挙上，☑局所冷却，□局所保温 処方：□副腎皮質ステロイド外用薬： 　　　☑その他：ロキソニン 1T/回（疼痛時頓用）
他科受診	☑なし・□あり（形成外科・皮膚科） 　　　　　　処置：デブリドマン，その他（　　　　　　　　）
重症度 （CTCAE）	最終評価：Grade ②・3・4
総括	エピルビシンを注射シリンジで静注している途中に血管外漏出が発生した．刺入静脈は細かったが，22 G のサーフロー針で確保は可能であった．IV 開始時のフラッシュ生食の滴下は通常より若干緩慢であった．手動抵抗は当初は通常通りであったが，10 mL を IV した時点で突然高まり，刺入部先の疼痛の訴えもあったため，血管外漏出と判断し，IV を中止．Vesicant 薬の手順に従って対応．その後，エピルビシン残薬 12 mL は新たに確保した静脈ラインから投与した．漏出液量が微量であったため，皮膚変化は硬結程度にとどまった．フラッシュ生食の滴下速度から開存性が不十分であった可能性がある．この時点で別の血管に刺し替える判断が必要であった．
患者さんへの説明	主治医から説明．初期対応の時点で，抗がん剤の静脈注射中にその一部を血管外に漏出させてしまったこと，処置を至急行ったこと，残薬は予定通り投与されているために治療効果への影響は心配ないこと，申し訳なかったことをお伝えし，ご理解をいただいた．皮膚に軽度の硬結を生じたが，疼痛は軽度で鎮痛剤の要望はなかった．

る．局所保温の目的は，漏出液を局所からできるだけ拡散・吸収させることである．携帯用カイロなどのインスタント式のホットパックを局所に穏やかに当てる（低温熱傷に注意）．保温は1日4回程度（1回約20分）を2～3日間行うのが一般的である．有痛性の発赤腫脹が続く場合には，アントラサイクリン製剤の場合と同様に形成外科または皮膚科へのコンサルテーションが行われる．

- 起壊死性抗がん剤の血管外漏出の際に，慣例的に行われている副腎皮質ステロイド剤の局所注射には明確な根拠がなく，各種ガイドラインにおいても推奨はされていない．

(5) 抗がん剤残量の計測

- 抗がん剤の残量（点滴ルート内と点滴バッグ内の残液量の合計）は計測しておくことが望ましい．血管外漏出以外の有害事象（例えば好中球減少）の程度の予測や，次回の治療計画の考察において重要な情報となるからである．

(6) 重症度評価とサマリー記録

- 血管外漏出および関連する有害事象の重症度をCTCAEで評価する場合，「注入部位血管外漏出（infusion site extravasation）」，「注射部位反応（injection site reaction）」，「静脈炎（phlebitis）」，「皮膚硬結（skin induration）」，「皮膚潰瘍形成（skin ulceration）」などが該当する（**表2-4**）．起壊死性抗がん剤の血管外漏出では，経時的に重症度が高まり，日～週単位での経過観察が必要となることがある．

- 発生した事象ごとのサマリーが作成できれば，医療者間の情報共有ができ，今後の医療安全に役立てることができるであろう（**表2-5**）．

参考文献

- Pérez Fidalgo JA, García Fabregat L, Cervantes A, Margulies A, Vidall C, Roila F; ESMO Guidelines Working Group. (2012). Management of chemotherapy extravasation: ESMO-EONS clinical practice guidelines. Ann Oncol, 23(Suppl 7), vii167-vii173.
- Pan Birmingham NHS (National Health Service). Guideline for the Management of Extravasation. Ver.2.0.
  http://www.uhb.nhs.uk/Downloads/pdf/CancerPbExtravasation.pdf
- Schulmeister L. (2008). Managing vesicant extravasations. The Oncologist, 13(3), 284-288.
- Langer SW, Sehested M, Jensen PB, Buter J, Giaccone G. (2000). Dexrazoxane in anthracycline extravasation. J Clin Oncol, 18(16), 3064.

Note 1 ■ ボルテゾミブおよびアザシチジンの皮下注射

- ボルテゾミブ(ベルケイド®)は多発性骨髄腫,アザシチジン(ビダーザ®)は骨髄異形成症候群の治療に用いられる薬剤である.両者とも起炎症性抗がん剤に属するため,皮下注射に伴う注射部位反応(発赤,腫脹,疼痛など)が一定の頻度で生じる(表).
- 皮下注射の実施にあたっては以下の点に留意したい.
  - 前回と同一部位または近傍への注射を避ける(炎症の増強を回避)ために,皮下注射の実施部位と順番を決めて行う(例:腹部と大腿部)(図).
  - 皮下注射の実施日には,前回の注射部位の状態を評価(CTCAE)し,注射部位の症状や皮膚の変化などについての患者情報を収集する.
  - 疼痛や腫脹などの症候が強い場合は,主治医に連絡し対応を検討する.
  - 当日に行った皮下注射の部位をカルテに記載する.

表 ボルテゾミブ および アザシチジン の皮下注射による注射部位反応

ボルテゾミブ 皮下注射(海外第Ⅲ相臨床試験 MMY3021)
患者申告による症状,対象被験者:147 人

重症度	軽度	中等度	高度	計
注射部位反応	56(38%)	27(18%)	2(1%)	85(58%)

所見	出現率	所見	出現率
発赤	84(57%)	瘙痒	29(20%)
腫脹	31(21%)	圧痛	31(21%)
硬結	32(22%)		

アザシチジン 皮下注射(国内臨床第Ⅰ/Ⅱ相試験)
CTCAE による評価,対象被験者:53 例

Grade	1	2	3	4
注射部位反応	14(26%)	7(13%)	—	—
紅斑	11(21%)	2(4%)	—	—
発疹	1(2%)	—	—	—
硬結	1(2%)	—	—	—
瘙痒	3(6%)	—	—	—

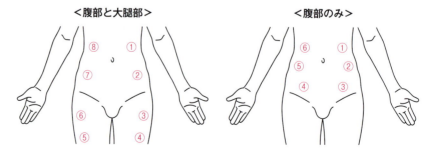

図 ボルテゾミブおよびアザシチジンの皮下注射における注射部位の順番(例)

Note 2 ガベキサートメシル酸塩と抗がん剤の投与が重なる場合の注意点

ガベキサートメシル酸塩〔FOY（エフオーワイ）®，レミナロン® など〕は播種性血管内凝固症候群（DIC）の抗凝固療法で用いられる薬剤のひとつである（第12章参照）．本剤を末梢静脈から持続点滴すると，静脈刺入部を中心に血管壁は脆弱化して血管外漏出を起こしやすい状態となりやすい．ここに薬剤が投与されると血管外漏出をきたすことがある．DICを併発したリンパ腫や急性白血病に対して本剤を投与しつつ，アントラサイクリン製剤やオンコビンなどの起壊死性抗がん剤を投与する状況などが想定される．点滴ルートを左右の上肢にわける，中心静脈カテーテルを挿入して投与するなどの対策が必要である（**図**）．

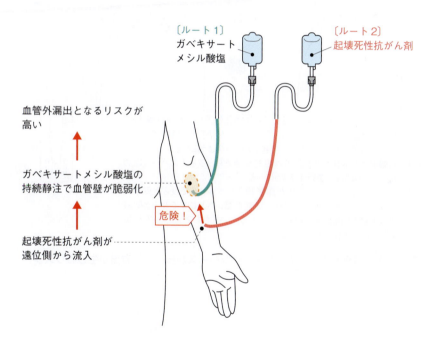

図　ガベキサートメシル酸塩と抗がん剤の投与が重なる場合の注意点

Note 3 ■ 中心静脈ラインにおける血管外漏出の注意点

- 中心静脈（CV）ラインには，入院で用いられる CV カテーテルと外来で主に用いられる皮下埋込型 CV ポートカテーテルがある．
- CV ラインが必要となるのは，末梢静脈の確保が困難，血管痛が強い，起壊死性抗がん剤の血管外漏出のリスクが高い，長時間の抗がん剤投与を要するなどの場合である．CV ラインからの投与は末梢静脈からの投与に比べて血管外漏出のリスクは低くなるが，完全ではない．以下に例を示そう．
- CV カテーテルでは，その先端部が縦隔，胸腔内，皮下へ迷入した場合，カ

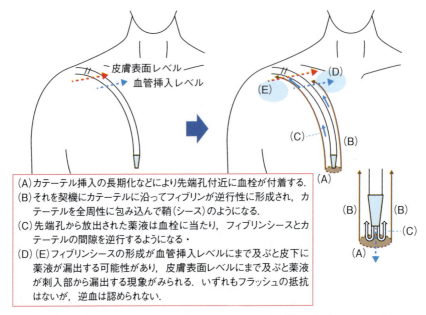

(A) カテーテル挿入の長期化などにより先端孔付近に血栓が付着する．
(B) それを契機にカテーテルに沿ってフィブリンが逆行性に形成され，カテーテルを全周性に包み込んで鞘（シース）のようになる．
(C) 先端孔から放出された薬液は血栓に当たり，フィブリンシースとカテーテルの間隙を逆行するようになる・
(D)(E) フィブリンシースの形成が血管挿入レベルにまで及ぶと皮下に薬液が漏出する可能性があり，皮膚表面レベルにまで及ぶと薬液が刺入部から漏出する現象がみられる．いずれもフラッシュの抵抗はないが，逆血は認められない．

図1 中心静脈カテーテルのフィブリンシースから血管外漏出が生じるリスク

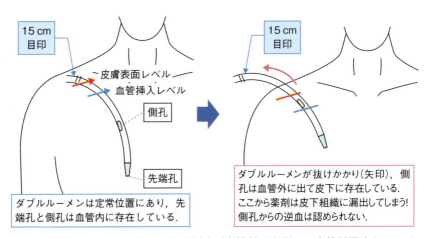

図2 ダブルルーメンカテーテルの側孔が血管外に逸脱して血管外漏出をきたすリスク

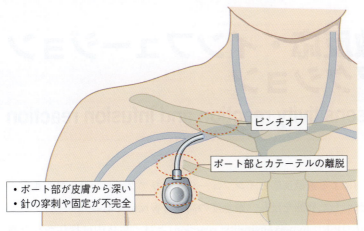

図3　皮下埋込型CVポートカテーテルにおける血管外漏出のリスク

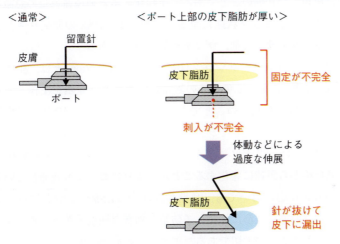

図4　CVポート針の穿刺や固定が不完全な例

テーテルに沿ってフィブリンシースが形成された場合，ダブルルーメンカテーテルの側孔が血管外に逸脱した場合などにリスクが生じる（図1，2）．
・皮膚埋込型CVポートカテーテルでは，穿刺針がポート部から抜けてしまって血管外漏出を生じることがある．針刺入が不完全な場合，針固定が不十分な場合，皮下ポート部の位置が深い場合などにおいて生じうる．また，ポート部とカテーテルの離脱，ピンチオフ（鎖骨と第1肋骨にカテーテルが挟まれて開存性が損なわれること）によるカテーテルの損傷によっても薬剤の漏出が生じうる（図3，4）．患者要因としては，例えば，高い所にある荷物を取ろうとしてCVポート造設側の上肢を過度に挙上した際に，穿刺針がポート部から抜けてしまったという事例もある．
・CVラインからの抗がん剤の投与前においても，逆血（フラッシュバック）の有無を確認し，生理食塩液でフラッシュ抵抗を確認する注意が必要である．

第3章 過敏反応・インフュージョンリアクション
hypersensitivity reaction and infusion reaction

- 抗がん剤による過敏反応とインフュージョンリアクションは，アレルギー反応に類似した病態を呈し，緊急度の高い有害反応である．
- 過敏反応（HSR：hypersensitivity reaction）とは，生体内に投与された薬物によって免疫系の異常反応が生じ，アナフィラキシー症状と発熱症状が急速に出現した状態のことである．重症化すると循環血液量の急激な減少などによってショック状態に至ることがある．HSRの発症リスクが高い抗がん剤はタキサン製剤，プラチナ製剤などである．
- インフュージョンリアクション（IR：infusion reaction）とは，生体内に投与された薬物*によって免疫系の異常反応が生じ，発熱を主体とする症状が急速に出現した状態のことである．重症化すると，HSRと同様にアナフィラキシー症状を呈してショック状態となることがある．
- HSRとIRでは，アナフィラキシー症状と発熱症状を呈する病状が類似し，発症後から急速に悪化することがある点においても共通している．いずれの有害反応においても，早期の診断から治療へとつなげられるように，十分な病態の理解に加え，予防策と綿密な観察手順を定めてマニュアル化しておくことが大切である．
- 本章では，HSRとIRの病態生理と症候をそれぞれ述べた後に，共通点の多い両者のマネジメントについて総括的に考えていくことにしよう．HSRとIRの要点を表3-9（p68）にまとめた．

*本章ではIRをモノクローナル抗体薬に対する有害反応とした．

病態と症候

- HSRとIRの病態には不明な点もあるが，炎症性サイトカイン（proinflammatory cytokine）によって発熱が生じ，ヒスタミンなどの化学伝達物質（chemical mediator）によってアナフィラキシーが生じる点は類似していると考えられる．HSRはアナフィラキシーを主症状として発熱を伴い，IRは発熱や頭痛が主症状でアナフィラキシー症状を伴うこともある．さらに，両者とも重症化の過程で，肺障害（間質性肺炎，肺浸潤，非心原性肺水腫など）を合併することがある．
- HSRおよびIRの病態を図3-1（概要）と図3-2（詳細）に示し，病態理解の

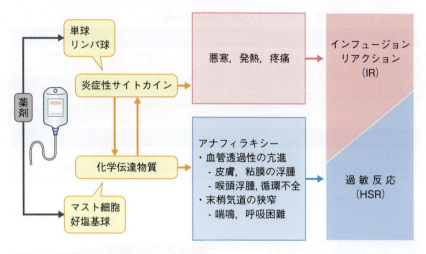

図 3-1　HSR と IR の病態と症候（概要）

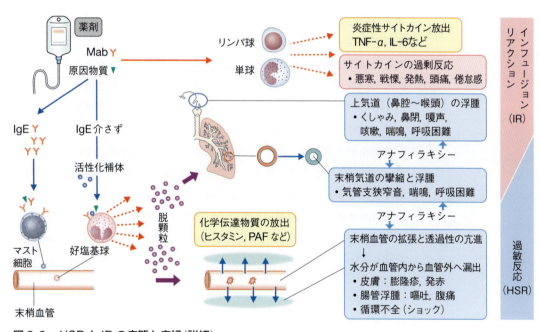

図 3-2　HSR と IR の病態と症候（詳細）

ための用語解説を MEMO 1 に記した．

- HSR および IR の原因となる主な抗がん剤の一覧を表 3-1 に示した．
- なお，抗がん剤投与に伴って発熱症状を主体とする有害反応を生じることがあり，感冒様症候群，インフルエンザ様症状（FLS：flu-like syndrome）などと呼ばれることがある．アナフィラキシー症状や肺障害を伴って HSR と症候が類似することもある（表 3-10，p69）．

MEMO 1

表3-1 HSRまたはIRの発症リスクがある抗がん剤

過敏反応（HSR）	
プラチナ製剤	カルボプラチン（CBDCA），オキサリプラチン（L-OHP），シスプラチン（CDDP）
タキサン製剤	パクリタキセル（PTX），ドセタキセル（DTX）
その他	リポソーム化ドキソルビシン（PLD），エトポシド（ETP），テムシロリムス（TEM），L-アスパラギナーゼ（L-Asp）
インフュージョンリアクション（IR）	
分子標的薬（モノクローナル抗体薬）	リツキシマブ（RTX），トラスツズマブ（HER），セツキシマブ（Cmab），パニツムマブ（Pmab），ベバシズマブ（BEV）

MEMO 1　即時型アレルギーに関する主な用語

　HSRとIRの病態（図3-2）を理解するために，即時型アレルギーに関連する主な用語について以下に概説した．

◆ アレルギー反応

　免疫機構は本来，病原体の侵入などから生体を守る感染防御の役割を担っているが，そのシステムが正常に作動せず，免疫系と接触した物質によって生体に不利益な反応が生じることがある．この異常反応をアレルギー反応（allergic reaction）という．
　アレルギー反応は，複数回の抗原刺激によって免疫系がその抗原に対する異常反応を起こす状態ができあがり（感作という），その後の抗原刺激によって異常な免疫反応が生じて発症するとされてきた．しかし，最近では，初回の抗原刺激でも類似の反応と症状を認めることがあることから，これらもアレルギー反応に含まれるようになってきた．HSRにおけるアナフィラキシー反応は前者，アナフィラキシー様反応は後者に相当する．

◆ アナフィラキシー

　アナフィラキシー（anaphylaxis）とは，異常な免疫反応に基づいて血管透過性の亢進と気管支の攣縮を呈する病態の総称で，喘鳴，呼吸困難，浮腫などの症候が認められる．CTCAEv4.0による重症度はGrade 3の有害反応である（表3-7，p63）．なお，アナフィラキシーショックとはアナフィラキシーが重篤化して循環不全に陥った状態のことである．

◆ IgE抗体

　免疫系から産生される免疫グロブリン（Ig：immunoglobulin）は，IgG，IgA，IgM，IgD，IgEの5種類に分類される．抗原がこれらのIgに結

合すると何らかの免疫反応が生じる．生体内で産生されたIgE抗体はマスト細胞や好塩基球の細胞表面に結合している．HSRを引き起こす抗原がその先端に結合すると，細胞内の化学伝達物質が顆粒状になって放出され（脱顆粒といわれる），アナフィラキシーが生じる．

◆ 補体

補体は抗原抗体反応または原因物質による刺激などで活性化され，主に細胞膜に穴を開けるような作用で細胞を傷害する．

HSRの病態

- HSRの病態は免疫系のIgE抗体が関与するアナフィラキシー反応（anaphylactic reaction）とIgE抗体が関与しないアナフィラキシー様反応（anaphylactoid reaction）に区分される．いずれの病態においても，免疫系のマスト細胞および好塩基球から放出された化学伝達物質（ヒスタミン，PAF*など）が反応して，主に血管透過性の亢進と気管支の攣縮が生じる．HSRにおける発熱は，薬剤と免疫系細胞が反応して炎症性サイトカイン（TNF-α*，IL-6*）が増加したためと推定されている（図3-2）．

*PAF（platelet activating factor）：血小板活性化因子
*TNF-α（tumor necrosis factor-alpha）：腫瘍壊死因子アルファ
*IL-6（interleukin-6）：インターロイキン6

● アナフィラキシー反応

- アナフィラキシー反応の原因薬剤は，主としてプラチナ製剤（カルボプラチン，オキサリプラチンなど）である（表3-1）．薬剤の投与回数（サイクル）が進むと，その薬剤に結合するIgE抗体が産生され，血管外に存在するマスト細胞や血管内に存在する好塩基球の表面に結合した状態となる．その後，再び同じ薬剤が投与されて，このIgE抗体と薬剤が結合すると，マスト細胞および好塩基球からヒスタミンなどの化学伝達物質を含んだ顆粒が放出（脱顆粒）されて，急速（即時型反応）にアナフィラキシー症状が出現する．例えば，カルボプラチンやオキサリプラチンでは，6～8サイクル以降でHSRの発症リスクが高まる（図3-3）．また，同系統の抗がん剤による交差反応でHSRが生じることもある．例えば，プラチナ製剤では，カルボプラチンでHSRが生じた後に，代替薬として投与されたシスプラチンにおいてもHSRが生じることがある．

● アナフィラキシー様反応

- アナフィラキシー様反応の原因薬剤は，タキサン製剤（パクリタキセル，ドセタキセル）やリポソーム化ドキソルビシン，エトポシド，mTOR*阻害剤のテムシロリムスなどである（表3-1）．それぞれの製剤に含まれる添加剤（界面活性物質やリポソームなど）がHSRの発生に関与していると考

*mTOR：mammalian target of rapamycin

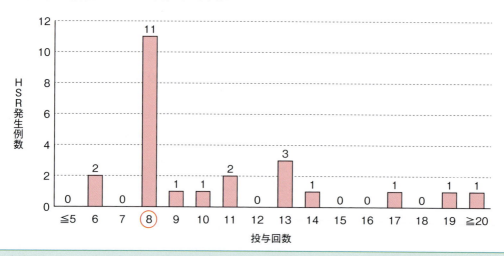

米国において，カルボプラチンを含む化学療法を受けた婦人科がん205症例のHSRが解析された．HSRは24症例(12%)に認められ，HSR発現までの投与回数は8回目が最も多かった．HSRの重症度は，Grade 3相当が13症例(54%)，Grade 4相当が1名(4%)であった．

図3-3　カルボプラチンのHSR出現時期

同様の白金製剤であるオキサリプラチン(L-OHP)においても，HSR発現までの投与回数の中央値は8回目であることが国内データから知られている．
〔Markman M, et al.(1999). J Clin Oncol, 17(4), 1141.〕

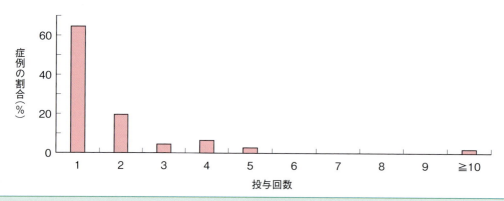

肺がん，乳がん，卵巣がんなどに対してPTXを投与した際に認められたHSR 107症例の解析．PTXのHSRは初回に多いことがわかる．
　HSRの重症度は，軽度14%，中等度73%，高度13%であった．

図3-4　パクリタキセルのHSR発現時期
〔Bonerji A, et al.(2014). J Allergy Clin Immunol Pract, 2(4), 428-433.〕

えられている(MEMO 2). 薬剤の投与に伴って免疫系の補体(アナフィラトキシンともいう)が活性化されると, IgE抗体を介さずにマスト細胞および好塩基球から化学伝達物質が放出されて, アナフィラキシー症状が出現する. 薬剤が補体の関与もなくマスト細胞および好塩基球を直接刺激してアナフィラキシー様反応が発生する経路も推定されている. このように, アナフィラキシー様反応は薬剤が免疫系を直接的に刺激して起こる反応であるため, 初回投与時から発症しうる. 実際, タキサン製剤やリポソーム化ドキソルビシン, エトポシド, テムシロリムスに伴うHSRは初回投与時に発生する頻度が高い(図3-4).

- L-アスパラギナーゼによるHSRは初回投与時に発生しやすく, 2回目以降の投与においても発生しうる. 本剤には添加剤は含まれないが, 分子量の大きい異種蛋白製剤であるために, 薬剤自体が免疫系を刺激してHSRが発生すると推定されている(MEMO 3).

MEMO 2　製剤の溶媒がHSRの原因となる薬剤

- タキサン製剤のパクリタキセル(PTX)とドセタキセル(DTX)はいずれも疎水性(水に溶けにくい)の薬剤であるため, これらを生理食塩液などで溶解できるようにするために, 疎水性(油)成分と親水性(水)成分をつなぐ溶媒(両親媒性物質または界面活性剤という)を混合させた製剤となっている(図1). この溶媒に相当するのが, PTXではポリ

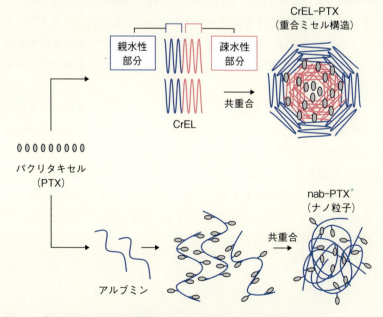

＊nab-PTX：nabパクリタキセル, 130-nanometer albumin-bound(130nmのアルブミン結合型)パクリタキセルである.

図1　パクリタキセルの2剤形：CrEL-PTXとnab-PTX

表 疎水性の抗がん剤に含まれる添加剤

主な薬剤		添加剤
パクリタキセル	一般名	ポリオキシエチレンヒマシ油(polyoxyethylene castor oil)
	商品名	Cremophor EL(CrEL；クレモホール EL)
	分子構造	$CH_2-O-(CH_2-CH_2-O)_x-CO-O(CH_2)_7-CH=CH-CH_2-CHOH-(CH_2)_5-(CH_3)$ $HC-O-(CH_2-CH_2-O)_y-CO-O-(CH_2)_7-CH=CH-CH_2-CHOH-(CH_2)_5-CH_3$ $CH_2-O-(CH_2-CH_2-O)_z-CO-O-(CH_2)_7-CH=CH-CH_2-CHOH-(CH_2)_5-CH_3$ $x+y+z \fallingdotseq 35$
ドセタキセル エトポシド	一般名	ポリソルベート 80(polysorbate 80)
	商品名	Tween 80(polyoxyethylene-sorbitan-20-monooleate)
	分子構造	$HO(CH_2CH_2O)_w$　$(OCH_2CH_2)_xOH$ 　　　　　　　　$(OCH_2CH_2)_yOH$ $w+x+y+z \fallingdotseq 80$　$(OCH_2CH_2)_z-O-C_{17}H_{33}$

オキシエチレンヒマシ油(クレモホール®EL：CrEL), DTX ではポリソルベート 80(Tween 80)である(表). これらの溶媒が HSR の発症に関与していると考えられている.

・例えば3週ごとの PTX 投与においては, 1週ごとの投与計画に比べて1回投与分の CrEL が多くなるため, HSR の頻度が高まる. 体表面積 1.5 m^2 の症例において PTX 175 mg/m^2 を投与する場合の PTX の実投与量は 260 mg で, 約 23 mg の CrEL が静脈内に注入されることになる. CrEL ではなくアルブミンを用いて製剤化された PTX(アブラキサン®)では, 前投薬を用いなくても HSR がほとんど発生しない. これは CrEL が HSR の発症に関与していることを間接的に示しているといえよう.

・リポソーム化ドキソルビシン(ドキシル®)は, ドキソルビシンを脂質二重膜構造のリポソームで包み込み(リポソーム化), さらにその外層にポリエチレングリコール(PEG：polyethylene glycol)を付与(ペグ化)した製剤である(図2). 薬剤半減期の延長, 腫瘍組織へ選択的に作用するなどの長所を有する. 一方, リポソームなどを添加したことや製剤径が大きくなったことによって, HSR のリスクが生じるようになったと推定されている. ドキソルビシンそのものによる HSR はきわめて稀である.

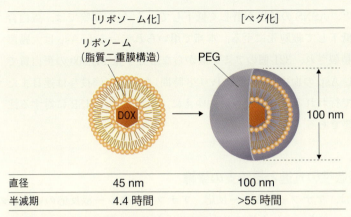

	[リポソーム化]	[ペグ化]
直径	45 nm	100 nm
半減期	4.4 時間	>55 時間

図2　リポソーム化ドキソルビシンの構造

MEMO 3　L-アスパラギナーゼ製剤

　急性リンパ性白血病（ALL：acute lymphocytic leukemia）における ALL 細胞では，アスパラギン合成酵素（ASNS）の活性が著しく低下しているために，アミノ酸の一種であるアスパラギンを合成することができず，細胞外からの供給を受けて蛋白合成を行っている．L-アスパラギナーゼ製剤（L-Asp）はアスパラギンをアスパラギン酸に分解（ASNSと反対方向の反応）する酵素製剤（図）で，ALL の化学療法において重要な薬剤のひとつである．本剤の投与によって血液中のアスパラギンが減

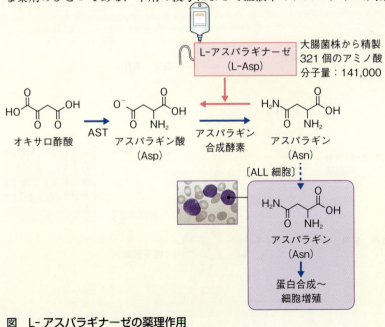

図　L-アスパラギナーゼの薬理作用

少すると，ASNS の活性が著しく低下している ALL 細胞では，蛋白合成能が低下して細胞死に至る．本邦で用いられている L-Asp は大腸菌株から精製され，321 個のアミノ酸からなる分子量 141,000 の蛋白質である．L-Asp の血中半減期は短い(28 時間)ため，点滴投与は連日または隔日で行われる．この投与計画ゆえに，投与ごとに HSR に対する注意が必要である．

● 血管透過性の亢進と気管支の攣縮

- HRS では，アナフィラキシー反応，アナフィラキシー様反応のいずれの病態においても，主に血管透過性の亢進と気管支の攣縮が生じる（図 3-2，p45）．

血管透過性の亢進

- 血管透過性の亢進とは，化学伝達物質によって，末梢血管の壁を構成している血管内皮細胞が機能的に変化する結果，血管が拡張するとともに血管内の水分が血管外へ漏出してしまう状態のことである．この病態によって，皮膚や粘膜では末梢血管外の組織には急速に水分が貯留して浮腫が生じ，特に，喉頭粘膜の浮腫が進行すると，気道が高度に狭窄して重篤な呼吸困難となることがある（図 3-5）．循環動態では，血管内水分量（循環血液量）の大量かつ急激な減少によって血圧が低下する．肺において血管透過性の亢進が強く出現した場合には，非心原性肺水腫（肺の細小血管周囲が浮腫状態となって急性呼吸不全をきたした状態）を呈することがある．

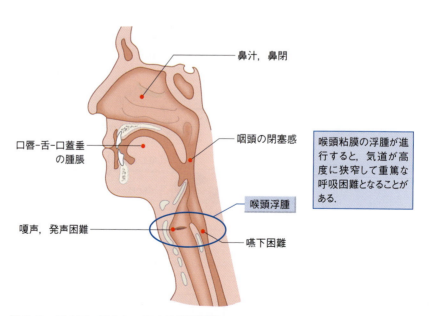

図 3-5　アナフィラキシーによる喉頭浮腫

気管支の攣縮

- 気管支の攣縮とは，化学伝達物質によって気管支の壁をとりまく平滑筋が収縮して末梢気道が機能的に狭窄する（細く狭まる）病態のことである．喘息発作のような喘鳴を伴う呼吸困難が生じて，急性呼吸不全へと急速に悪化することがある．

HSR の症候 (表 3-9, p68)

- HSR の発生頻度が高いサイクルは，アナフィラキシー反応とアナフィラキシー様反応で異なる．アナフィラキシー反応を呈するプラチナ製剤では，繰り返し投与で感作された後の 6〜8 サイクル以降で発症リスクが高まる（図 3-3, p48）．同様の発症機序で，投与期間が空いた後の再投与によっても HSR を発症することがある．一方，アナフィラキシー様反応を呈するタキサン製剤では，初回投与時に発症頻度が高い（図 3-4, p48）．リポソーム化ドキソルビシン（ドキシル®）における HSR の発生も初回投与時に集中している．

- 抗がん剤点滴の開始後における HSR の発生時期は，アナフィラキシー反応，アナフィラキシー様反応のいずれにおいても，治療開始から数分ないし 10 分以内に発生する頻度が高い（即時型反応ゆえに）．また，HSR の症候もアナフィラキシー症状と発熱が生じる点で，両者は比較的共通している．

- HSR ではアナフィラキシー症状が比較的突然に出現する．例えば，「体が急に痒くなってきた」，「立て続けにくしゃみが出始めた」，「鼻が急に詰まってきた」，「眼や耳の奥が痒い」，「のどがイガイガする」，「のどの奥に違和感が出てきた」などである．聴診では気管支狭窄音が聴取されることが多い．いずれの症候も HSR に特徴的というよりは，一般的な感冒症状などに類似しているため，意識的に患者へ注意を向けないと早期発見が難しい．治療開始前から患者との情報共有を十分に行うことによって，より早期に発見することが可能となるだろう（図 3-8, p57）．

- HSR が急激に悪化すると，悪寒や発熱とともに，喘鳴（ゼイゼイ音を伴う荒い呼吸）を伴う呼吸困難，苦悶様の体動，酸素飽和度（SpO_2）の低下，血圧低下，意識障害などの症候が出現して心肺機能が不安定となり，循環不全（ショック）にまで進行することがある．

- HSR が重度化する過程で，非心原性肺水腫や間質性肺炎（サイトカインが肺を障害して両肺に肺炎像が広がる）などの肺障害を合併してくることがある．稀ではあるが，急性心筋梗塞（不安定な循環動態に加えてマスト細胞が冠状動脈を障害するとの報告もある）の合併も知られている．

- HSR では，最初の症候がいったん軽快した 1〜72 時間（平均 10 時間）後に再燃してくる現象が知られている（図 3-6）．初回の HSR で発生した血小板活性化因子（PAF）が腫瘍壊死因子アルファ（TNF-α）を誘導して 2 回目

> **Note** p71
> HSR/IR の発症リスクが高まる場面

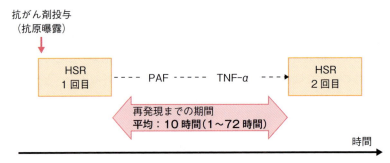

図3-6 二相性のHSR（アナフィラキシー）

a. リツキシマブによるIRの出現時期

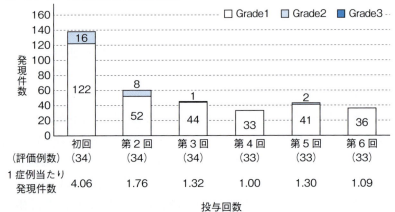

　本邦における初発の緩徐進行型B細胞リンパ腫症例で，リツキシマブの投与によってIRを発症した34例（355件）の解析．グラフの数値はGrade別の発生件数．初回投与時の発生が最も多い．
　初回投与時のGrade別の割合は，G1：122件（88%），G2：16件（12%）

〔リツキサン®適正使用ガイド（全薬工業株式会社），p28より許諾を得て転載〕

b. トラスツズマブによるIRの出現時期

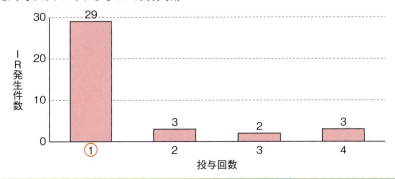

　乳がんの初発症例（日本人）96名の術前化学療法におけるトラスツズマブのIR発生件数．
　グラフの数値は全Gradeの総数．初回投与時の発生が最も多い．

〔ハーセプチン®適正使用ガイド（中外製薬株式会社），p27より許諾を得て転載〕

図3-7 モノクローナル抗体薬のIR発現時期

のHSRがもたらされると推定されている．一般的には二相性のアナフィラキシー（biphasic anaphylaxis）といわれ，発生頻度は20％程度である．抗がん剤投与の場合においても，いったん軽快したHSRが時間単位で再燃してくる可能性を念頭においておきたい．

IRの病態生理

- モノクローナル抗体薬の投与に伴うIRの発症機序の詳細は不明である．薬剤の輸注によって刺激を受けた単球やリンパ球からTNF-α，IL-6などの炎症性サイトカインが放出され，これらが反応を起こして発症に至ると推定されている（図3-2，p45）．
- モノクローナル抗体薬の初回投与ではIRの発症リスクが高くなる薬剤が多い（図3-7）．薬剤の投与速度，マウス由来の異種蛋白の含有（ヒト/マウスキメラ型抗体）などもIR発症のリスクとなることがある（MEMO 4）．リツキシマブでは，段階的に点滴速度を上げて投与する際に，速度を切り換えた直後にIRを発症しやすい．
- その他のIRの発症リスクとして，リツキシマブでは，腫瘍量が多い，脾腫の合併，心肺機能の低下，全身状態の低下，再増悪に転じた後の再投与などがある．トラスツズマブでは心肺機能の低下などが挙げられている．

MEMO 4

Note p71
HSR/IRの発症リスクが高まる場面

MEMO 4　モノクローナル抗体薬の種類

- モノクローナル（monoclonal）とは平易にいえば「同一の構造のもの」という意味である．医薬品として有効な抗体を遺伝子組換え技術を用いて「同一の構造の抗体」として大量に産生することができる．
- モノクローナル抗体薬の薬理作用が十分発揮されるために，マウスの構造を組み込んだ製剤も存在する．この構造特性から，現在では，ヒト由来とマウス由来の構造比率の違いにより4型に区分されている（図）．この区分別におけるIRの発症頻度は，高い順にヒト/マウスキメラ型（リツキシマブ，セツキシマブ）＞ヒト化型（トラスツズマブ）＞ヒト型（パニツムマブ）である．マウス型は投与量が格段に少ないので発症率も低いと考えられている．ベバシズマブ（ヒト化型）のIRはきわめて少ない．

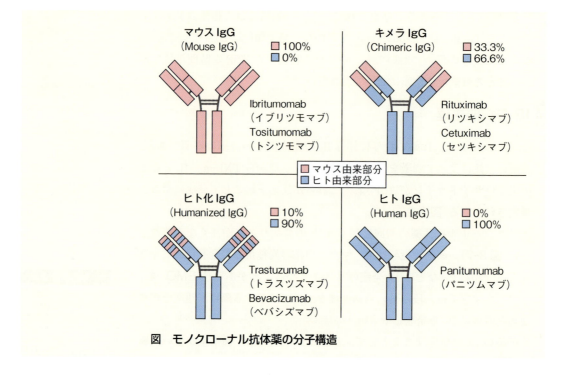

図　モノクローナル抗体薬の分子構造

IR の症候（表3-9, p68）

- IR はモノクローナル抗体薬の点滴開始から30分〜2時間後の発症が多く，悪寒，戦慄，発熱（しばしば39℃を超える高熱）とともに，頭痛，倦怠感が生じる．腫瘍部分の疼痛（腫瘍痛）を伴うこともある．
- IR が重症化すると，HSR に類似したアナフィラキシー症状を伴うことがある（図3-2, p45）．

HSR と IR のマネジメント

- HSR と IR への対策は共通点が多いので，ここでは両者を HSR/IR としてまとめ，時系列で実践的マネジメントを考えていこう（図3-8）．その要点は，治療開始前には HSR/IR のリスクを把握したうえで予防策を講じ，治療開始後は早期に症候を捉えられるように定期的な観察と評価を行い，重度の HSR/IR が発生した場合には緊急対応マニュアルに従って冷静に対応することにある．

HSR/IR に対する予防策

　HSR/IR は突然発症して急速に悪化することがあるため，リスクを十分把握したうえで予防策を整えておく必要がある．以下に治療開始前の準備段階

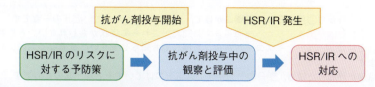

図3-8　HSR/IRへの対策の流れ

表3-2　HSR/IRに対する予防策と対応

HSR/IRに対する予防策
1. リスクが高い場合は入院施行が推奨される
2. 患者との情報共有でリスクを軽減しよう
3. 点滴ルートは緊急対応が可能な接続にしよう
4. 前投薬と投与速度の指示を確認しよう
5. 救急カート内の物品は万全か？　を確認しよう

HSR/IRへの対応
1. 重症度に応じて迅速に対応する
2. 重症化した場合は緊急対応マニュアルに従う
3. HSR/IR発症後の再投与は禁忌または慎重投与

における具体的な予防策を示した(表3-2).

● **リスクが高い場合は入院施行が推奨される**

・HSR/IRの発症リスクが高い薬剤を初回投与する場合には，入院施行が推奨されている．該当する薬剤は，パクリタキセル，ドセタキセル，リツキシマブ，セツキシマブ，トラスツズマブである．これらの薬剤では，初回投与時におけるHSR/IRの発生頻度が高いことが知られている．各医療施設の運用事情などにより初回投与を外来で施行する場合には，HSR/IRの重症度に応じた緊急入院を想定して手順を定めておく必要がある．

・これらの薬剤の初回投与でHSR/IRが生じなければ，2回目以降における発生頻度は低くなるため，外来施行が可能となる．しかし，初回投与でHSR/IRが発生した場合には，その程度に応じて2回目も入院で施行されることがある．

・無投与期間が存在した後に同一の抗がん剤が再投与される場合に，HSR/IRの発症リスクが高まることがある．例えば，CBDCAを含むレジメンが奏効した転移性卵巣がんが一定期間を置いて増悪してきた場合に，再びCBDCAを含むレジメンで治療を行うとき(最初の治療でCBDCAに感作されている可能性がある)，再発または増悪したB細胞リンパ腫に対してRTXを再投与するとき(腫瘍量が多い)などである(Note参照)．これらの場合においても，状況に応じて入院施行が計画される．

Note　p71
HSR/IRの発症リスクが高まる場面

● **患者との情報共有でリスクを軽減しよう**

・抗がん剤投与前のオリエンテーションにおいては，HSR/IRに関する具体的な症状について患者と理解を深め，情報の共有化ができているとよいだろう(図3-9)．患者自身にも備えができて，症状の早期発見にもつなが

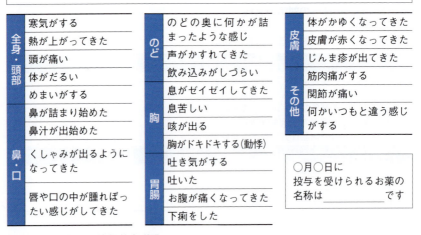

図3-9　患者との情報共有（例）

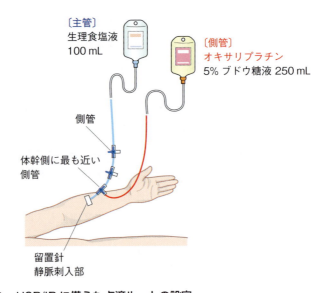

図3-10　HSR/IRに備えた点滴ルートの設定

る．不安の軽減にも役立つであろう．症状を自覚した時には遠慮せず直ちにナースコールボタンで知らせて欲しい旨もあらかじめ説明しておきたい．

● 点滴ルートは緊急対応が可能な接続にしよう

・点滴ルートはHSR/IRに備えた接続にしておきたい（図3-10）．主管ルートにはフラッシュ用の生理食塩液などを置き，静脈刺入部から体幹側にできるだけ近い位置に設けた側管ルートから薬剤を輸注する．この設定は末

表 3-3　HSR/IR の予防に用いられる主な前投薬

前投薬の種類		薬剤の例
抗ヒスタミン剤	H₁-ブロッカー	ジフェンヒドラミン[経口](レスタミン®, ベナ®) d-クロルフェニラミンマレイン酸塩[静注](ポララミン®) dl-クロルフェニラミンマレイン酸塩[静注](クロール・トリメトン®)
	H₂-ブロッカー	ラニチジン[静注](ザンタック®), ファモチジン[静注](ガスター®)
解熱鎮痛剤	NSAIDs	イブプロフェン[経口](ブルフェン®)
	アセトアミノフェン	アセトアミノフェン[経口](カロナール®, ピリナジン®)
副腎皮質ステロイド剤		メチルプレドニゾロンコハク酸エステルナトリウム[静注](ソル・メドロール®), ヒドロコルチゾンコハク酸エステルナトリウム[静注](ソル・コーテフ®, サクシゾン®),

梢静脈，中心静脈ルートのいずれにも共通である．この設定によって，HSR/IR の発症時に側管ルートを直ちに外せば抗がん剤を再投与してしまうリスクはなく，ルート管内の残薬を最低限に留めて体内への流入のリスクを最小限にすることもできる．さらに，同部位から直ちに注射シリンジを用いて吸引すれば，ルート管内の残薬を速やかに除去することも可能である．

● 前投薬と投与速度の指示を確認しよう

・HSR/IR の発症リスクが高い抗がん剤では，発症予防を目的とした前投薬がリスクに応じて用いられ，その種類は主に抗ヒスタミン剤，解熱鎮痛剤，副腎皮質ステロイド剤である(**表 3-3**, **表 3-4**).

・前投薬の作用機序は薬剤によって異なる．抗ヒスタミン剤は，ヒスタミンの作用によって生じる血管透過性の亢進と気管支平滑筋の攣縮の両者を予防(抑制)する．解熱鎮痛剤には非ステロイド系抗炎症薬(NSAIDs：non-steroidal anti-inflammatory drugs)とアセトアミノフェンがあり，いずれも炎症性サイトカインの産生を抑制して解熱効果を示す．副腎皮質ステロイド剤は，免疫系細胞の活動を抑制して化学伝達物質やサイトカインの放出を低下させるため，抗ヒスタミン剤と解熱鎮痛剤の作用を合わせたような効果が期待できる(**図 3-11**)．各薬剤の詳細を**表 3-5** に示した．

・前投薬の副反応(副作用)も薬剤によって異なる．抗ヒスタミン剤には口渇や眠気が伴うため，外来化学療法では，投与当日に自ら車を運転して帰宅することは控えるように指導を行う必要がある．また，解熱鎮痛剤の NSAIDs では急性胃炎や腎障害(アセトアミノフェンにはこれらの副作用はほとんどない)，副腎皮質ステロイド剤では血糖値の上昇や急性胃潰瘍などの副作用が出現する可能性がある．患者オリエンテーションの段階でこれらの情報も患者および家族に伝えておきたい．

＊H_1：ヒスタミン受容体1の阻害剤（ジフェンヒドラミンなど）
＊H_2：ヒスタミン受容体2の阻害剤（ラニチジン，ファモチジンなど）

表3-4　前投薬の投与規定

薬剤		添加剤 [薬剤1 mg 当たりの含量]	前投薬		
			抗ヒスタミン剤	解熱鎮痛剤	副腎皮質 ステロイド剤
タキサン製剤	パクリタキセル	ポリオキシエチレンヒマシ油（クレモホールEL）[88 mg]	H_1-ブロッカー＊ H_2-ブロッカー＊	○	○
	ドセタキセル	ポリソルベート80 [26 mg]	―	―	○
mTOR阻害剤	テムシロリムス	ポリソルベート80 [29 mg]	H_1-ブロッカー		
リポソーム化製剤	リポソーム化ドキソルビシン	リポソーム			―
その他	エトポシド	ポリソルベート80 [4 mg]			
ヒト/マウスキメラ抗体	リツキシマブ	ポリソルベート80 [0.7 mg]	H_1-ブロッカー		―
	セツキシマブ	ポリソルベート80 [0.02 mg]			
ヒト化抗体	トラスツズマブ	ポリソルベート20 [微量]			―
	ベバシズマブ	ポリソルベート20 [微量]			―
ヒト抗体	パニツムマブ	その他			―

―：特に規定なし，微量：＜0.02 mg

・HSR/IRを予防するために，抗がん剤の投与速度の遵守が重要となる薬剤もある．一般に，投与速度が速くなるとHSR/IRが出現しやすくなる．実際，リポソーム化ドキソルビシン，リツキシマブ，セツキシマブ，ベバシズマブではそれぞれの投与速度が規定されている（詳細は各薬剤の「添付文書」などを参照）．

● 救急カート内の物品は万全か？　を確認しよう

・救急カート内には，HSR/IRへの緊急対応に必要な薬剤が準備されていなければならない．アドレナリン注射キット，抗ヒスタミン剤，副腎皮質ステロイド剤（ヒドロコルチゾン，メチルプレドニゾロンなど），昇圧剤（ドパミン，ドブタミン），気管支拡張剤（アミノフィリン）などの薬剤，乳酸リンゲル液（または生理食塩液）500 mLバッグ，1 mLの注射シリンジ，27 Gの注射針などが必要となるので，準備が整っているかを日常点検の時から確認しておきたい．

抗がん剤投与中の観察と評価

・抗がん剤の点滴が開始された後は，患者状態の定期的な観察と評価を行い，その過程でHSR/IRの兆候を捉えた場合には，重症度に応じた対応

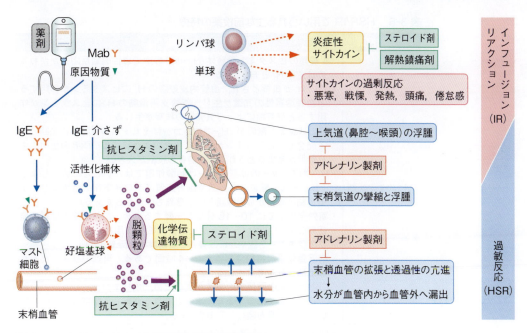

図3-11　HSRとIRに対する薬物療法の作用部位

が直ちに開始される．
- HSR/IRは経過中に急激に重症化することがあるが，これを予測できる検査は現時点で存在しない．したがって，抗がん剤の投与が行われる前（ベースラインの把握）から身体の観察と血圧・体温や酸素飽和度（SpO_2）の測定を綿密に行うことが求められる．抗がん剤の投与を開始した後は，「皮膚・気道・血圧」および「急速な変化」に留意して，身体の観察とバイタルサインの測定を定期的（開始直後/5分後/10分後/30分後…）に行って，患者状態を慎重に評価していくことが大切である．
- HSR/IRの診断には一般的なアナフィラキシーに対して用いられる診断基準が参考になろう（**表3-6**）．この診断基準においても「皮膚・気道・血圧」および「急速な変化」がポイントとなっている．
- HSR/IRの重症度をCTCAEで評価する場合，HSRでは「アレルギー反応（allergic reaction）」，「アナフィラキシー（anaphylaxis）」，IRでは「注入に伴う反応（infusion related reaction）」，「サイトカイン放出症候群（cytokine release syndrome）」，「アナフィラキシー（anaphylaxis）」の項が該当する（**表3-7**）．
- HSR/IRが出現することなく抗がん剤の投与が終了した後においても，これらの有害事象が発生することがある．入院で施行される場合は，末梢静脈ルートをヘパリンロックして翌日まで確保しておくのもひとつの方法である．外来化学療法においては，患者・家族に少なくとも翌日までHSR/IRへの注意が必要であることを話しておきたい．また，外来治療中に

表 3-5　HSR/IR で用いられる主な前投薬の特徴

主な前投薬	特徴
抗ヒスタミン剤	・4 種類のヒスタミン受容体(H_1〜H_4)の中で急性過敏反応でかかわるのは主に H_1 と H_2 である. ・特に H_1 が重要とされ，血管内皮細胞の H_1 にヒスタミンが作用すると血管透過性の亢進が生じ，気管支平滑筋の H_1 にヒスタミンが作用すると筋収縮によって気管支の狭窄が生じる. ・抗ヒスタミン剤の H_1/H_2-ブロッカーはそれぞれの受容体に先回りして結合し，ヒスタミンが結合できないようにする．両者の併用により効果が高まるとされるが，前者の役割が大きい. ・H_2-ブロッカーの役割の第一は制酸作用ではないことに留意しよう(もちろん，緊急ストレスや副腎皮質ステロイド剤の併用などによる胃粘膜障害からの保護という意義も少なからずある). ・薬効発現までに 10〜15 分ほどを要するため，前投薬または軽度発症時において用いられるが，気管支拡張作用はなく，重度のアナフィラキシーを速やかに改善させる効果も期待できない. ・抗浮腫効果の持続はおよそ 3〜4 時間である．再燃のリスクがあれば追加投与も考慮される. ・口渇と眠気の副反応の頻度が高いため，オリエンテーションの段階で伝えておく必要がある．車などを自ら運転して帰宅してはいけないなどの注意も喚起しておきたい.
解熱鎮痛剤	・NSAIDs とアセトアミノフェン. ・主にインフュージョンリアクションの発熱予防，発熱後の解熱目的で使用される. ・がん性疼痛などで NSAIDs が用いられている場合，腎障害や活動性の胃潰瘍が存在する場合などにおいてはアセトアミノフェンが選択されよう.
副腎皮質ステロイド剤	・主に免疫細胞の活動を抑制してサイトカインの放出を低下させる. ・解熱効果は 1 時間以内に得られることが多いが，気管支平滑筋の収縮に対して末梢気道の拡張効果を得るまでには 5〜6 時間を要する. ・前投薬または二相性アナフィラキシーの予防，解熱作用に重点をおきたいときなどに用いられるが，重度のアナフィラキシーを速やかに改善させる効果は期待できない. ・投与量や投与回数が増加した場合には，血糖値の上昇や胃炎/胃潰瘍などに注意が必要である.

表 3-6　アナフィラキシー診断基準〔成人〕

下記 3 項目のいずれかを満たす場合，アナフィラキシーである可能性が最も高い.

1. 急速(分〜数時間)に皮膚または粘膜に症候※が発現し，以下の A または B を伴う.	
A. 呼吸器症候：呼吸困難，気管支攣縮による喘鳴音，喘鳴，PEF 低下*，低酸素血症. B. 血圧低下または心血管系障害に伴う症候：血圧低下，循環不全，失神，失禁.	
2. 原因物質(推定)の曝露後，急速(分〜数時間)に以下の A, B, C のうち 2 症候を伴う.	
A. 皮膚/粘膜症候：全身のじんま疹(膨隆疹)，瘙痒，潮紅，口唇-舌-口蓋垂の腫脹. B. 呼吸器症候：呼吸困難，気管支攣縮による喘鳴音，喘鳴，PEF 低下，低酸素血症. C. 消化器症状(持続性)：差し込みを伴う腹痛，嘔吐.	
3. 原因物質(確定)の曝露後，急速(分〜数時間)に血圧低下を認める.	
血圧低下(成人)：sBP* < 90 mmHg または ⊿sBP(ベースラインからの低下) ≦ 30%.	

※症候の例：全身のじんま疹(膨隆疹)，瘙痒，潮紅，口唇-舌-口蓋垂の腫脹

*PEF(peak expiratory flow) 低下 = 末梢気道抵抗の上昇
*sBP(systolic blood pressure)：収縮期血圧

表3-7 HSR/IRに関連するCTCAEv4.0

有害事象	重症度(Grade)				
	1	2	3	4	5
アレルギー反応 Allergic reaction	一過性の潮紅または皮疹；＜38℃の薬剤熱；治療を要さない	治療または点滴の中断が必要．ただし症状に対する治療(例：抗ヒスタミン薬，NSAIDs，麻薬性薬剤)には速やかに反応する；≦24時間の予防的投薬を要する	遷延(例：症状に対する治療および/または短時間の点滴中止に対して速やかに反応しない)；一度改善しても再発する；腎障害や肺浸潤などの続発症(例：腎障害，肺浸潤)により入院を要する	生命を脅かす；緊急処置を要する	死亡
アナフィラキシー Anaphylaxis	―	―	蕁麻疹の有無によらず症状のある気管支痙攣；非経口的治療を要する；アレルギーによる浮腫/血管性浮腫；血圧低下	生命を脅かす；緊急処置を要する	死亡
注入に伴う反応 Infusion related reaction	軽度で一過性の反応；点滴の中断を要さない；治療を要さない	治療または点滴の中断が必要．ただし症状に対する治療(例：抗ヒスタミン薬，NSAIDs，麻薬性薬剤，静脈内輸液)には速やかに反応する；≦24時間の予防的投薬を要する	遷延(例：症状に対する治療および/または短時間の点滴中断に対して速やかに反応しない)；一度改善しても再発する；続発症により入院を要する	生命を脅かす；緊急処置を要する	死亡
サイトカイン放出症候群 Cytokine release syndrome	軽度の反応；点滴の中断を要さない；治療を要さない	治療または点滴の中断が必要．ただし症状に対する治療(例：抗ヒスタミン薬，NSAIDs，麻薬性薬剤，静脈内輸液)には速やかに反応する；≦24時間の予防的投薬を要する	遷延(例：症状に対する治療および/または短時間の点滴中断に対して速やかに反応しない)；一度改善しても再発する；続発症(例：腎障害，肺浸潤)により入院を要する	生命を脅かす；陽圧呼吸または人工呼吸を要する	死亡

関連する主な有害事象		
悪寒 Chills	鼻閉 Nasal congestion	喘鳴 Wheezing
発熱 Fever	喉頭浮腫 Laryngeal edema	呼吸困難 Dyspnea
腫瘍疼痛 Tumor pain	気管支痙攣 Bronchospasm	低酸素症 Hypoxia
くしゃみ Sneezing	嗄声 Hoarseness	肺水腫 Pulmonary edema

〔有害事象共通用語規準v4.0日本語訳JCOG版より引用〕

HSR/IRを発症して軽快後帰宅する場合には，症状が再燃する可能性もあること，変調を感じた場合には直ちに再来院が必要であることを伝えておきたい．

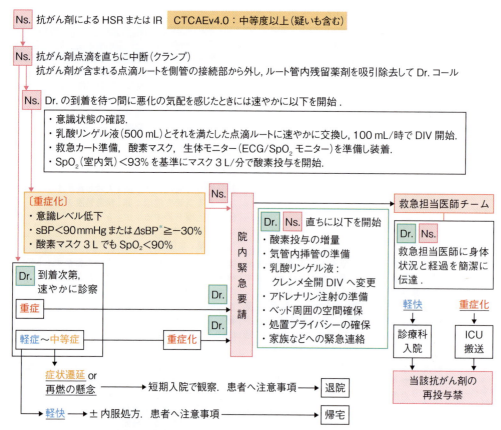

図 3-12　HSR/IR 重症時の緊急対応

＊ΔsBP：抗がん剤投与開始前（ベースライン）からの血圧降下度

HSR/IR への対応

・HSR/IR の初期症状を捉えた場合には，悪化する可能性を想定しつつ重症度に応じて対応し，重症化の兆候が示唆された場合（「悪化しそうだ」という気配でもよい）には，緊急対応マニュアルに従って行動を開始する（図3-12）．

● 重症度に応じて迅速に対応する

・HSR/IR への対応例の概要を CTCAEv4.0 の重症度区分ごとに示した（図 3-13）．それぞれの重症度における病像と対応はあくまで例である．重症度は固定化されたものではなく，急激に悪化する可能性を常に念頭において，即応できる体制としておくことが求められる．

軽度（Grade 1）　皮疹がわずかに発生した程度や微熱（<38℃）に留まる程度の場合には，抗がん剤の輸注速度を下げて継続できることが多い．症候の消退後，初期の投与速度へ段階的に戻せることがある．

中等度（Grade 2）　発熱，喉頭の違和感，全身性の皮疹などを認める場合には，抗がん剤の投与を中断し，必要に応じて「前投薬」の再投与を行

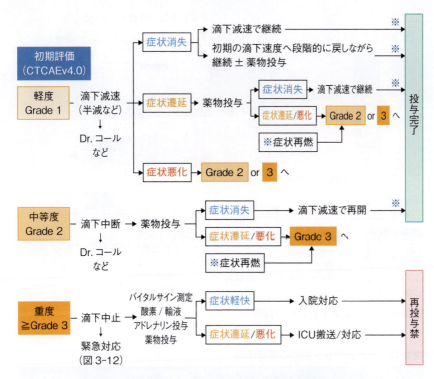

図 3-13　HSR/IR の重症度に応じた対応（外来化学療法を想定した例）

う．これらによって多くの症例は速やかに軽快するが，回復が遅延したり全身状態が不安定な場合（酸素飽和度の低下や血圧の低下傾向など）には，悪化のリスクを考慮して，以降の経過観察を入院で行うなどの慎重な対応が行われるだろう．

重度（≧ Grade 3）　急速悪化の兆候（酸素飽和度，血圧，意識レベルの低下）を認め，緊急対応となるレベルである（次項参照）．

● 重症化した場合は緊急対応マニュアルに従う

- HSR/IR が重症化した場合に用いられる緊急対応マニュアルの例を図 3-12 および図 3-13 に示した．
- 第一に，被疑薬を除去する．全身の状態を確認しつつ，被疑薬が含まれる点滴ルートを側管の接続部から外し，ルート管内の残薬を注射シリンジで吸引除去後，乳酸リンゲル液（または生理食塩液）500 mL にルートごと交換し 100 mL/時で点滴静注を開始する．
- 救急カートを準備し，酸素マスクと生体モニター（ECG/SpO$_2$）を装着する．酸素投与は SpO$_2$（室内気）<93％ を基準とし，血圧測定は状況に応じて頻回に測定する．
- 意識レベルの低下，血圧低下，呼吸状態の悪化などから重症化が示唆された場合には，緊急対応チームの応援を要請（院内緊急要請）するとともに，呼吸/循環動態の重点的な観察と対応を継続し，アドレナリン製剤*の準備

* 日本薬局方の改正により，2009 年から注射キットの「エピネフリン」の表記は「アドレナリン」に変更されている（アドレナリン＝エピネフリン）．なお，バイアルに充填されているボスミン®も0.1％ アドレナリン製剤（1 mg/mL）である．

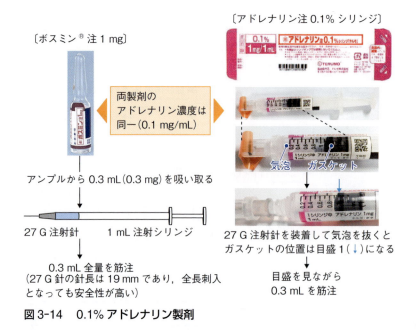

図 3-14　0.1% アドレナリン製剤

表 3-8　アドレナリン製剤の薬理作用

受容体	作　用
$α_1$ 受容体	末梢血管収縮（末梢血管抵抗）↑，粘膜浮腫↓
$α_2$ 受容体	インスリン分泌↓，ノルアドレナリン分泌↓
$β_1$ 受容体	心臓：変力作用↑，変時作用↑
$β_2$ 受容体	気管支拡張作用↑，化学伝達物質放出↓，グリコーゲン分解作用↑

アナフィラキシーを急速に改善させる薬剤はアドレナリン製剤であり，抗ヒスタミン剤や副腎皮質ステロイド剤に即効性は期待できない！！

をしておく．
・重度の HSR/IR による低酸素状態や血圧低下は，血管透過性の亢進および気管支平滑筋の攣縮によるアナフィラキシーまたはアナフィラキシー様の病態に基づいていることから，アドレナリン製剤（注射キット）が著効する．すなわち，アドレナリン製剤は末梢血管に対する血管透過性亢進の改善作用と気管支拡張作用によって血管透過性の亢進および気管支平滑筋の攣縮を改善させることができる（図 3-14，表 3-8）．
・アドレナリン製剤は重症化する HSR/IR のアナフィラキシーまたはアナフィラキシー様の病態においては特に重要な薬剤であることを強く認識しておきたい．一方，抗ヒスタミン剤や副腎皮質ステロイド剤にはアドレナリン製剤と同一の作用はないため，重症化における即効性は期待できない点にも特に留意が必要である．
・0.1% アドレナリン製剤（1 mg/mL の注射キット）を用いる際には，0.3 mg（0.3 mL）程度の筋注が行われることを想定して，薬剤，1 mL 注射

シリンジ，27 G 注射針の用意を確認する．0.1％アドレナリン製剤から 0.3 mg（0.3 mL）を正確に吸い取るためには，1 mL 注射シリンジを用いる必要がある（図 3-14）．
- 0.1％アドレナリン製剤は筋注で投与されるのが一般的である．投与経路が筋注である理由は，皮下注射では体内循環への移行が遅れて即効性が低下し，静注では急速な血中濃度の上昇に伴って頻脈，血圧上昇，不整脈などのリスクがあるためである．
- アドレナリン製剤の単回投与で反応が悪い場合には複数回の投与が行われる（5 分以内など）ので，薬剤の準備に遅延が生じないようにしたい．
- 低酸素状態となった場合には，酸素投与を増量するとともに気管内挿管の準備をする．喉頭浮腫が高度になった場合には気管内挿管が困難となる可能性もある（図 3-5, p52）．血圧が急速に低下した時には，乳酸リンゲル液（または生理食塩液）の急速点滴静注が行われる．血管透過性の亢進によって血管内容量が急激に低下するため，急速輸液による循環血液量の確保が必要となる．
- 重症例にかかわった場合には，早い段階から家族にも対応していくことが大切である．最善を尽くしていることを含めた説明を行い，その後も不安や動揺に十分配慮して逐次説明の機会を設ける必要がある．医療者間では，早い時期に緊急対応についての振り返りを行って，緊急対応マニュアルの改良を重ねていく必要もある．
- 「院内緊急要請」を行ったが重症対応までには至らなかったということもあろう．仮にそうであったとしても，重症化を想定した対応が最も優先されることを皆で再確認し，オーバーアクションを問うことのない柔軟なチーム力をもっていたい．

● HSR/IR 発症後の再投与は禁忌または慎重投与

- 重度の HSR/IR を発症した場合には，その抗がん剤の再投与は禁忌となる（図 3-12）．これは，抗腫瘍効果を期待していた薬剤が使用不可能となることでもあり，患者・家族の落胆は大きい．再投与が禁忌となる理由（再度発生した場合には生命危機となる可能性が高い）についての説明が受けられる配慮も行いたい．
- 軽度〜中等度の HSR/IR であった場合には，その抗がん剤の再投与による有益性とリスクが検討される．状況に応じて患者・家族を交えて相談するプロセスも大切である．有益性がリスクを上回るとの結論に至った場合には，改めて十分な説明と合意の下に再投与が計画される．その場合には，前投薬の種類や投与量を増やす，薬剤の投与開始速度を減ずるなどの対策が講じられることがある．

表3-9　HSRとIRのまとめ

有害事象	過敏反応[2]		インフュージョンリアクション[3]
病態	マスト細胞/好塩基球からの化学伝達物質（ヒスタミンなど）による血管透過性の亢進と気管支攣縮		炎症性サイトカインの過剰反応
	IgE抗体が関与する アナフィラキシー反応	IgE抗体が関与しない アナフィラキシー様反応	
発症リスク	・反復投与で発症リスクが増加 ・CBDCA，L-OHP： 　6〜8サイクル以降で発症頻度が高まる ・プラチナ製剤間における交差反応がありうる	・初回投与時から発症の可能性あり 95％の症例で初回〜2回目に発症	・初回投与時から発症の可能性あり 70〜90％の症例で初回に発症 ・危険因子（RTX，HERの場合）： 　全身状態不良，腫瘍量が多い，心肺機能の低下，体腔液貯留，投与速度が速いなど
原因薬剤と頻度[1][％]	・プラチナ製剤： 　CBDCA［2％］，L-OHP［2〜3％］	・タキサン製剤： 　PTX［2〜4％］，DTX［1〜3％］． ・その他：PLD，ETP，TEM	・ヒト/マウスキメラ抗体薬： 　RTX［<10％］，Cmab［3％］ ・ヒト化抗体薬： 　HER［<1％］，BEV［<1％］ ・ヒト抗体薬： 　Pmab［〜0％］
前投薬	投与規定なし	投与規定のある薬剤あり	ヒト/マウスキメラ抗体薬では投与規定あり
発現まで	投与開始後数分〜10分以内が多い		投与開始後30分〜2時間が多い
症候	・投与開始後数分以内に発症することが多い ・皮膚：膨隆疹（じんま疹），瘙痒，潮紅，熱感，浮腫． ・眼：眼窩周囲の瘙痒感/発赤/浮腫，流涙，結膜発赤 ・口腔：口唇-舌-口蓋垂の浮腫性腫脹 ・耳鼻：鼻汁，鼻閉，くしゃみ，外耳道の瘙痒感． ・気道：咽喉頭の閉塞感，喘鳴，呼吸困難，発声困難，嗄声，咳嗽． ・消化器：差込みを伴う腹痛，悪心，嘔吐（粘稠粘液性の嘔吐），下痢． ・循環器：胸痛，動悸，血圧低下 ・神経：動揺性めまい，頭痛，難聴，苦悶，不穏，失禁 ・二相性に出現することがある		・悪寒，戦慄，発熱，頭痛，倦怠感 ・腫瘍痛 ・重症化するとHSRと同様の症状が出現する（左記）
治療	・重症度に応じて迅速に対応．軽症：減速，中等度：中断＋前投薬の追加投与，重度：中止＋緊急対応 ・緊急時：Dr.コール，血圧/SpO$_2$測定，救急カート，酸素，乳酸リンゲル液，新しい点滴ルート，アドレナリンなど		

1 頻度：アナフィラキシーなどの重度な症候が発生する頻度（海外報告）
2 急性過敏反応（acute hypersensitivity reaction）といわれることもある．
3 急性輸注反応（acute infusion reaction），注入に伴う反応（infusion related reaction），サイトカイン放出症候群（cytokine release syndrome）といわれることもある．
⇄：両者の症候は重複することが多い．

表 3-10　感冒様症候群などをきたす薬剤

薬剤	コメント
シタラビン（Ara-C）	Ara-C は，急性骨髄性白血病，急性リンパ性白血病，悪性リンパ腫に対して，持続静注（24 時間）や大量療法（グラム単位の投与量）で用いられる．本剤の投与開始から 6〜12 時間後に，悪寒を伴う発熱と皮膚の紅斑を伴うことがあり，シタラビン症候群，Ara-C fever などといわれる．軽症も含めた頻度は 30% 程度である．症状出現時には，アセトアミノフェンまたは副腎皮質ステロイド剤で対応する．本剤の投与は数日間連続で行われるため，発熱や皮疹の重症度に応じて予防投与も検討される．
ゲムシタビン（GEM）	GEM は，転移性の膵臓がん，胆道がん，乳がん，肺がん，悪性リンパ腫などに対して用いられる．本剤の投与当日または翌日に，悪寒を伴う発熱を伴うことがある．一過性で軽度な事象が多く，症状出現時にはアセトアミノフェンなどで対応する．
ブレオマイシン（BLM）	BLM は，精巣腫瘍（胚細胞腫）の BEP 療法やホジキンリンパ腫の ABVD 療法で用いられる．本剤の投与開始から 4 時間後またはそれ以降に，悪寒と戦慄を伴う発熱（時に 40℃）が生じることがある．軽症も含めた頻度は 40〜50% 程度である．症状出現時には，アセトアミノフェンまたは副腎皮質ステロイド剤で対応する．発熱の重症度に応じて予防投与も検討される．
インターフェロン製剤（IFN）	IFN は，腎細胞がんに対して用いられることがある．本剤の投与後に，悪寒・戦慄を伴う発熱，浮腫，肺水腫などの症候が 50% 以上の頻度で出現する．症状出現時には，アセトアミノフェンなどで対応し，予防投与も検討される．
レチノイン酸製剤（ATRA®, Am80®）亜ヒ酸（ATO®）	レチノイン酸製剤と亜ヒ酸は，急性前骨髄球性白血病（APL）に対する分化誘導療法として用いられる．本剤の投与開始から 3 週後までの間に，発熱，浮腫，肺水腫，胸水，心嚢水などの症候が出現することがあり，レチノイン酸症候群，APL 分化症候群といわれる．軽症も含めた頻度は 1〜20% 程度である．APL 細胞が正常白血球へと分化する際にサイトカインが放出されて発症すると推定されている．症状出現時には，副腎皮質ステロイド剤のパルス療法などで対応する．症候の改善後には，状況に応じて再投与が検討される（APL においては最重要の薬剤）．

APL：acute promyelocytic leukemia（急性前骨髄球性白血病）
ATRA：all-trans retinoic acid（レチノイン，ベサノイド®）
AM80：tamibarotene（タミバロテン，アムノレイク®）
ATO：arsenic trioxide（三酸化ヒ素製剤，トリセノックス®）

参考文献

- Joerger M. (2012). Prevention and handling of acute allergic and infusion reactions in oncology. Ann Oncol, 23(Suppl 10), x313-319.
- Chung CH. (2008). Managing premedications and the risk for reactions to infusional monoclonal antibody therapy. Oncologist, 13(6), 725-732.
- Lenz HJ. (2007). Management and preparedness for infusion and hypersensitivity reactions. Oncologist, 12(5), 601-609.
- Sampson HA, Muñoz-Furlong A, Campbell RL, Adkinson NF Jr, Bock SA, Branum A, Brown SG, Camargo CA Jr, Cydulka R, Galli SJ, Gidudu J, Gruchalla RS, Harlor AD Jr, Hepner DL, Lewis LM, Lieberman PL, Metcalfe DD, O'Connor R, Muraro A, Rudman A, Schmitt C, Scherrer D, Simons FE, Thomas S, Wood JP, Decker WW. (2006). Second symposium on the definition and management of anaphylaxis: summary report — Second National Institute of Allergy and Infectious Disease/Food Allergy and Anaphylaxis Network symposium. J Allergy Clin Immunol, 117(2), 391-397.

Note ■ HSR/IR の発症リスクが高まる場面

抗がん剤による HSR/IR の発症リスクは初回投与時だけではない．診療過程の中でリスクが高まる場面のいくつかを以下に示そう．

◆ **卵巣がんに対してカルボプラチンの再投与が行われる場合**（図1）

・進行卵巣がんに対する標準化学療法に TC 療法（CBDCA/PTX*）がある．外科的に腫瘍減量術（開腹して腫瘍をできるだけ摘出する手術）が行われた後に TC 療法を6サイクル施行し，完全奏効（画像検査において腫瘍が消失）が得られれば化学療法を終了して経過観察となる．その後に再発した場合，完全奏効から再発までの期間が6か月以上あれば TC 療法，6か月未満であれば CBDCA/PLD 療法などが行われるが，いずれにおいても CBDCA が再投与されることになる．

・CBDCA による HSR のリスクが高い時期は6〜8サイクル以降であることから，初回の TC 療法の後半（6サイクル付近）と再発後の再投与の各サイクルにおいては，投与直後から HSR の発症に対する注意深い観察が求められる．

＊CBDCA/PTX：カルボプラチン/パクリタキセル

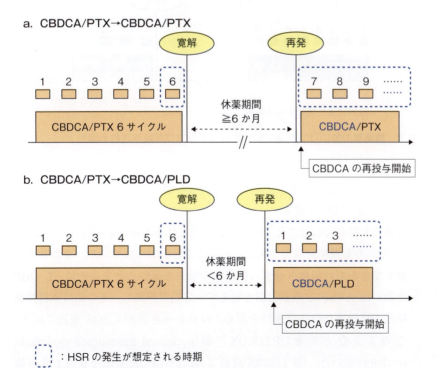

図1 卵巣がんに対してカルボプラチンの再投与が行われる場合

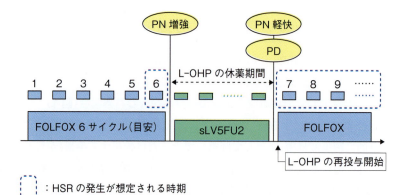

図2　大腸がんに対してオキサリプラチンの再投与が行われる場合（OPTIMOX計画）

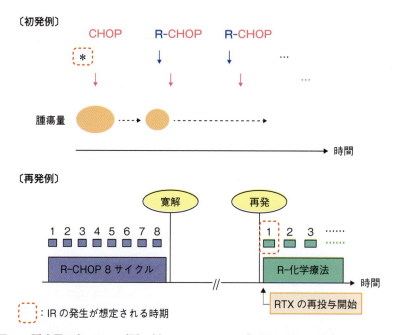

図3　腫瘍量の多いリンパ腫に対してリツキシマブが投与される場合

◆ 大腸がんに対してオキサリプラチンの再投与が行われる場合（OPTIMOX計画）（図2）

*FOLFOX：オキサリプラチン/フルオロウラシル/レボホリナート

・転移性大腸がんに対するFOLFOX*療法では，本療法を施行するごとに，L-OHPの末梢神経障害が増強してくることが知られている．この蓄積毒性をできるだけ増強させずに同療法の効果を保つことを目的に，L-OHPを除いたsLV5FU2療法に切り替えて一定期間継続し，その間に末梢神経障害の軽快または病状進行を認めた時点から再びFOLFOX療法に戻す．このような方策をOPTIMOX計画（optimized fluorouracil-oxaliplatin strategy）という．OPTIMOX計画では，FOLFOX療法を6サイクルほど施行した後にsLV5FU2療法に変更し，数か月ほど同療法を施行後に

FOLFOX 療法を再開することが多い.
・L-OHP による HSR のリスクが高いと想定される時期は，FOLFOX 療法を導入後の後半(6 サイクル付近)と再投与後であり，投与直後から HSR の発症に対する注意深い観察が求められる．経口抗がん剤のカペシタビン (ゼローダ®) と L-OHP を併用した XELOX 療法においても考え方は同様であり，FOLFOX が XELOX，sLV5FU2 がカペシタビン(ゼローダ®)となる．

◆ 腫瘍量の多いリンパ腫に対してリツキシマブが投与される場合(図 3)

・初発の CD20 陽性 B 細胞リンパ腫症例に対しては，リツキシマブと細胞傷害性抗がん剤とを併用した R-CHOP 療法*がしばしば行われる．リンパ腫が広範囲に浸潤して腫瘍量が多い場合には，初回の化学療法からリツキシマブを併用すると，IR や腫瘍融解症候群を合併する可能性がある．これらのリスクを回避するために，CHOP 療法のみを先行投与し，腫瘍の増殖がある程度抑えられた時期からリツキシマブを加えていくことがある．

・再発した CD20 陽性 B 細胞リンパ腫症例に対しても，IR のリスク回避の考え方は同様である．リツキシマブを含む救援化学療法(R-ESHAP 療法*など)が検討された場合，腫瘍量が多い際には，リツキシマブの投与速度は初回導入時と同様の設定においての施行が考慮され，細胞傷害性抗がん剤(ESHAP など)の先行投与が行われることもある．

*R-CHOP 療法は，リツキシマブ(R)および，シクロホスファミド/ドキソルビシン/ビンクリスチン/プレドニゾロン(CHOP)による多剤併用療法である．

*ESHAP 療法は，エトポシド/メチルプレドニゾロン/シスプラチン/高用量シタラビンによる多剤併用療法である．

第4章 腫瘍崩壊症候群
TLS：tumor lysis syndrome

- 腫瘍崩壊症候群（TLS：tumor lysis syndrome）とは，多くの腫瘍細胞が急速に死滅（腫瘍崩壊）することによって，細胞内成分が大量に循環血液中に流入し，高尿酸（UA）血症，高カリウム（K）血症，高リン（P）血症などの検査値異常が発生し，進行すると急性腎不全や心室性不整脈などの臨床症候を合併する緊急症で，主に抗がん剤治療を契機に発症する．
- TLSを合併しやすい腫瘍は，腫瘍量が多く，腫瘍の増殖力が活発（LDHが高値）で抗がん剤によって腫瘍細胞が死滅しやすい性質を有する場合で，主に白血病や悪性リンパ腫などの血液がんが相当する．これに腎機能障害などが加わるとTLSの発症リスクはさらに高まる．
- TLSに対しては発症リスクに応じた予防策が最も重要である．尿酸降下薬や輸液による水分負荷，水分出納バランスのモニタリングなどが行われる．これらが適切に行われた場合において，緊急的対応を要するTLSの発生頻度は数％程度と推定されている．
- TLSによる検査値異常が認められた場合にはその補正に努め，急性腎不全，心室性不整脈，痙攣発作といった緊急病態に対しては，救命救急科を含む各専門診療科の応援を速やかに求める必要がある．
- TLSは，原疾患の改善が強く期待される治療中に合併することが多いため，患者・家族には，TLSの発症リスクと症候および対応についてあらかじめ十分な説明を行っておく必要がある．

病態と症候

　TLSは，原疾患（腫瘍）の性質，治療を受ける患者の身体的な状態，実際に受ける治療の内容がリスク要因となって発症し，検査値異常とともに，急性腎不全や心室性不整脈などの緊急症候に進展することがある．病態と症候の概要を図4-1に示した．

TLSの発症にはさまざまなリスク因子がかかわる

- TLSの発症には，「腫瘍の性質」と「患者状態」がリスク因子としてかかわり，さらに「治療内容」に関する要因も加わる．リスク要因が多いほど

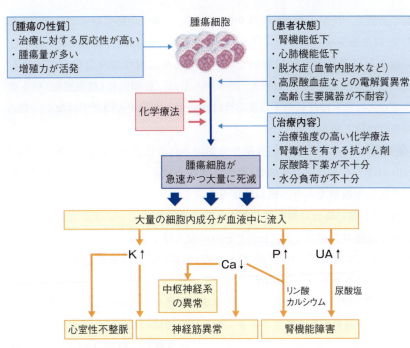

図 4-1　TLS の病態と症候(概要)

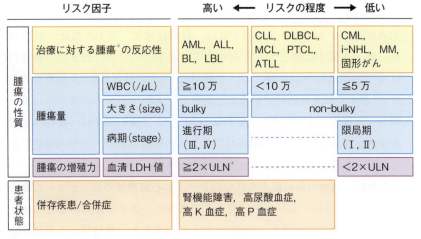

図 4-2　TLS 発症のリスク因子

*疾患の略称
・AML：急性骨髄性白血病(acute myeloid leukemia)
・ALL：急性リンパ性白血病(acute lymphocytic leukemia)
・BL：バーキットリンパ腫(Burkitt's lymphoma)
・LBL：リンパ芽球性リンパ腫(lymphoblastic lymphoma)
・CLL：慢性リンパ性白血病(chronic lymphocytic leukemia)
・DLBCL：びまん性大細胞型 B 細胞リンパ腫(diffuse large B-cell lymphoma)
・MCL：マントル細胞リンパ腫(mantle cell lymphoma)
・PTCL：末梢性 T 細胞性リンパ腫(peripheral T cell lymphoma)
・ATLL：成人 T 細胞白血病リンパ腫(adult T cell leukemia/lymphoma)
・CML：慢性骨髄性白血病(chronic myeloid leukemia)
・i-NHL：緩徐進行性非ホジキンリンパ腫(indolent non-Hodgkin's lymphoma)
・MM：多発性骨髄腫(multiple myeloma)
・ULN：施設基準上限値(upper limits of normal)

TLS を発生しやすい．実際のリスク評価(後述)では「腫瘍の性質」と「患者状態」のリスク因子について検討が行われる(図 4-2)．

● 腫瘍の性質

・腫瘍の性質にかかわるリスク因子には，腫瘍の種類(抗がん剤に対する反応性*)，腫瘍量，腫瘍の増殖力が挙げられる．

腫瘍の種類　抗がん剤は一般に細胞分裂が盛んな腫瘍細胞に高い効果を示す．急性白血病や急速進行リンパ腫のような進行の速い血液がんでは細胞分

*感受性といわれることもある．

裂が活発で，抗がん剤の反応性が極めて高く，多くの腫瘍細胞が急速に死滅してTLSを発症しやすい．一方，慢性白血病，緩徐進行悪性リンパ腫，骨髄腫などは進行が比較的遅いため，抗がん剤に対する反応性が高くてもTLSを発症するリスクは低い．固形がんでは，胚細胞腫（精巣腫瘍）や小細胞肺がんは化学療法に対する反応性は高いが，血液がんほどではなく，TLSの合併は稀である．

腫瘍量 白血病では，血液検査で測定される白血球（WBC：white blood cell）のほとんどは白血病細胞（急性白血病では芽球*）であるため，WBC数≒白血病細胞数であり，概ね腫瘍量を表している．したがって，白血病でWBC数が多い場合は腫瘍量が多く，TLSを合併するリスクが高い．急速進行性の悪性リンパ腫では，bulky mass（最大径が10 cm以上の大きな腫瘤）が存在している場合や進行期（Ⅲ〜Ⅳ期）の場合には腫瘍量が多く，TLSを合併するリスクが高い（**Note**）．

腫瘍の増殖力 急速に進行する白血病や悪性リンパ腫では，活発な細胞分裂によって腫瘍細胞が新生するが，無秩序な増殖のために死滅する細胞も多く*，その過程で細胞内成分が血液中に放出される．LDH（lactate dehydrogenase，乳酸脱水素酵素）はそのひとつで，進行の速い血液がんでは，進行の遅い血液がんに比べて血清LDH値が高く，TLS合併のリスクが高まる．

● 患者状態

・患者状態にかかわるリスク因子には，腎機能障害，高UA血症，高K血症，高P血症が治療前から存在することが挙げられる．例えば，急性白血病や急速進行リンパ腫では，診断時にTLSの徴候（高UA血症や高P血症）がすでに現れ始めていることがある．実際，TLSの診断基準は治療開始3日前から適用される（**表4-9**，p94）．合併症の例では，播種性血管内凝固症候群（DIC）による臓器症状としての腎機能障害，骨盤内腫瘤に伴う水腎症の程度に応じた腎機能障害などである．

・その他に，水分負荷に耐えられないレベルの心肺機能の低下があった場合にもTLSを合併するリスクは高まるであろう．また，がんの進行に伴う低栄養などで低アルブミン（Alb）血症が存在すると，輸液による水分が血管外に漏出して（血管内脱水），十分な循環血液量を確保できずにTLSを発症してしまう可能性もある．

● 治療内容

・抗がん剤治療によって高い奏効が期待できる血液がんに対しては，しばしば治療強度の高い化学療法が選択されるため，TLSを合併するリスクが高まる（「抗がん剤投与の工夫」の項，p92参照）．腎機能障害を伴いやすい抗がん剤（例：シスプラチン，高用量メトトレキサートなど）が治療計画に含まれていた場合にはさらにTLSの発症リスクは高まるであろう．

・TLSに対する予防策（尿酸降下薬や水分負荷）が不十分であった場合にも，

＊急性白血病では，成熟した白血球となる前段階の幼若な骨髄芽球またはリンパ芽球ががん化しているため，白血病細胞は芽球（blast，ブラスト）ともいわれる．

Note p98
悪性リンパ腫の病期分類

＊細胞の新生と死滅のサイクルは細胞回転といわれる．増殖の速い腫瘍では腫瘍細胞の細胞回転が速い．

表 4-1　TLS の症候

病態	症候
高カリウム(K)血症	心臓：心室性不整脈(心室粗動，心室細動)，心停止 神経筋接合部：脱力，知覚異常，筋痙攣 その他：悪心，嘔吐，下痢
高尿酸(UA)血症	腎臓：腎機能障害(尿酸塩の沈着) その他：悪心，嘔吐
高リン(P)血症	腎臓：腎機能障害(リン酸カルシウムの沈着)
低カルシウム(Ca)血症	心臓：不整脈(QT 延長，心室性不整脈の誘発) 神経筋接合部：テタニー(四肢筋の強直性痙攣)，知覚異常，喉頭痙攣 中枢神経：混乱，せん妄，記憶障害，痙攣発作
腎機能障害	乏尿，無尿 血清クレアチニン上昇，Ccr*低下，eGFR 低下 高 K 血症，高 UA 血症，高 P 血症(低 Ca 血症)の悪化

＊Ccr：クレアチニンクリアランス(mL/分)

TLS を合併するリスクは高まる．尿酸降下薬のアロプリノールは薬効が発現するまでに数日を要するため，抗がん剤治療が開始されるタイミングが早いと尿酸産生の抑制が不十分となる可能性がある．水分負荷において K 含有率の高い輸液製剤(3 号液など)が主に用いられると，TLS による高 K 血症を助長してしまう可能性がある．低 Alb 血症があると，一定量の輸液量を行っても十分な循環血液量が確保できず，TLS による腎機能障害が生じてしまう可能性がある(「患者状態」の項参照)．

腫瘍の崩壊に伴って検査値異常と臨床症候が出現する

・TLS 発症のリスク要因が存在する状況下で，原疾患に対する治療(主として化学療法)が行われ，多くの腫瘍細胞が急速に死滅すると，細胞内に含まれているカリウム(K)，リン(P)，尿酸(UA)などが大量に放出されて循環血液中に流入し，体外排泄量を超えるレベルになると高 K 血症，高 UA 血症，高 P 血症が生じ，高 P 血症に伴って低カルシウム(Ca)血症も生じる．これらの検査値異常が進行すると，心室性不整脈(心室細動など)，神経筋異常(筋硬直など)，中枢神経の異常(痙攣発作など)，腎機能障害といった臨床症候が発現する(**表 4-1**)．

高 K 血症(＞5.0 mEq/L)　心電図において T 波の増高などを認め，生命を脅かす心室性の不整脈(心室粗動や心室細動)を合併する危険性が高まる(図 4-3)．神経筋接合部の機能障害によって，脱力，知覚異常，筋痙攣が生じることがある．

高 UA 血症(＞7.0 mg/dL)　尿細管内の pH が低いと尿酸が尿酸塩となって腎臓に沈着し，腎機能障害が生じる．尿のアルカリ化によって pH が上昇すると尿酸の溶解度は高まって尿酸塩は析出しにくくなる．

高 P 血症(＞4.5 mg/dL)　血液中に増加した P(リン酸イオン)はカルシウム(Ca)イオンと結合してリン酸カルシウムとなり，腎臓に沈着し，腎機

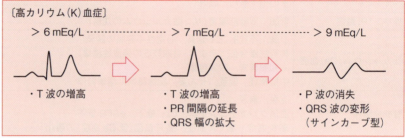

図 4-3 高カリウム血症に伴う心電図変化

能障害が生じる.

低 Ca 血症（＜ 8.5 mg/dL） 高 P 血症に伴って血中の Ca はリン酸カルシウムとなって消費され，低 Ca 血症が生じる．低 Ca 血症では神経筋接合部の興奮性が高まって，テタニー（四肢筋の強直性痙攣）が生じる．心電図では QT 延長を認め，高 K 血症の存在下においては心室性不整脈が誘発される．中枢神経においては痙攣発作が出現する危険性がある．

低アルブミン（Alb）血症（＜ 4 g/dL）を伴うときは補正 Ca 濃度を算出する．
補正 Ca 濃度[mg/dL]＝（4 －測定 Alb 値[g/dL]）＋測定 Ca 濃度[mg/dL]

腎機能障害 TLS に伴う腎機能障害は，尿酸塩やリン酸カルシウムが尿細管内で析出して沈着し，尿細管腔が閉塞することによって発生する（図 4-4）．尿細管の閉塞が高度であれば急性腎不全となる．腎排泄が低下すると，高 K 血症，高 UA 血症，高 P 血症そして低 Ca 血症はさらに悪化（悪循環）して，病状が急速に重篤化する危険性が高まる．

TLS のマネジメント

ここでは TLS のマネジメントを時系列で実践的に理解していこう．その要点は，治療を開始する前に患者状態のベースラインと TLS のリスクを把握したうえで予防策を講じ，治療開始後のモニタリングで TLS の診断となった際には，重症度に応じて迅速に対応することにある（図 4-5）.

STEP 1　ベースラインの把握とリスク評価

● 治療前の患者状態（ベースライン）を把握する

TLS では電解質を含む多くの検査値が変動し，不整脈や腎機能障害を伴

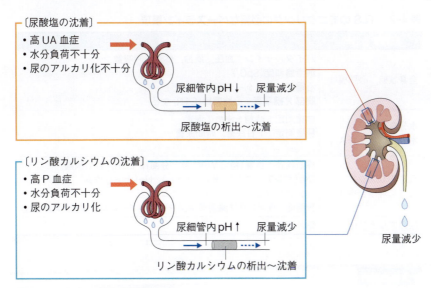

図4-4　TLSに伴う腎機能障害

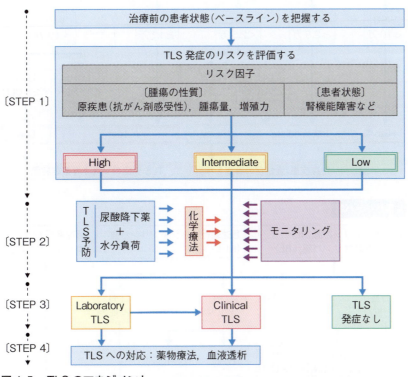

図4-5　TLSのマネジメント

うこともあるため，治療が開始される前の患者状態（ベースライン）を，バイタルサイン，体重，尿量，心電図，採血検査値などから十分把握しておく必要がある（**表4-2**）．

表 4-2　TLS のモニタリングに必要なベースライン事項

把握する目的	項目
全身状態，心肺機能	バイタルサイン：血圧，脈拍，体温，呼吸数 酸素飽和度（SpO$_2$） 心電図：モニター波形（T 波など） 胸部 X 線写真：心胸郭比（CTR）など
水分負荷に伴う 水分出納バランス	体重測定：時刻を決めて測定 尿量測定：1 日尿量，時間尿量
TLS のリスク TLS に伴う合併症	採血検査：血算（特に WBC 数と分画），LDH，UA（尿酸），Cre（クレアチニン），K（カリウム），Na（ナトリウム），P（リン），Alb（アルブミン），Ca（カルシウム）など 腎機能：推定糸球体濾過量（eGFR），クレアチニンクリアランス（Ccr）
尿のアルカリ化	随時尿の pH

＊ULN：施設基準上限値（upper limits of normal）

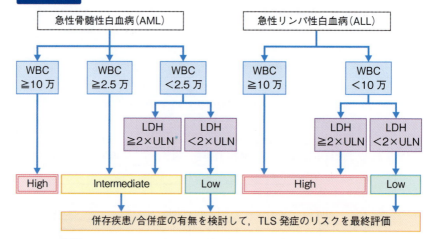

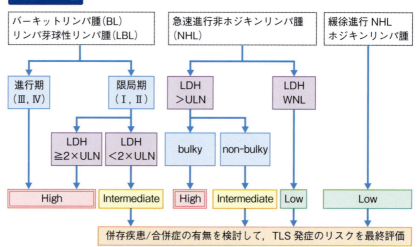

図 4-6　TLS 発症のリスク分類（つづく）

■赤，黄，緑の □ がリスクの最終評価である．

TLSのマネジメント

● TLS発症のリスクを評価する

TLS発症のリスクは，「腫瘍の性質」と「患者状態」に関する因子を疾患群別に適用して，高リスク(High risk)/中等度リスク(Intermediate risk)/低リスク(Low risk)の3段階で評価が行われる(図4-6)．それぞれの発症頻度は，高リスク＞5％，中等度リスク1〜5％，低リスク＜1％である．

急性白血病　採血検査におけるWBC数と血清LDH値および併存疾患/合併症からリスク評価が行われる(図4-6a, d)．

悪性リンパ腫　悪性リンパ腫の病型，病期，bulky massの有無，血清LDH値および併存疾患/合併症からリスク評価が行われる(図4-6b, dおよびNote)．

> **Note** p98
> 悪性リンパ腫の病期分類

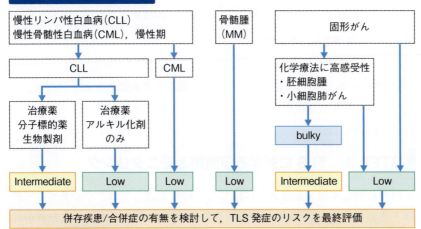

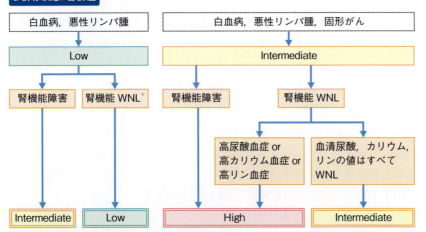

＊WNL：正常範囲内

図4-6　TLS発症のリスク分類(つづき)
■赤，黄，緑の □ がリスクの最終評価である．

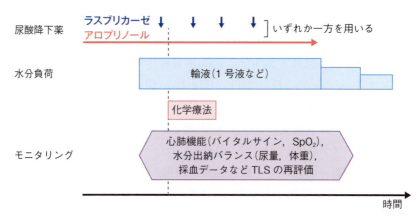

図4-7 TLS予防策とモニタリングの概要

その他の疾患 急性白血病と悪性リンパ腫を除く血液がんおよび固形がんでは，それぞれの原疾患および併存疾患/合併症などからリスク評価が行われる（図4-6c, d）．

STEP 2　TLSに対する予防策とモニタリング

TLSに対しては発症リスクに応じた予防策が講じられ，その基本は尿酸降下薬の投与と輸液製剤による水分負荷（hydration／ハイドレーション）である．水分負荷によって心肺機能に負担が生じるため，バイタルサインや水分出納バランスを慎重にモニタリングする必要がある．これらの予防策が適切に行われた場合，緊急的対応を要するTLSの発生頻度は数％程度と推定されている．TLSに対する予防策とモニタリングの概要および要点を図4-7と表4-3にまとめた．

● 尿酸降下薬がリスクに応じて用いられる

TLS発症のリスクが中等度の場合はアロプリノール（アロシトール®，ザイロリック®など），高度の場合はラスブリカーゼ（ラスリテック®）を用いるのが一般的である．プリン代謝経路における両薬剤の作用部位と特徴を図4-8と表4-4に示す（MEMO 1）．

MEMO 1

アロプリノール（アロシトール®，ザイロリック®）

・TLSの予防策におけるアロプリノール（alloprinol）の役割は，腫瘍崩壊に伴う尿酸の過剰産生を抑えて，尿酸塩の析出による腎機能障害のリスクを低下させることにある．

表 4-3 TLS 予防策とモニタリングの要点

TLS 予防策	留意点など
尿酸降下薬	・中等度〜軽度リスクではアロプリノール(300 mg/日など)治療開始の数日前から内服するのが理想的. ・高度リスクではラスブリカーゼ(ラスリテック®)治療開始の少なくとも 4 時間前から投与を開始する. ・血清尿酸値の測定は冷却したスピッツに血液を採取して早めに測定すること(試験管内で反応が進んでしまう).
水分負荷	・カリウムを含有しない輸液製剤(1 号液など)を用いて 24 時間の持続点滴を行うのが一般的である. ・水分負荷量はリスクや患者状態により適宜増減され,ハイリスク症例に対しては 3 L/日程度が目安である. ・定期的に水分出納バランス(尿量,体重など)を評価する. ・溢水傾向の場合は利尿剤などが適宜併用される. ・心肺機能への負担による心不全,呼吸不全に注意する. ・低ナトリウム血症と頻回のトイレ歩行に伴う転倒(特に高齢者)に十分な留意を!
尿のアルカリ化	・炭酸水素ナトリウム(メイロン®)を輸液製剤に適宜添加. ・尿 pH 測定は随時尿を採取した後に直ちに行う. ・尿 pH が低い場合には,メイロン®やアセタゾラミド(ダイアモックス®)が追加されることがある.

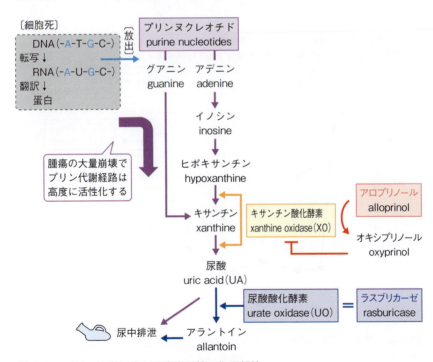

図 4-8 プリン代謝経路と尿酸降下薬の作用部位

- アロプリノールはプリン代謝経路のキサンチン酸化酵素*(XO:xanthine oxidase)を競合的に阻害して尿酸の産生を抑える薬剤である.XO によってアロプリノールから生成されたオキシプリノールによっても XO の作用が阻害されることが知られている(図 4-8,MEMO 2).
- アロプリノールの一般的な投与量は 300 mg/日(経口投与)である.本剤に

＊キサンチン酸化酵素はキサンチンオキシダーゼともいわれる.

MEMO 2

表4-4 TLS予防策で用いられる尿酸降下薬

	アロプリノール alloprinol	ラスブリカーゼ rasburicase
商品名	アロシトール，ザイロリック	ラスリテック
分子量	136.11	約3.4万（301アミノ酸残基）
作用機序	尿酸（UA）の産生を抑制	UAを分解
用法・用量	300 mg/日，経口	0.2 mg/kg/日，点滴静注 最大7日間
代謝・排泄経路	肝代謝・腎排泄	肝代謝・肝排泄
腎機能による用量調節	必要（表4-5）	不要
TLSの発症リスクに基づく薬剤選択	中等度リスクの場合	高リスクの場合
投与開始時期	化学療法開始の数日前から開始	少なくとも化学療法開始の4時間前に投与
血清UA値の降下時期	投与開始後数日	投与開始後数時間
副作用	キサンチンの析出に伴う腎障害，肝障害 など	過敏反応，溶血性貧血 など（稀）
薬物相互作用	メルカプトプリン（6-MP）など	
期間を空けての再投与	可能	不可（本剤に対する抗体産生）

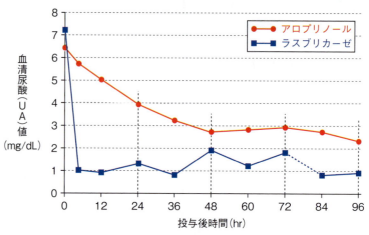

図4-9 尿酸降下薬の投与に伴う血清尿酸値の経時的変化
〔Gddman SC, et al.（2001）. Blood, 97(10), 2998-3003. より〕

よって血清尿酸値の低下が認められるまでには数日を要するため，化学療法が開始される当日からの内服では薬効が不十分となる可能性に留意が必要である（図4-9）．
・アロプリノールは腎排泄性の薬剤であり，腎機能低下時に通常量の処方が行われると過剰量となってしまうため，腎機能に応じて投与量が調節され

表 4-5　腎機能低下に伴うアロプリノールの用量調節基準

腎機能の状態		アロプリノールの投与量
50 < Ccr		100〜300 mg/日
30 < Ccr ≦ 50		100 mg/日
Ccr ≦ 30		50 mg/日
腎不全	血液透析	透析終了後に 100 mg
	腹膜透析	50 mg/日

表 4-6　pH による溶解度比較

←アルカリ化

細胞崩壊に伴う産生物		pH 7.0		pH 5.0
プリン代謝系	ヒポキサンチン hypoxanthine	1,500	≒	1,400
	キサンチン xanthine	130	>	50
	尿酸 uric acid(UA)	2,000	≫	150
リン酸カルシウム calcium phosphate		17	<	105

単位はいずれも(mg/dL)

- pH7.0 および pH5.0 の水に対して，それぞれの物質を溶かすことのできる限界濃度（溶解度[mg/dL]）が示されている．
- 溶解度が高い（数値が大きい）ほど「たくさん溶ける」が，濃度が数値を超えると析出し沈殿が生じる．
- 尿酸は溶解液の pH が 5.0 → 7.0（アルカリ化）になると溶解度が 150[mg/dL]から 2,000[mg/dL]にまで高まるため，多くの尿酸を溶解することができ，析出しにくい．
- キサンチンはいずれの pH においても尿酸と比べて溶解度は低いため，溶けにくく析出しやすい．
- ヒポキサンチンはいずれの pH においても溶解度は高いため，溶けやすく析出しにくい．
- リン酸カルシウムは溶解液の pH が 5.0 → 7.0（アルカリ化）になると溶解度が 105[mg/dL]から 17[mg/dL]にまで低下するため，析出しやすくなってしまう．これは尿酸の場合とは明らかに逆の現象である．

る（表 4-5）．
- アロプリノールの投与に伴うキサンチンの増加についても留意しておきたい．腫瘍崩壊によって細胞内の核酸（DNA/RNA）が大量に放出されて，プリン代謝経路の反応が活発になった状況下で，アロプリノールおよびオキシプリノールによる XO の阻害作用が働くとキサンチンが著しく増加する（図 4-8，p83）．キサンチンは尿酸よりも溶解しにくいためキサンチン塩となって尿細管に沈着して腎機能障害の原因となりうる（表 4-6）．
- アロプリノールと薬物相互作用のある薬剤のひとつにメルカプトプリン（6-MP）がある．6-MP の不活化経路には XO が関与するため，アロプリノールによる XO 阻害作用によって 6-MP の作用が増強されてしまう．

したがって，6-MP の投与時にアロプリノールを併用する場合には，両薬剤の投与量を 25〜30％減量する必要がある．なお，免疫抑制剤のアザチオプリン（AZA）を使用する際の対応も同様である（MEMO 3）．

ラスブリカーゼ（ラスリテック®）

- ラスブリカーゼ（rasburicase）は尿酸酸化作用を有する酵素製剤である．*Aspergillus flavus*（アスペルギルス フラーブス）（真菌の一種）に由来する尿酸酸化酵素＊（UO：urate oxidase）の遺伝子配列を基に，遺伝子組換え技術によって製剤化された蛋白製剤（301 個のアミノ酸で構成）で，分子量は約 3.4 万である．

- TLS 予防におけるラスブリカーゼの役割は，UO の作用によって尿酸を速やかに水溶性のアラントイン（allantoin）に分解して，尿とともに体外に排泄させることにある（図 4-8，p83，MEMO 4）．

- ラスブリカーゼの作用によって血中の尿酸値は速やかに低下するため，尿酸塩の析出に伴う腎機能障害のリスクを低下させることができる．加えて，本剤においては，アロプリノールを用いた際に生じるキサンチンの異常増加が起こらないため，キサンチン塩の析出に伴う腎機能障害のリスクを危惧する必要もない．

- ラスブリカーゼの尿酸分解作用は迅速かつ強力であるため，本剤を用いた場合にアロプリノールを併用する必要はない．また，ラスブリカーゼは肝排泄性の薬剤であるため，腎機能障害による用量調節を行う必要はない．

- ラスブリカーゼの一般的な投与量は 0.2 mg/kg/日（経静脈内投与）である．本剤の調製と点滴ルートについては留意点がある．調製は添付の溶解液（1.5 mg 製剤は 2 mL，7.5 mg 製剤は 5 mL）を用いて泡立てないように穏やかに溶解し，必要量を生理食塩液 50 mL で希釈する（5％ブドウ糖液は不可）．点滴静注を行う際には本剤の投与前後に生理食塩液によるフラッシュを十分行うことが求められている．過敏反応を予防するための前処置薬の規定はないが，投与速度は 30 分以上かけて緩徐に行う．

- ラスブリカーゼは初回投与時から過敏反応（発熱，喘鳴，呼吸困難，血圧低下など）の出現に注意しておく必要がある．ヒトには UO という酵素そのものが存在せず，UO 製剤は異種蛋白となるからである．国内臨床試験における過敏反応の出現率は 6〜8％程度である．

- ラスブリカーゼによる血清尿酸値の低下作用は数時間後には認められるため，化学療法が開始される 4 時間前に投与されていればよい（図 4-9，p84）．なお，ラスブリカーゼを 7 日間を超えて投与した場合の有効性および安全性を示したデータは存在しない．

- ラスブリカーゼを期間を空けて再投与することは不可となっている．これは本剤に対する中和抗体（抗ラスブリカーゼ抗体）が，本剤の投与開始から 14 日以内に出現してくることがあるためである．抗ラスブリカーゼ抗体が存在すると，本剤の再投与によって，重度の過敏反応が発生する可能性

MEMO 3

＊尿酸酸化酵素は尿酸オキシダーゼともいわれる．

MEMO 4

が否定できないため，本剤の投与前（特に再発時）には過去の投与歴を再確認する必要があり，投与歴があった場合には本剤の投与は不可となる．
- ラスブリカーゼの投与期間中に血清尿酸値を測定する際には，氷冷したスピッツ（氷片を入れたカップにスピッツを立てておく）を用いて採血を行い，採血後も同様に氷上で管理して4時間以内に測定する必要がある．採血後の試験管を常温で放置すると，試験管内でラスブリカーゼによる酵素反応が進んで尿酸が分解され，測定された尿酸値は実際よりも低値となってしまうからである．

MEMO 1　プリン骨格を有するヌクレオチドの構造

　アデノシン三リン酸（ATP：adenosine triphosphate）やグアノシン三リン酸（GTP：guanosine triphosphate）などのプリンヌクレオチドは，プリン骨格を有するアデニンまたはグアニンと五炭糖およびリン酸から構成されている（図）．これらのヌクレオチドは，遺伝子の構成成分，ミトコンドリア内での電子伝達系，細胞内シグナル伝達経路などにおいて不可欠である．不要となったプリン塩基のアデニンとグアニンはプリン代謝経路で分解されて尿酸となり，尿から排泄される（図4-8，p83）．

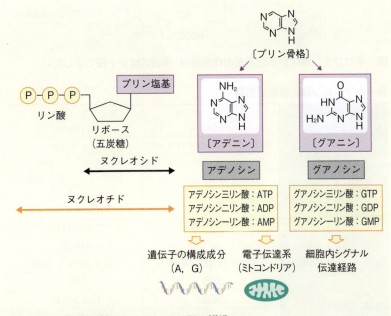

図　プリン骨格を有するヌクレオチドの構造

MEMO 2 キサンチン酸化酵素阻害剤

- アロプリノール(alloprinol)とフェブキソスタット(febuxostat, フェブリク®)は，キサンチン酸化酵素(XO：xanthine oxidase)の阻害作用を有するため，キサンチン酸化酵素阻害剤(XO阻害剤)と総称される．XO阻害作用によってプリン代謝経路の尿酸産生が抑制されるため，高尿酸血症の治療薬として用いられる．
- アロプリノールの分子構造はプリン骨格を有するヒポキサンチンやキ

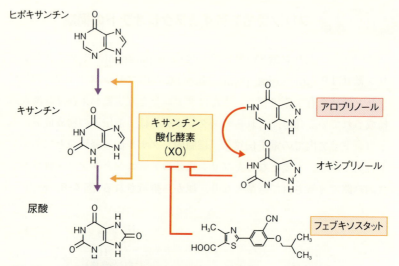

図 キサンチン酸化酵素阻害剤の作用機序（構造式はケト型で示した）

表 キサンチン酸化酵素阻害剤

一般名	アロプリノール alloprinol	フェブキソスタット febuxostat
商品名	アロシトール，ザイロリック	フェブリク
構造式	(構造式)	(構造式)
分子式	$C_5H_4N_4O$	$C_{16}H_{16}N_2O_3S$
分子量	136.11	316.37
作用部位	XOを競合的に阻害	XOを選択的に阻害
代謝	肝臓	肝臓
排泄	腎臓	肝臓≫腎臓
用量	100〜300 mg/日	10〜40 mg/日
腎機能低下に伴う用量調節	必要	不要（軽度〜中等度腎障害）不明確（高度腎障害）
AZAまたは6-MPとの併用	双方の薬剤投与量を25〜30%減量	禁忌

サンチンときわめて類似しているため，XOの酵素反応をめぐって両者が競り合い，分子構造上アロプリノールの反応がプリン代謝経路の反応より優位となって尿酸の産生が低下する．また，XOによってアロプリノールから産生されたオキシプリノール（oxyprinol）にはXOに対する直接阻害作用がある．
・一方，フェブキソスタットはプリン骨格を有さない薬剤で，XOに対する特異的な阻害作用を示し，アロプリノールのようなXOに対する競合的阻害作用はない（図）．フェブキソスタットは肝臓で代謝され主として肝排泄性であるため，腎機能の低下に伴う用量調節の必要がない．なお，フェブキソスタットは，メルカプトプリン（6-MP）またはアザチオプリン（AZA）との併用は禁忌となっている（表）．

MEMO 3　アザチオプリンおよびメルカプトプリンの代謝

　メルカプトプリン（6-MP）は主に急性骨髄性白血病（AML）に対する多剤併用療法の1剤として用いられる抗がん剤であり，アザチオプリン（AZA）は臓器移植などの際に用いられる免疫抑制剤である．TLS予防と関連するのは6-MPであろう．

　AZAおよび6-MPの代謝経路にもキサンチン酸化酵素（XO）が関与しているために，XOを阻害するアロプリノールやフェブキソスタット

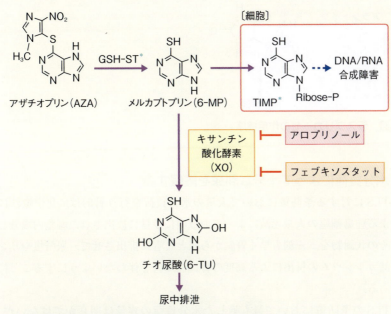

図　アザチオプリンおよびメルカプトプリンの代謝

が同時併用されると 6-MP の分解(代謝)が遅延して,6-MP の毒性(骨髄抑制など)が増強されるリスクが高まる(図).したがって,MEMO 2 の表(p88)に示したような留意が必要である.

> **MEMO 4** ラスブリカーゼの作用機序
>
> ラスブリカーゼ(rasburicase)の尿酸酸化酵素(UO:urate oxidase)の作用によって,アラントイン(allantoin)が生成される.アラントインは尿酸の分子構造における 6 員環構造が開裂した構造をしているために水溶性が極めて高い.また,UO の反応によって過酸化水素(H_2O_2)が産生される.ラスブリカーゼが過剰に投与された場合には H_2O_2 の産生量も増えて赤血球に作用して溶血性貧血を合併する原因となり得ることが知られている(図).

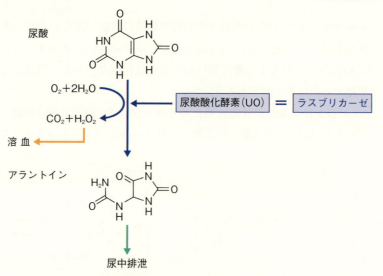

図 ラスブリカーゼの作用機序

● 水分負荷によって十分な利尿を確保する

- TLS に対する予防策において大量の水分負荷を行う目的は,化学療法による腫瘍細胞の大量死滅によって血液中に多量に放出された細胞内成分とその代謝物を,一刻も早く腎臓から尿とともに排出させて,尿酸塩やリン酸カルシウムの析出による高度の腎機能障害を伴わないようにすることにある.
- TLS の予防策において最も適した水分負荷の容量は明らかではないが,化学療法を開始する前日から化学療法終了後数日までの期間において,1

表 4-7　水分負荷の施行中における観察事項

ベッドサイドにおける情報の収集
S）動悸，胸苦しさ，呼吸困難，口渇，立ちくらみ　など
O）意識レベル：見当識障害（低ナトリウム血症の合併による）など 　　呼吸状態　：喘鳴，呼吸雑音，チアノーゼ，酸素飽和度（SpO$_2$） 　　循環動態　：血圧，脈拍数，体重，口腔内（乾燥/湿潤），頸静脈の怒張，浮腫（特に下肢），皮膚の弾力（ツルゴール）

水分出納バランスの把握
in ：食事量，飲水量，輸液量
out：尿量．嘔吐，下痢の量が多い場合にはこれらの重量も測定

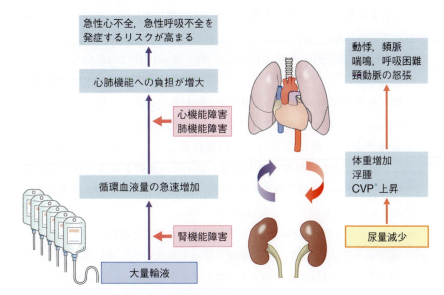

図 4-10　水分負荷が循環動態に与える影響

＊CVP：中心静脈圧

　日当たり 3～4 L 程度の輸液量となるように 24 時間持続点滴を行い，時間尿量はおよそ 100 mL/時以上を確保するのが一般的である．輸液製剤は高カリウム（K）血症の合併を想定して，K を含有しない 1 号輸液製剤や生理食塩液などが選択されることが多い（**図 4-7**，p82）．

・水分負荷の期間中には，血圧・脈拍・酸素飽和度，モニター心電図，時間尿量，体重，中心静脈圧（CV ラインが確保されている場合）などから水分出納バランスおよび心肺機能のモニタリングを綿密に行う必要がある．採血による電解質・腎機能の評価も状況に応じて繰り返し行われ，TLS の診断基準による再評価がその都度行われる（**表 4-7**）．

・特に，TLS の発症リスクが高い場合においては，上記に示したモニタリングの評価が重要となる．TLS による腎機能障害が発生し始めた際に大量輸液が継続されると，急速に溢水状態（in ≫ out のバランス）となり，心肺機能に過度の負担がかかってしまうこともある（**図 4-10**）．水分負荷中に想定を超えた尿量減少が認められた場合には TLS を発症している可

能性が高い．利尿剤の追加や採血による腎機能の再評価が速やかに行われ，悪化傾向にある場合には，早急に血液透析の準備が検討される．

● 尿のアルカリ化は積極的には推奨されない

・TLSに対する予防策において尿のアルカリ化(alkalization)〔アルカリゼーション〕を行う目的は，腫瘍崩壊に伴って血液中に多量に放出された尿酸が尿酸塩となって腎臓に沈着しないようにすることにある．これは，多量の尿酸塩が析出して尿細管に沈着すると尿細管の管腔が閉塞して高度の腎機能障害へと進展する可能性があるためである．しかし，以下に示すように，尿のアルカリ化ではキサンチン塩の析出を防ぐことはできず，リン酸カルシウムの析出を促進してしまうというデメリットもあることから推奨されず，状況に応じて施行が判断される．

キサンチン塩の析出　尿酸は酸性環境(例えばpH 5.0)では尿酸塩となって析出しやすいが，アルカリ化によってpHが上昇すれば(例えばpH 7.0)，溶解したままで析出することはない(表4-6, p85)．一方，キサンチン(xanthine)は，腫瘍崩壊に伴うプリン代謝経路の亢進とアロプリノールによるキサンチン酸化酵素(XO)の阻害作用によって増加する(図4-8, p83)．キサンチンは尿酸よりも溶解しにくく，尿のアルカリ化による効果も乏しいため，尿細管内でキサンチン塩として析出した後に沈着して腎障害をもたらす可能性がある(表4-6, p85)．このように，尿のアルカリ化によってキサンチン塩の析出を予防することはできない．

リン酸カルシウムの析出　腫瘍崩壊に伴って血液中へ大量に放出されたリン(リン酸イオン)は血液中のカルシウムイオンと結合し，リン酸カルシウムとなって析出しやすくなっている．リン酸カルシウムは尿のアルカリ化によって尿細管内で析出しやすくなり，尿細管の管腔で析出後に沈着すれば，管腔を閉塞して腎機能障害を発生させてしまうため，尿のアルカリ化はこの点においてはデメリットとなる(表4-6, p85)．

・尿のアルカリ化を行う際には水分負荷の輸液製剤中に炭酸水素ナトリウム*(メイロン®)を加えることが多い．定期的に随時尿のpHチェックを行って，pH7.0を下回る場合は必要に応じて炭酸水素ナトリウムの増量やアセタゾラミド(ダイアモックス®)の追加投与が検討される．

・メトトレキサート(MTX)の大量療法が行われている期間中の尿のアルカリ化は，MTXが尿細管内で析出して腎機能障害を起こすことを防ぐのが目的であり，TLSに対する予防策とは異なった意義であることを理解しておこう．

*重炭酸ナトリウム(sodium bicarbonate)も同義である．

● 抗がん剤投与の工夫が検討されることもある

・細胞分裂が活発で増殖力の著しい血液がん(急性白血病や急速進行リンパ腫)は抗がん剤に対する反応性が高いため，治療開始とともに抗腫瘍作用によって急速に腫瘍量が減少していくが，その効果が不十分であった場合

表 4-8　血液がんにおける導入化学療法（例）

疾患	主な導入化学療法	レジメンに含まれる抗がん剤
急性骨髄性白血病（AML）	IDA/Ara-C	イダルビシン，シタラビン
急性リンパ性白血病（ALL） リンパ芽球性リンパ腫（LBL）	Hyper-CVAD/MA	シクロホスファミド，ビンクリスチン，ドキソルビシン，デキサメタゾン，メトトレキサート，シタラビン
バーキットリンパ腫（BL）	CODOX-M/IVAC	シクロホスファミド，ビンクリスチン，ドキソルビシン，メトトレキサート，イホスファミド，エトポシド，シタラビン
急速進行 NHL（DLBCL など）	CHOP R-CHOP	シクロホスファミド，ビンクリスチン，ドキソルビシン，プレドニゾロン，リツキシマブ

初発症例で，末梢血の白血球数（白血病細胞数）が 10 万/μL を超え，TLS 合併のリスクが高度（High）と評価されたため，白血病細胞数を若干減少させてから寛解導入療法を行う方針となり，TLS 予防策を施行しつつ，以下に示すような抗がん剤が先行投与された．

- 急性骨髄性白血病
  - 投与例 1）ハイドレア（HU）p.o.*
  - 投与例 2）キロサイド（Ara-C）div.*
- 急性リンパ性白血病
  - 投与例 1）プレドニン（PSL）p.o.*
  - 投与例 2）オンコビン（VCR）iv.*

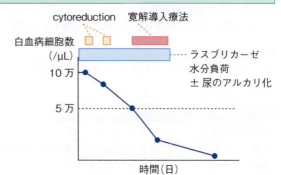

＊p.o.：経口投与
＊div.：点滴静注
＊iv.：静注

図 4-11　急性白血病におけるサイトリダクションの例

には容易に再発・再燃をきたしてしまうという特性も持ち合わせている．したがって，治療強度を高めた多剤併用化学療法（複数の抗がん剤を組み合わせて，治療間隔をできるかぎり短縮して繰り返し行う治療法）が選択される（表 4-8）．この治療計画では，初回の治療開始時には大量の腫瘍細胞が一挙に死滅することが想定されるため，TLS を合併するリスクは高まる．

- 腫瘍量が多く増殖力も強い腫瘍に対して多剤併用化学療法が full dose（100%の投与量）で行われた場合には，TLS 予防を上回って腫瘍崩壊が生じてしまう事態もあり得る．そこで，本格的な化学療法を行う前段階として，腫瘍量と増殖力を若干抑えることを目的に抗腫瘍作用のある薬剤を少量投与することがある．この方法を cytoreduction（サイトリダクション）という．急性骨髄性白血病ではハイドレア（HU），シタラビン（Ara-C）など，急性リンパ性白血病や急速進行リンパ腫ではプレドニゾロン（PSL）やビンクリスチン（VCR）などの先行投与が行われることがある（図 4-11）．

STEP 3　TLSの診断と重症度評価

● TLSの診断

- TLSの診断にはCairo-Bishop*（2004年）またはTLS Expert Panel（2010年）の診断基準が用いられる．検査値異常のレベルにある場合を「Laboratory TLS」と診断し，Laboratory TLSに加えて臨床症候（腎機能障害，不整脈，痙攣発作）が認められる場合を「Clinical TLS」と診断する（**表4-9**）．

● TLSの重症度評価

- Clinical TLSの重症度評価にはCairo-Bishopの重症度分類が参考になる（**表4-10**）．CTCAEv4.0においてTLSはGrade 3相当である（**表4-11**）．

＊本診断基準を提示した2名の医学者の名前（Mitchell S. Cairo, Michael Bishop）

表4-9　TLSの診断基準
本診断基準は，治療開始3日前から開始7日後までの期間に適用される

1. Laboratory TLS
Laboratory TLSの診断には下記のいずれかの基準が用いられる

Cairo-Bishopによる診断基準

診断項目	検査値		ベースラインからの変化
血清尿酸(UA)値	≧ 8 mg/dL	または	25％増加
血清カリウム(K)値	≧ 6 mEq/L	または	25％増加
血清リン(P)値	≧ 4.5 mg/dL	または	25％増加
血清カルシウム(Ca)値	≦ 7 mg/dL	または	25％減少
上記4項目のいずれか2項目以上を満たす場合をLaboratory TLSと診断する．			

TLS Expert Panelによる診断基準

診断項目	検査値
血清尿酸(UA)値	> ULN
血清カリウム(K)値	> ULN
血清リン(P)値	> ULN
上記3項目のいずれか2項目以上を満たす場合をLaboratory TLSと診断する．	

2. Clinical TLS
Cairo-BishopおよびTLS Expert Panelによる診断基準

診断項目
血清クレアチニン(Cre)値の上昇（≧ 1.5 × ULN）
不整脈/突然死
痙攣発作
Laboratory TLSの診断に加えて，上記3項目のいずれか1項目以上を満たす場合をClinical TLSと診断する．

Laboratiry TLSは「検査値異常を伴うTLS」，Clinical TLSは「検査値異常に加えて臨床症候を伴うTLS」である．

表 4-10　Clinical TLS の重症度評価

有害事象	重症度（Grade）					
	0	1	2	3	4	5
Laboratory TLS	−	＋	＋	＋	＋	＋
クレアチニン creatinine	≦ 1.5 × ULN	1.5 × ULN	＞ 1.5 × ULN	＞ 3.0 × ULN	＞ 6.0 × ULN	死亡
不整脈 cardiac arrhythmia	なし	治療を要さず	非緊急的な内科的治療を要する	有症状で，内科的治療では不十分．または医療機器を用いた制御が必要（除細動器）	生命を脅かす（心不全，血圧低下，失神，ショックを伴う）	死亡
痙攣発作 seizure	なし	―	短い全身性痙攣発作．痙攣発作は抗痙攣薬で良好に制御．ADL に影響のない局所運動発作	意識清明における痙攣発作．制御不良で，内科的治療を行っているにもかかわらず突発的な全身性痙攣発作を伴う	あらゆるタイプの痙攣発作で，遷延し重積して制御困難（てんかん重積状態，難治性てんかん）	死亡

〔Cairo MS, et al.（2004）. Br J Haematol, 127(1), 3-11〕

表 4-11　腫瘍崩壊症候群に関連する CTCAEv4.0

有害事象	重症度（Grade）				
	1	2	3	4	5
腫瘍崩壊症候群 Tumor lysis syndrome	―	―	あり	生命を脅かす；緊急処置を要する	死亡
急性腎不全 Acute kidney injury	クレアチニンが＞ 0.3 mg/dL 増加；ベースラインの 1.5～2 倍に増加	クレアチニンがベースラインの＞ 2～3 倍に増加	クレアチニンがベースラインよりも＞ 3 倍または＞ 4.0 mg/dL 増加；入院を要する	生命を脅かす；人工透析を要する	死亡
クレアチニン増加 Creatinine increased	＞ 1～1.5 ×ベースライン；＞ ULN～1.5 × ULN	＞ 1.5～3.0 ×ベースライン；＞ 1.5～3.0 × ULN	＞ 3.0 ×ベースライン＞ 3.0～6.0 × ULN	＞ 6.0 × ULN	―
高尿酸血症 Hyperuricemia	＞ ULN～10mg/dL（0.59 mmol/L）であり，生理機能に影響がない	―	＞ ULN～10 mg/dL（0.59 mmol/L）であり，生理機能に影響がある	＞ 10 mg/dL；＞ 0.59 mmol/L；生命を脅かす	死亡
高カリウム血症 Hyperkalemia	＞ ULN～5.5 mmol/L	＞ 5.5～6.0 mmol/L	＞ 6.0～7.0 mmol/L；入院を要する	＞ 7.0 mmol/L；生命を脅かす	死亡
低カルシウム血症 Hypocalcemia	補正血清カルシウム＜ LLN～8.0mg/dL；＜ LLN～2.0 mmol/L；イオン化カルシウム＜ LLN～1.0 mmol/L	補正血清カルシウム＜ 8.0～7.0 mg/dL；＜ 2.0～1.75 mmol/L；イオン化カルシウム＜ 1.0～0.9 mmol/L；症状がある	補正血清カルシウム＜ 7.0～6.0 mg/dL；＜ 1.75～1.5 mmol/L；イオン化カルシウム＜ 0.9～0.8 mmol/L；入院を要する	補正血清カルシウム＜ 6.0 mg/dL；＜ 1.5 mmol/L；イオン化カルシウム＜ 0.8 mmol/L；生命を脅かす	死亡
痙攣発作 Seizure	部分痙攣発作；意識障害はない	短い全身性痙攣発作	内科的治療を行っているにもかかわらず繰り返し起こる痙攣発作	生命を脅かす；遷延する痙攣発作の重積状態	死亡
心室性不整脈 Ventricular arrhythmia	症状がなく，治療を要さない	内科的治療を要するが緊急性はない	内科的治療を要する	生命を脅かす；循環動態に影響がある；緊急処置を要する	死亡

（有害事象共通用語規準 v4.0 日本語訳 JCOG 版より引用）

表 4-12　TLS に伴う電解質異常への対応

高カリウム(K)血症

程度	マネジメント(概要)
中等度(≧ 6.0 mEq/L) かつ 有症状	・K 摂取および K を含む輸液剤使用の禁止 ・ECG モニター(不整脈のモニタリング) ・ポリスチレンスルホン酸ナトリウム(ケイキサレート®)の投与
高度(＞ 7.0 mEq/L) かつ/または 有症状	上記に加えて，以下を行う. ・グルコン酸カルシウムの投与※(致死性不整脈の出現時) ・グルコース-インスリン療法(細胞内へ K を取り込む) ・炭酸水素ナトリウムの投与※(細胞内へ K を取り込む) ・血液透析

※両者を同時に投与すると輸液ルート内で混濁してしまうため，生理食塩液で適宜フラッシュを行う.

高リン(P)血症

程度	マネジメント(概要)
中等度(≧ 6.5 mg/dL)	・P を含む輸液剤使用の禁止 ・P 吸着剤の投与(炭酸カルシウム，炭酸ランタンなど)
高度	・血液透析，血液濾過(CVVH*など)

低カルシウム(Ca)血症(≦ 7.0 mg/dL)

程度	マネジメント(概要)
無症状	・無治療
有症状	・グルコン酸カルシウムの投与(ECG モニター下)

*CVVH：continuous venovenous hemofiltration(持続的静静脈血液濾過)

表 4-13　TLS に伴う腎機能障害(尿毒症)への対応

・補液量と電解質の管理
・尿酸とリンの管理
・腎排泄性薬剤の投与量補正
・血液透析 または 腹膜透析
・血液濾過(CVVH など)

STEP 4　TLS への対応

・高カリウム(K)血症，高リン(P)血症，低カルシウム(Ca)血症の程度に応じて電解質補正をはじめとする各種対策が速やかに行われる(表 4-12).
・腎機能障害に伴う血液透析や電解質異常に対する血液濾過については腎臓内科，心室性不整脈を認めた場合には循環器内科に応援を求め，全身状態の重篤化が予測される場合には ICU 管理について救命救急科にコンサルテーションが行われる(表 4-13).

患者・家族への情報提供

・TLS は初回化学療法の初期段階で発生することが多い．また，治療が奏

効すれば原疾患の改善が強く期待される中で発生する有害事象であるために，TLSが重症化した場合における患者・家族の不安と焦燥は大きい．治療を開始する前にはTLSのリスクと症候および対応についてあらかじめ十分な説明が行われていなければならず，予測を超えてTLSの兆候が認められた場合には逐次情報を共有して，最善が尽くされていることを伝えていきたい．

参考文献

- Cairo MS, Bishop M. (2004). Tumour lysis syndrome: new therapeutic strategies and classification. Br J Haematol, 127(1), 3-11.
- Cairo MS, Coiffier B, Reiter A, Younes A；TLS Expert Panel. (2010). Recommendations for the evaluation of risk and prophylaxis of tumour lysis syndrome (TLS) in adults and children with malignant diseases: an expert TLS panel consensus. Br J Haematol, 149(4), 578-586.
- Will A, Tholouli E. (2011). The clinical management of tumour lysis syndrome in haematological malignancies. Br J Haematol, 154(1), 3-13.
- 日本臨床腫瘍学会(編). (2013). 腫瘍崩壊症候群(TLS)診療ガイダンス. 金原出版.

> **Note** ■ 悪性リンパ腫の病期分類

悪性リンパ腫の病期はⅠ期からⅣ期までに分類され，Ⅰ期とⅡ期は限局期，Ⅲ期とⅣ期は進行期に相当する（**図1**）．Ⅰ期は1か所のリンパ節腫大に限局している場合，Ⅱ期はリンパ節腫大が横隔膜を境として上（胸部側）または下（腹部側）に限局している場合である．一方，Ⅲ期はリンパ節腫大が横隔膜の上下に拡大している場合，Ⅳ期はリンパ節以外の臓器（骨髄など）に病変が進展している場合である．

◆ bulky mass の例

60歳代の男性．腹部の違和感を主訴に近医を受診．触診で腹部に腫瘤を指摘され，当院を紹介受診．造影CTで左腹部に bulky mass（最大径約10 cm）を認めた（**図2**）．開腹生検にてびまん性大細胞型B細胞リンパ腫（DLBCL）の診断となった．

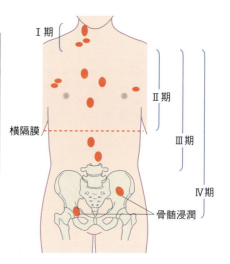

病期	基準
Ⅰ	1か所のリンパ節腫大のみ
Ⅱ	横隔膜を境として同側に2か所以上のリンパ節腫大
Ⅲ	横隔膜を境として上下両側のリンパ節腫大または脾腫（脾浸潤）
Ⅳ	節外性浸潤（骨髄浸潤，肝浸潤，中枢神経浸潤など）

体重減少，発熱，寝汗，盗汗などの全身性症状を伴わない場合はA，伴う場合はB，節外性病変はEを付記する（ⅢA，ⅣBなど）．

図1 悪性リンパ腫の病期分類

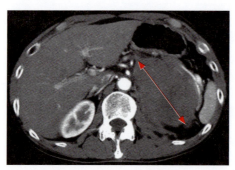

図2 悪性リンパ腫の bulky mass（CT画像）
腹腔内腫瘤の最大径（矢印）は約10 cm．

第5章 発熱性好中球減少症
FN：febrile neutropenia

- 発熱性好中球減少症（FN：febrile neutropenia）とは，抗がん剤投与に伴う高度の好中球減少によって感染性の発熱が生じた状態のことである．好中球減少の程度（数値と期間）が高度であるほどFNの発症リスクおよび重症化のリスクが高い．
- 外来化学療法の期間中に発熱を主訴に臨時受診をした際には，FNの可能性を考えて，遅滞なく診察が受けられるように誘導する体制が求められる．
- FNと診断された際には，速やかに培養検査（血液培養は不可欠）を行った後，直ちに広域スペクトルを有する抗菌薬の投与が開始される．
- 本章では，IDSA*のガイドライン（2010年版）および日本臨床腫瘍学会の編集によるガイドライン（2012年版）を主に参照した．

*米国感染症学会（Infectious Diseases Society of America）

病態生理

- FNの主な発症要因は，化学療法によって骨髄機能が抑制されて高度の好中球減少が生じたことにあるが，その他に，担がん状態による免疫機能の低下，治療歴の累積による骨髄予備能の低下，化学療法に伴う粘膜バリア（隔壁）機能の脆弱化などの要因が加わる．これらの概要を図5-1に示した．
- 本章では，免疫機能，骨髄機能，粘膜のバリア機能の各視点から感染防御機構を捉え，FNの病態について考えてみよう．

がん患者の免疫機能は低下している

- 免疫機能とは，リンパ球や抗体などが協働的に作用して病原微生物に対抗する生体防御機能のことである．一般に，がん患者においては，がんの種類，がんの進行，化学療法や放射線療法に伴う毒性などが免疫機能を低下させる要因となり，健常人と比べて感染症を合併しやすい状態，すなわち易感染性生体（compromised host）となっている．
- 免疫機能を客観的に測定できる検査は現時点において存在しないが，およそ，固形がん＞血液がん＞造血幹細胞移植後の血液がんの順に免疫機能は

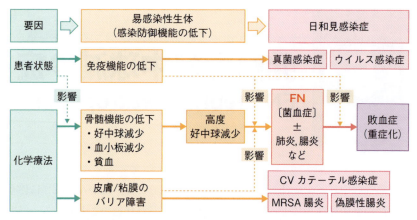

図 5-1　発熱性好中球減少症(FN)の概要

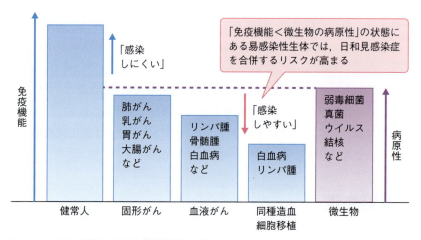

図 5-2　がん患者における免疫機能の低下レベル

低下し，日和見感染症(opportunistic infection)を合併するリスク(弱毒細菌，真菌，ウイルス)が高くなっている(図 5-2)．

骨髄抑制によって好中球減少が生じる

- 骨髄抑制とは化学療法後に白血球，赤血球，血小板の3系統の造血機能が低下する有害事象で，末梢血の血球減少(cytopenia)として現れる(図 5-3)．
- 骨髄抑制に伴う血球減少の中で，白血球分画に属する好中球は抗がん剤の影響を最も受けやすい．好中球は赤血球や血小板と比べて細胞の寿命が短いため，骨髄抑制によって骨髄から末梢血への供給が減ると，血中を循環する好中球は最も早期(抗がん剤投与から約5日後)から減少し始めて好中球減少(neutropenia)をきたす．
- 好中球の減少が高度で，その期間が長期になるほど，FNの発症リスクお

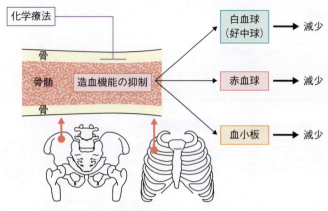

図5-3　がん化学療法に伴う骨髄抑制

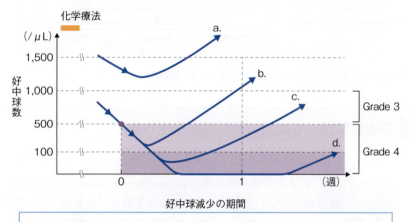

- a.→d.の順に，好中球数の減少は高度となり（縦軸），好中球減少の期間も長期化して（横軸），FNの発症リスクおよび重症化のリスクが高まる．

図5-4　化学療法後における好中球減少の程度

よび重症化のリスクは高まる（図5-4）．

粘膜が脆弱化すると病原菌が侵入しやすくなる

- 粘膜には生体外からの感染を防御するバリア（隔壁）としての機能があり，その脆弱化はFNの発症に深くかかわっている．担がん状態による免疫機能の低下に加え，化学療法後の好中球減少が高度になると，口腔，咽頭，腸管などに存在する常在菌は病原菌へと変化（菌交代現象）して増殖する．化学療法に伴って粘膜細胞間の結合力が低下したり粘膜層が菲薄化すると，粘膜のバリア機能が低下して，増殖した細菌はこれらの粘膜部位から生体内へ侵入（bacterial translocation）して，菌血症へ進展する原因となる（図5-5）．

*Nadir(ネイディアー[néidiər]):底(そこ)という意味.化学療法では骨髄抑制(血球減少)が最も強い時期のことで,好中球数は最低値となり,FNのリスクが高まる.

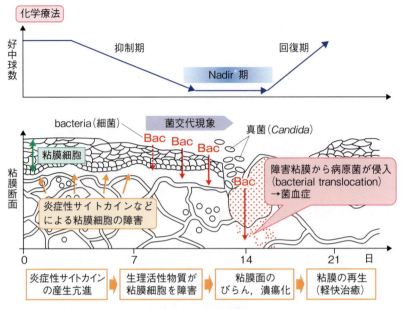

図5-5　化学療法に伴う口腔粘膜障害の経時的変化

菌血症に伴って高度の炎症反応が生じる

- 一般に,生体内に病原菌が侵入すると,その種類にかかわらずマクロファージ($M\phi$)による非特異的免疫反応(nonspecific immune reaction)*が起こる(図5-6).$M\phi$は侵入してきた病原菌を捕捉・貪食し,炎症性サイトカイン(IL-1, IL-6, TNF-α)などを放出して,血管内を循環する好中球を呼び寄せる.集合した好中球は病原菌を捕捉・貪食し,蛋白分解酵素や活性酸素などで殺菌する(MEMO 1).

- 好中球が高度に減少した状況では,$M\phi$からの要請はあっても,好中球の集合・捕捉・貪食および殺菌作用は乏しく,病原菌は容易に循環血液中にまで侵入してしまう(菌血症).その結果,免疫細胞からの炎症性サイトカインの放出は全身に拡大して,悪寒や発熱などの症状とともに,CRP*,プロカルシトニンなどの急性期反応物質の産生が亢進して,それらの血中濃度が上昇する(MEMO 2).

*非特異的免疫反応:自然免疫応答(innate immune response)ともいう.

MEMO 1

*CRP:C-reactive protein(C反応性蛋白)

MEMO 2

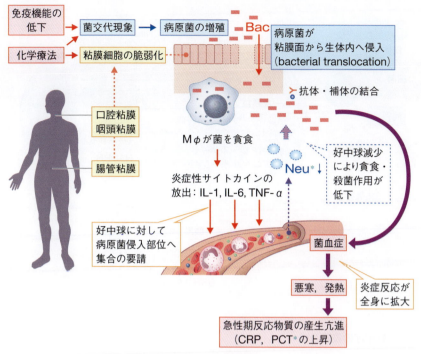

図 5-6　病原菌の侵入に対する非特異的免疫反応

> **MEMO 1**　好中球の殺菌過程
>
> 　好中球による殺菌は遊走(集合)，貪食，殺菌の過程を経て行われる．
> - 生体内に侵入した細菌には免疫システムの働きによって抗体と補体が付着して，好中球に捕捉されやすい状態となる(オプソニン化)．また，免疫システムは好中球を細菌が侵入した部位に集合させる(好中球の遊走)．集合した好中球はオプソニン化された細菌を膜で包みながら細胞内に取り込んでファゴソームを形成する(貪食)．
> - 好中球の殺菌過程は主に2通りである．第一は蛋白分解酵素による酸素非依存性反応で，好中球の細胞内に存在する一次顆粒(アズール顆粒)と二次顆粒(特殊顆粒)がファゴソームと融合し，それぞれが有する酵素によって蛋白分解と活性酸素の産生が行われて殺菌される．第二は，活性酸素による酸素依存反応で，細菌の貪食に伴って大量の酸素が細胞内に取り込まれ，活性酸素(ROS：reactive oxygen species)の産生が活発化し，これらによって殺菌が行われる(**図**)．
> - 一方，細菌に対する好中球の反応が高度となった場合には，好中球内の顆粒が細胞外にも大量に放出され(脱顆粒)，周囲の組織に対しても上記と同様の酸素依存反応または酸素非依存反応が生じ，組織障害(肺傷害や粘膜障害など)をもたらす原因となる．FN の初期に感染巣

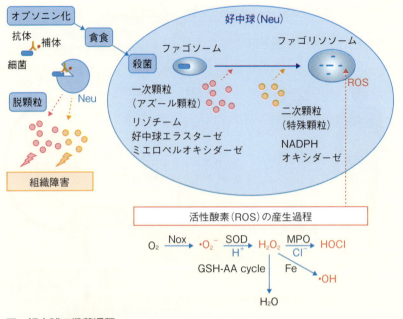

図　好中球の殺菌過程

が不明であっても，好中球の回復とともに肺炎像（X線，CT）が顕在化し，時に重症化して急性呼吸促迫症候群（ARDS：acute respiratory distress syndrome）にまで至ることがある．このような急性の肺傷害の過程にサイトカインによる高度の炎症反応とともに好中球の脱顆粒の影響が及んでいると考えられている．

MEMO 2　急性期反応物質

- 生体に感染や外傷などの侵襲が加わると，免疫細胞から炎症性サイトカイン（IL-1，IL-6，TNF-αなど）が放出されて悪寒や発熱が生じ，次いで，CRPなどの産生が亢進して血中濃度が上昇する．一方，アルブミンなどのように血中濃度が低下する物質もある．これらは急性期反応物質（acute phase reactants）と総称され，生体が回復に向うとともに正常に戻る（表）．このように，急性の感染症では，悪寒・発熱の出現から血清CRP値の上昇までには若干のタイムラグが生じるため，FNの初期にはCRPが上昇していないこともある点に注意が必要である．
- 急性期反応物質の変動は「急性」の病態だけでなく，がんや関節リウマチなどの「慢性」の病態においても同様の変動がみられるため，FNのリスクが高い化学療法を行う際には，あらかじめCRPを測定

表　急性期反応物質（acute phase reactants）

血中濃度が上昇する物質	産生の由来
CRP（C-reactive protein）	肝臓
PCT（procalcitonin, プロカルシトニン）	全身臓器
IL-6（interleukin-6, インターロイキン6）	免疫細胞
IL-1（interleukin-1, インターロイキン1）	免疫細胞
TNF-α（tumor necrosis factor, 腫瘍壊死因子）	免疫細胞
補体（C_3, C_4 など）	肝臓
fibrinogen（フィブリノゲン）	肝臓
ferritin（フェリチン）	肝臓
血中濃度が低下する物質	産生の由来
albumin（アルブミン）	肝臓
transferrin（トランスフェリン）	肝臓

して治療前のベースライン値を把握しておきたい．
・血中プロカルシトニン（PCT）は全身性の細菌感染症においてCRPよりも早期に上昇するために，敗血症の早期診断項目として注目されている．感染症と非感染症とを見分ける点においても有用性が高いと評価されている．しかし，現時点では院内検査室でのルーチン測定はできず外注検査となるため，即時の判断材料にはなり得ていない．

肺炎や腸炎などを併発することもある

・FNにおいては，菌血症だけでなく肺炎，腸炎，腎盂腎炎，胆管炎などを併発することもある．真菌性（アスペルギルス）肺炎の既往がある場合にはFNを契機に再燃してくることもある．慢性閉塞性肺疾患（COPD：chronic obstructive pulmonary disease）のある症例では，肺炎を合併すると急速に心肺機能が悪化することが多い．また，化学療法による腸粘膜の障害が高度になると，広範な腸管浮腫を伴ってイレウスに進展することもある．化学療法後に好中球減少と粘膜障害の時期が重なり，両者の重症度がともに高度であった場合には，FNは重症化しやすいであろうことにも注意を向けたい．

FNから敗血症へと悪化することがある

　好中球減少（数値と期間）が高度になるほど生体内における病原菌の活動性（増殖力）は優勢となり，菌血症から敗血症（sepsis）へと急速に悪化する危険性が高まる．さらに，重症敗血症（severe sepsis）から敗血症性ショック（septic shock）へと重症化して，多臓器不全（MOF：multiple organ failure）となり生命危機にまで悪化する可能性もある（MEMO 3）．

MEMO 3

MEMO 3　敗血症→重症敗血症→敗血症性ショック

- 生体に対して重症感染症や重度の外傷などの強い侵襲が加わると，全身性に高度の炎症反応が生じて，バイタルサインなどに生命を脅かす兆候が出現することがある．このような緊急的な病態は全身性炎症反応症候群（SIRS：systemic inflammatory response syndrome）と総称される（**図1**）．
- 敗血症は感染症によってSIRSとなった状態のことである．したがって，できる限り早期に確実な診断を行って，速やかに治療へとつなげる必要があることから，複数の臨床症候に基づいた診断基準の作成が行われている．FNから悪化した敗血症を外来または一般病棟で診断することを前提に，欧米の診断基準からの抜粋を**表1**に示した．また，「日本版敗血症診療ガイドライン（日本集中治療医学会Sepsis Registry委員会，2013年）」を**付表6**（p297）に示した．
- 敗血症が重症化して臓器障害が加わった状態を重症敗血症（severe sepsis）という．臓器障害の程度を評価して予後の予測や治療効果の判定に役立てる指標のひとつにSOFAスコア（Sequential Organ Failure Assessment Score）がある（**表2**）．SOFAスコアでは，呼吸器系，凝固系，肝臓，心血管系，中枢神経系，腎臓の6系統の障害の程度をそれぞれ5段階（0〜4点）で評価し，それらの合計点数（最大で24点）を求めて総合評価が行われる．臓器障害が進行すると点数が上がり，

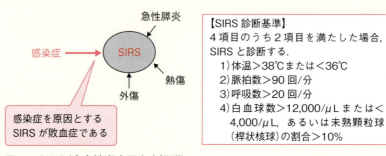

図1　SIRS（全身性炎症反応症候群）

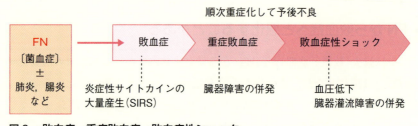

図2　敗血症→重症敗血症→敗血症性ショック

表1　敗血症の診断基準（欧米基準[1]）

感染症が特定され，または疑われ，下記の1項目以上が該当する場合を敗血症と診断する

全身所見
- 発熱（深部温＞ 38.3℃）
- 低体温（深部温＜ 36℃）
- 脈拍数の増加（＞ 90 回/分，または，＞年齢基準上限値の 2SD）
- 頻呼吸（＞ 20 回/分）
- 精神状態の変容
- 著明な浮腫 または 溢水（＞ 20 mL/kg/24 時増加）
- 高血糖（糖尿病歴なしで血糖値＞ 120 mg/dL）

炎症反応[2]
- 血清 CRP 値 ＞ 基準上限値の 2SD*
- 血清プロカルシトニン値＞基準上限値の 2SD

循環動態[3]
- 血圧低下：sBP*＜ 90 mmHg，mBP*＜ 70mmHg，または，sBP の低下度＞ 40 mmHg

臓器機能
- 低酸素血症（PaO_2/FiO_2 ＜ 300 mmHg）
- 急性乏尿（尿量＜ 0.5 mL/kg/時）
- 血清 Cr 値の上昇（上昇度＞ 0.5 mg/dL）
- 凝固異常（PT-INR ＞ 1.5 または APTT ＞ 60 秒）
- 血小板減少（＜ 10 万/μL）
- 麻痺性イレウス（腸蠕動音の消失）
- 高ビリルビン血症（T-Bil*＞ 4 mg/dL）

組織灌流
- 高乳酸血症＞ 3 mmol/L
- 斑状皮膚（mottled skin）

1 International Sepsis Definition Conference 2001 による基準を一部改変（N Engl J Med 2013；369：840.）
2 炎症反応の欄から白血球数に関する項目は除いた．
3 一般病床または外来で使用可能な項目を示した．

＊SD：standard deviation（標準偏差）
＊T-Bil：総ビリルビン
＊sBP：収縮期血圧
＊mBP：平均血圧 [mBP＝dBP＋(sBP－dBP)/3]

表2　SOFA スコア

項目	点数				
	0	1	2	3	4
呼吸器系 PaO_2/FiO_2(mmHg)[1]	＞ 400	≦ 400	≦ 300	≦ 200 （補助呼吸下）	≦ 100 （補助呼吸下）
凝固系 血小板数（$10^4/\mu L$）	＞ 15	≦ 15	≦ 10	≦ 5	≦ 2
肝臓 血清ビリルビン値（mg/dL）	＜ 1.2	＜ 2.0	＜ 6.0	＜ 12	≧ 12
心血管系 血圧低下	なし	平均動脈圧(MAP) ＜ 70 mmHg	ドーパミン(DOA) or ドブタミン (DOB)≦ 5 γ[2]	DOA＞5 γ もしくは アドレナリン(Ad) or ノルアドレナリン(NAd)≦ 0.1 γ	DOA＞15 γ もしくは Ad or NAd ＞ 0.1 γ
中枢神経系 Glasgow Coma Scale	15	≧ 13	≧ 10	≧ 6	＜ 6
腎臓 血清クレアチニン(Cr)値(mg/dL) 1 日尿量（mL/日）	＜ 1.2	≧ 1.2	≧ 2.0	≧ 3.5 もしくは ＜ 500 mL/日	＞ 5.0 もしくは ＜ 200 mL/日

1 PaO_2（動脈血酸素分圧）/FiO_2（吸入酸素濃度，fraction of inspired oxygen）：酸素化係数．正常では PaO_2＝90 mmHg．FiO_2（室内気）＝0.21 から算出し，90/0.21＝429．≦ 300 は急性肺傷害（ALI：acute lung injury），≦ 200 は急性呼吸促迫症候群（ARDS）
2 γ：μg/kg/分（投与速度）

*DIC：播種性血管内凝固症候群

治療が奏効して臓器障害が軽快すれば点数が下がる．
・重症敗血症がさらに悪化して臓器の灌流障害や血圧低下をきたすと敗血症性ショックとなる（図2）．灌流障害とは，血圧の低下，DIC*による微小血栓の形成，貧血の進行などによって諸臓器への血流が低下した状態である．血流の低下した臓器では，酸素不足によって嫌気性解糖経路が亢進して乳酸の産生が高まり，乳酸アシドーシス（代謝性アシドーシス）を呈するとともに機能不全に陥る．機能不全が複数の臓器に及んで不可逆的となった状態を多臓器不全（MOF）という．

FNのマネジメント

ここではFNのマネジメントを時系列で考えていこう．その要点は，化学療法を開始する前にはFNの発症リスクを検討し，治療後には定期的な診察が行われ，FNの診断となった際には，培養を含む諸検査とFNの重症化リスクを評価したうえで，初期治療が直ちに開始されることにある（図5-7）．

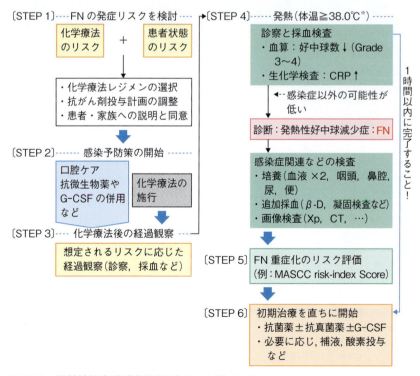

図5-7　発熱性好中球減少症（FN）のマネジメント
※「FN診療ガイドライン2012年版」では＞37.5℃

STEP 1　FN の発症リスクを検討

　一般に，化学療法によって有害事象(AE：adverse event)を発症しやすくなる要因には，抗がん剤による治療目標と治療計画に関する「化学療法に伴うリスク」と，患者の身体的問題点に関する「患者状態に伴うリスク」があり，化学療法は「患者状態に伴うリスク」が低い条件の下で行われるのが原則である．しかし，時には両者のリスクが高い症例に対して化学療法が施行されることもあり，その場合，AE を生じるリスクは著しく高くなる．また，「化学療法に伴うリスク」が低くても「患者状態に伴うリスク」が高ければ，AE の発生リスクは高くなる．FN についても同様に「化学療法に伴う FN の発症リスク」と「患者状態に伴う FN の発症リスク」を総合的に検討した上で治療が計画される（図 5-8）．以下に，「化学療法に伴う FN の発症リスク」と「患者状態に伴う FN の発症リスク」を具体的に示す（図 5-9）．

● 化学療法に伴う FN の発症リスクを検討する

・化学療法に伴う FN の発症リスクは，抗がん剤の投与計画(レジメン)の内容に含まれている（図 5-9）．具体的なリスク要因を以下に示す．

治療の目標　がんの種類や進行度によって化学療法の目標は大きく異なり，各々によって治療計画も変わる．急性白血病の寛解導入療法や固形がんの術後補助療法のように，化学療法によって完全寛解や治癒をめざす場合には，計画通りの治療強度(後述)を保って化学療法を完遂することが重視されるため，有害反応は高度となりやすく，FN の発症および重症化のリスクも高くなる．一方，進行または再発の転移性固形がんは治癒が困難であるため，化学療法の目標は延命または症状緩和となる．治療計画の遵守を大前提としつつも，減量または休薬を十分考慮しながら，FN を含む高度の有害反応はできる限り回避し，生活の質(QOL)がより重視される．

薬剤の種類　白血球減少(好中球減少)が用量制限毒性*(DLT：dose limiting toxicity)となっている抗がん剤が用いられる場合には，FN の発症リスクが高まる．抗がん剤の種類は主に細胞傷害性抗がん剤である．

薬剤の数　一般に複数の抗がん剤を組み合わせて投与する多剤併用療法では，単剤療法よりも高い抗腫瘍効果を得ることができるが，各薬剤による好中球減少(DLT)が重複して FN の発症リスクが高まることが多い．

投与時間　静注抗がん剤では点滴時間が毒性に影響を与える場合がある．例えば，高用量シタラビン(Ara-C)は 3 時間で静注，ゲムシタビン(GEM)は 30 分で静注を行うのが一般的であるが，いずれの薬剤も投与時間が延長すると骨髄抑制(好中球減少)が強まることが知られている．また，フルオロウラシル(5-FU)による好中球減少は，持続静注よりも急速静注のほうが頻度が高い．

＊用量制限毒性：抗がん剤の投与を少量から開始して増量していく臨床試験において，人体が耐え得ることができない有害反応(毒性)が確認された場合，その有害反応を DLT という．

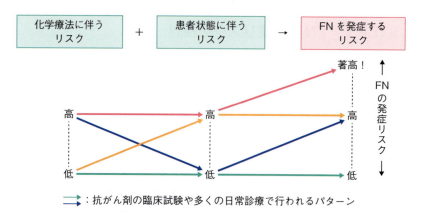

図 5-8　化学療法に伴う FN の発症リスク
この図式は FN のみならず，その他の有害事象においても同様である．

*DD：dose dense
*MDS：骨髄異形成症候群
*MM：多発性骨髄腫

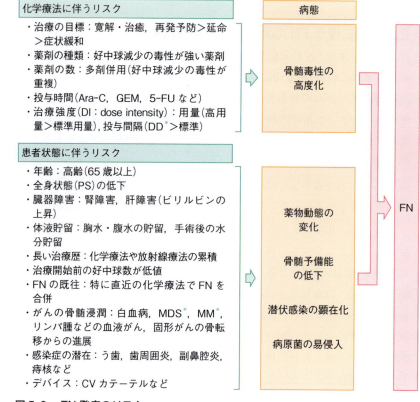

図 5-9　FN 発症のリスク

治療強度　急性白血病の寛解導入療法や固形がんの術後補助化学療法のように，完全寛解や治癒を治療目標とする化学療法では，治療計画通りの治療強度を保って完遂することが重視されるため，有害事象は全般的に高度となりやすく，FN の発症および重症化のリスクも高くなる．固形がんで

表5-1 　FN発症のリスクが高い化学療法レジメンの例

- 急性骨髄性白血病：DNR/Ara-C，high-dose Ara-C
- 急性リンパ性白血病：hyper-CVAD/MA
- 非ホジキンリンパ腫：ESHAP，DHAP，ICE
- 胚細胞腫：BEP，VeIP，VIP
- 乳がん：dose dense AC → Taxan
- 頭頸部/食道がん：DCF
- 膀胱がん：MVAC
- 自家造血細胞移植：m-BEAM
- 同種造血細胞移植：BU/CY，Ara-C/CY/TBI

はアントラサイクリン製剤やタキサン製剤を含む乳がんの術後補助化学療法，血液がんでは急性白血病の導入化学療法やリンパ腫の救援化学療法，造血細胞移植を併用して行われる高用量化学療法などである(表5-1，MEMO 4)．

MEMO 4　治療強度

- 抗がん剤治療における治療強度(DI：dose intensity)とは，1週間当たり(週)に相当する抗がん剤の投与量(mg/m^2/週)のことで，抗がん剤の治療計画(レジメン)または実際に投与された量から計算される．DIは，投与量の増加(dose escalation)または投与間隔の短縮(dose densification)によって高くなる(図)．
- DIを高めた化学療法(dose-intensive chemotherapy)によって抗腫瘍効果が高まるという考え方は，主に細胞傷害性抗がん剤を対象に研究が行われ，血液がんに対する造血細胞移植併用の高用量化学療法

$$DI[mg/m^2/週] \uparrow = \frac{投与量[mg/m^2] \uparrow}{投与間隔[週] \downarrow} \quad \cdots\cdots 投与量を増やす(dose\ escalation) \\ \cdots\cdots 投与間隔を短縮する(dose\ densification)$$

〔レジメン1〕　　　　　　　day 1 2　　　　8　　　　15　　　21 22　　　　29
パクリタキセル(タキソール)　↓　　　　　　休薬　　　　　　　　　↓
210 mg/m^2

DI＝210/3＝70[mg/m^2/週]

〔レジメン2〕　　　　　　　day 1　　　　　8　　　　15　　　　22　　　　29
パクリタキセル(タキソール)　↓　　　　　　↓　　　　↓　　　　↓　　　　↓
80 mg/m^2

DI＝80/1＝80[mg/m^2/週]

図　治療強度
レジメン2の1回投与量はレジメン1と比べてかなり少ないが，毎週投与することによってDIは高まっている．こうした投与計画を dose-dense therapy という．

(high-dose chemotherapy)，乳がんや卵巣がんに対するパクリタキセルの dose-dense therapy として行われている（図）．

・DI の保持が重視される場合もある．血液がん，特に急性白血病に対する多剤併用化学療法では，抗がん剤の減量や投与の延期を極力行わずに高い DI を保持し，十分な抗腫瘍効果を得て完全寛解に到達することが治療の目標となっている．したがって，有害事象の重症度も必然的に高くなるため，粘膜炎や骨髄抑制に対する支持療法（口腔ケア，肛門の清潔，G-CSF 製剤，輸血など）が極めて重要となる．

患者状態に伴う FN の発症リスクを検討する

・患者状態に伴う FN の発症リスクとは，患者の年齢や全身状態などによって抗がん剤の体内動態に負の影響が生じたり，治療の累積によって骨髄予備能が低下したり，感染の潜在や CV カテーテルなどのデバイスが存在することなどである（図 5-9, p110）．これらのリスク要因が多いほど化学療法に伴う骨髄抑制（特に好中球減少）が強まったり，感染を生じやすくなる可能性が高まるが，リスク因子がない，または該当する要因が少なければ，治療の毒性は想定内にとどまるであろう（図 5-8, p110）．

薬物動態の変化　抗がん剤の体内動態には，高齢（65 歳以上），全身状態（PS）の低下，臓器障害（腎障害や肝障害など），体液貯留（胸水・腹水，手術後におけるサードスペースへの水分貯留）などが影響を与え，薬物の吸収，分布（拡がり），代謝（分解），排泄の過程が変化し，通常よりも有害事象の発生頻度や重症度が高くなることがある．

骨髄予備能の低下　骨髄予備能とは化学療法の骨髄毒性に耐えられる造血機能のことである．これを客観的に評価する検査法はなく，治療前に正確な状況を把握することはできないが，これまでの事例をもとにある程度リスクを推定することができる．例えば，強力な化学療法や放射線療法を長期間受けてきた症例，骨髄に疾患が及んでいる症例（固形がんにおいて多発骨転移から骨髄浸潤に進展している場合，多発性骨髄腫や骨髄異形成症候群などの血液がんが併存している場合など），FN の既往がある症例（特に直近の化学療法で FN を合併）などである．これらにおいては，化学療法前の好中球数が正常範囲内であっても，治療後の好中球減少が早期から生じて高度となり遷延化する可能性を考えておきたい（図 5-4, p101）．

感染症の併存　化学療法を行う際には，活動性の感染症（臨床症状を伴う肺炎や腸炎など）がないことを確認しておく必要がある．これらを合併している状態で化学療法が行われ，高度の好中球減少が生じれば，感染症の活動性はさらに高まって，生命を脅かす状態*にまで進展したり，その後の化学療法の継続が困難となることもある．一方，化学療法の前に明らか

*生命を脅かす状態：CTCAE の重症度で Grade 4（life-threatening consequences）に相当

な感染症が認められなくても，その後の好中球減少によって，潜在していた感染症が顕在化してくることがある．う歯に伴う歯肉感染，副鼻腔炎，痔核などに伴う肛門周囲の感染はその例である．これらの部位に関しては問診や診察が行われ，必要に応じて各診療科へのコンサルテーションが化学療法の前に行われる．

中心静脈カテーテル　抗がん剤の投与およびその後の支持療法において中心静脈カテーテル（CVC：central vein catheter）ラインを鎖骨下静脈などから確保することがある．CVC は末梢静脈の確保が困難な場合や抗がん剤の 24 時間点滴が必要な場合において有用であるが，刺入部からのトンネル感染を起こすリスクを伴っている．好中球減少に伴って CVC 感染のリスクが高まる．

STEP 2　感染予防策の開始

FN の発症のリスクが検討されたうえで，感染に対する予防策が必要に応じて開始される．口腔内や肛門およびその周囲の清潔を保つための粘膜に対するケアは，生体の隔壁（バリア）機能の保持または早期回復をめざして行われる．これは粘膜を介した病原菌の侵入を防ぐうえで重要である．特に，血液がんや造血細胞移植が行われる症例では，疾患自体および化学療法によって免疫機能および骨髄機能の低下が高度化するため，感染予防として，抗菌薬・抗真菌薬・抗ウイルス薬，G-CSF 製剤の投与，アイソレータ管理などが考慮される．

● 粘膜に対するケア

・口腔，鼻腔/副鼻腔，陰部，肛門付近では細菌が増殖しやすいため，化学療法が行われる前には症状が乏しくても，施行後の好中球減少とともに感染症が顕在化してくることがある．化学療法を行う際には FN のリスクにかかわらずこれらの部位の感染と清潔ケアについて留意し，必要に応じて化学療法の開始までに各診療科に対して診察を依頼する．

・口腔内の清潔では，含嗽と軟質材（やわらかめ）の歯ブラシによるブラッシングを励行して，菌の増殖を抑えて感染を予防する．舌や咽頭に白苔を認めたり，嚥下時に違和感が自覚される場合には，口腔内から食道にかけてのカンジダ症を伴っている可能性があり，口腔用アムホテリシン B 製剤（ファンギゾン® シロップ）による含嗽が行われる．口唇粘膜付近に水疱を伴う発赤疹が出現してヘルペス感染症と診断された場合には，症状に応じて抗ヘルペス作用の軟膏または内服薬が処方される．歯肉痛や歯痛，未治療のう歯，義歯による口内痛などを認めた場合には，歯科または口腔外科の診察で応急的処置が行われることがある．

・鼻腔または副鼻腔領域に慢性的な鼻閉や膿汁が認められ，活動性の副鼻腔炎の存在が疑われる場合には，耳鼻咽喉科の診察を受けることがある．

一次予防：1 サイクル目から G-CSF 製剤を併用

- FN の発症リスクが 20％ 以上のレジメンにおいては，G-CSF 製剤による一次予防が推奨されている※．
- FN の発症リスクが 20％ 未満のレジメンであっても，患者状態において FN の発症リスクが高いと想定された場合には，G-CSF 製剤による一次予防が行われることがある．

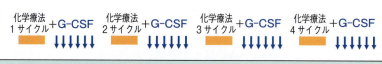

二次予防：FN 発症以降のサイクルから G-CSF 製剤を併用

- G-CSF 製剤による一次予防を行わずに化学療法を行って FN を発症した場合，以降のサイクルにおける FN のリスクや化学療法の治療強度の保持を考慮して，G-CSF 製剤を併用することがある．

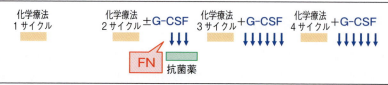

図 5-10　G-CSF 製剤による FN 予防
※持続型 G-CSF 製剤（ジーラスタ®）も使用できる．本剤は 1 サイクルに 1 個投与．

- 肛門部付近の清潔には便座温水洗浄機などが用いられる．痔核や肛門周囲膿瘍の既往がある場合には外科の診察を受けることがある．

● 抗微生物薬の投与

- 原疾患と治療の状況から免疫機能の低下レベルが判断され（図 5-2，p100），感染予防を目的に抗微生物薬の投与が検討される．対象となるのは主として血液がんや造血細胞移植が行われる症例で，抗菌薬ではフルオロキノロン製剤，ニューモシスチス肺炎の予防には ST 合剤（バクタ®），抗真菌薬ではフルコナゾール，抗ウイルス薬ではアシクロビルやバラシクロビルが主に選択される．これらの中で FN 発症と関連するのは抗菌薬と抗真菌薬である．

● G-CSF 製剤の予防投与

MEMO 5

- FN 発症のリスクが高い症例に対しては，G-CSF 製剤（MEMO 5）の予防投与が検討される．初回の化学療法後から G-CSF 製剤を併用する方法（一次予防）と，初回の化学療法後に FN を合併した場合に 2 サイクル目以降から G-CSF 製剤を併用する方法（二次予防）がある（図 5-10）．
- FN の発症リスクが 20％ を超える化学療法レジメン（臨床試験において FN の発症率が 20％ を超えていたレジメン）が施行される際には，一次予防として 1 サイクル目から G-CSF 製剤を併用することが推奨されている（表 5-1，p111）．
- FN 発症のリスクが 20％ 以下のレジメンであっても，患者状態に負の要因

が存在してFNの発症リスクが高いと判断された場合には，一次予防として1サイクル目からG-CSF製剤を併用することがある．それ以外では，二次予防の設定でG-CSF製剤を使用するのが一般的である．

> **MEMO 5** G-CSF製剤
>
> ・G-CSF (granulocyte colony stimulating factor, 顆粒球コロニー刺激因子)は骨髄における骨髄球系細胞(特に好中球)の分化と増殖にかかわる重要な造血因子のひとつである(図)．これを製剤化したものがG-CSF製剤である．
> ・G-CSF製剤には，骨髄における骨髄球系細胞の増殖を促進する作用(末梢血中の好中球数が増加)，骨髄中の造血幹細胞を末梢血中に動員

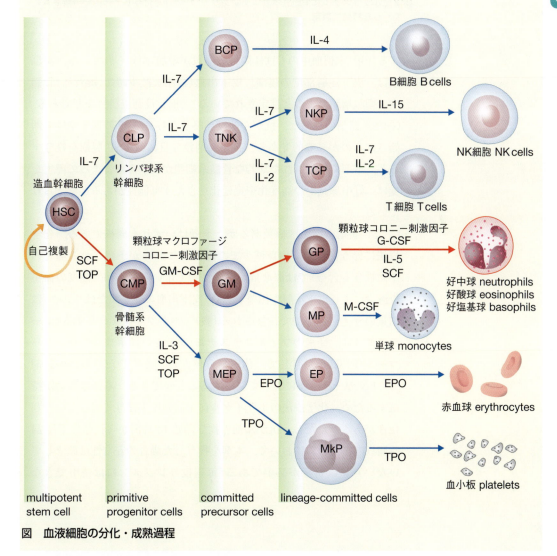

図　血液細胞の分化・成熟過程

表　G-CSF 製剤一覧(2014 年 11 月現在)

商品名(一般名)	標準的な投与量		薬価(円)[2]
	皮下注(1 日 1 回)	点滴静注[1](1 日 1 回)	
グラン®(フィルグラスチム)	75 µg	150 µg	10,055
フィルグラスチム BS*	75〜150 µg	150〜300 µg	6,882
ジーラスタ®(ペグフィルグラスチム)[3]	3.6 mg	—	106,660
ノイトロジン®(レノグラスチム)	100 µg	250 µg	10,445
ノイアップ®(ナルトグラスチム)	50〜100 µg	100〜200 µg	8,712

*BS：バイオシミラー製品(biosimilar-products)

1　点滴静注：高度の血小板減少を伴って皮下注による皮下出血を生じるリスクがある場合に用いられる
2　薬価：グラン®はシリンジ 75 µg 製剤，ノイトロジン®は 100 µg 製剤，ノイアップ®は 50 µg 製剤
3　フィルグラスチムに PEG(ポリエチレングリコール)を付与して体内で分解されにくくした持続型製剤

する作用(末梢血中の CD34 陽性細胞数が増加)が知られている．副反応は，皮下注射部位の疼痛，皮下出血(血小板減少時)，腰背痛(骨髄内の細胞増殖によると推定されている)，間質性肺炎(稀)などである．

・G-CSF 製剤の投与は，抗がん剤投与終了から 24〜48 時間を空けて開始されるのが一般的である．抗がん剤投与日に G-CSF 製剤を投与すると，本剤で増幅された幼若な骨髄系細胞が抗がん剤によって障害を受け，好中球減少の高度化や遷延化をきたす可能性があると考えられている．

・G-CSF 製剤の種類は複数あるが，薬効はいずれも同様である．化学療法に伴う高度の好中球減少または FN(これらが予想される場合の予防投与も含む)では標準量が皮下注射で用いられるが，高度の血小板減少により皮下注射が困難な場合(皮下出血の発生またはリスク)は増量のうえ点滴静注で投与される(**表**)．ペグフィルグラスチム(ジーラスタ®)は，従来のフィルグラスチム(グラン®)にポリエチレングリコール(PEG)を付与して，体内で分解されにくくした持続型の製剤で，FN の一次予防において使用することができる．本剤は薬効が持続するため，化学療法の 1 サイクルに 1 回の皮下投与で済むという利便性がある．ただし，抗がん剤の投与開始 14 日前から投与終了後 24 時間以内までの間において，本剤を投与した場合の安全性は確立していない点には留意が必要である(毎週投与レジメンには使用できない)．

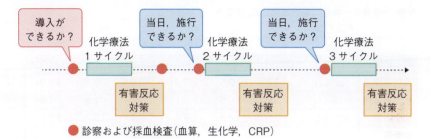

図 5-11　化学療法後の経過観察

STEP 3　化学療法後の定期的観察

　化学療法を施行した後は，定期的な診察と採血検査によって有害事象の観察と評価が行われる（図5-11）．FNの兆候を早期に把握して診断につなげるためには，好中球減少の評価を綿密に行うことが重要である．以下にその要点を示す．

● 血算，白血球分画，網状赤血球の検査項目がオーダーされる

・採血を行った当日の白血球数は「血算*」によって明らかとなるが，好中球数を知るためには「白血球分画」をオーダーする必要がある．さらに，今後の白血球数（好中球数）の推移を見通すためには「白血球分画」に加えて「網状赤血球」も測定されているとよい．

＊血算：全血球計算（CBC：complete blood count）の略

● 好中球数を算出する

・好中球数は白血球数および白血球分画で示された桿状核球（Stab：stab neutrophil）と分葉核球（Seg：segmented neutrophil）の割合（％）から算出される．

$$好中球数[/\mu L] = 白血球数[/\mu L] \times (Stab[\%] + Seg[\%])/100$$

・化学療法後の白血球減少と好中球減少は常に比例しているとは限らない点にも留意しておきたい．例えば，化学療法後の採血検査で，白血球数はGrade 0（CTCAE）であったが，好中球数はGrade 3にまで低下していたということもある（図5-12）．夜間・休日を問わず好中球数が算出できる検査体制が求められる．

● 好中球減少を経時的に予測する

・化学療法を施行する時点から，FNのリスクを踏まえたうえで，Nadir（ネイディアー）の時期を予測しておきたい．細胞傷害性抗がん剤を用いた3～4週間隔の化学療法では，治療開始から1～2週後までにNadirとなるのが一般的である．例えば，アントラサイクリン製剤は投与から2週後，ドセタキセル（3週ごと）は投与から1週後にNadirとなることが多い．

・化学療法1サイクル目の期間中における血算値（特に好中球数）の経時的変化は，2サイクル目以降の治療計画を考えるうえで重要な情報となるた

症例：50 歳代，女性．進行結腸がん，PS 0．併存疾患なし．

FOLFOX		#1		#2	#3	#4	#5
day		1	10	22	43	64	85
白血球数	/μL	10,800	6,800	6,300	4,000	4,700	4,800
血色素濃度	g/dL	12.2	10.5	12	10.9	9.8	11.5
網状赤血球	‰	16	5	21	20	26	26
血小板数	10^4/μL	26.9	12.3	29.6	22.1	19.7	19.5
骨髄球	%			1	2	1	
後骨髄球	%			1	1	1	
Stab/Seg	%	60	48	25	20	20	23
好酸球(Eo)	%	9	8	8	7	11	9
好塩基球(Ba)	%					1	
リンパ球(Lym)	%	26	39	42	55	49	49
単球(Mo)	%	4	5	23	15	17	18
好中球数	/μL	6,480	3,264	1,575	800	940	1,104

図 5-12　化学療法後の白血球減少と好中球減少に乖離が認められる例
※白血球数減少は認められない（Grade 0）が，好中球数は Grade 1 から 3 に低下している．
⇒化学療法後の白血球減少と好中球減少が常に同程度とは限らない！

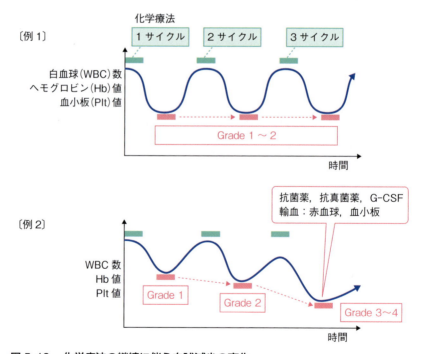

図 5-13　化学療法の継続に伴う血球減少の変化

め，FN の発症リスクに応じて，予測された Nadir の時期までの間に，必要に応じた回数で診察と採血検査が行われる．
・化学療法の投与回数（サイクル数）が進むと好中球減少の Nadir が次第に高度となり，FN の発症リスクが高まってくることがある（図 5-13）．この

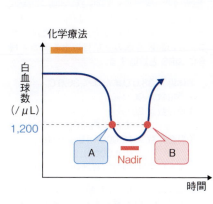

	A	B
【血算】		
白血球数(WBC)	1,200 (/μL)	1,200 (/μL)
血色素濃度(Hb)	11.2(g/dL)	11.2(g/dL)
血小板数(Plt)	18.2(10⁴/μL)	18.2(10⁴/μL)
網状赤血球(Ret)	1 (%)↓	10 (%)↑
【白血球分画】		
桿状核球(Stab)	1%	0%
分葉核球(Seg)	76%	45%
好酸球(Eo)	4%	2%
好塩基球(Ba)	1%	1%
リンパ球(Lym)	16%	27%
単球(Mo)	2%↓	25%↑
好中球数(Neu)	924 (/μL)	540 (/μL)
骨髄機能は…	まだ抑制傾向	すでに回復傾向

図 5-14　Nadir 期における血球減少の評価

現象には抗がん剤の投与計画と患者要因の両者が影響を与えている(図5-9, p110). FN の発症リスクが高い症例において投与サイクルを重ねていく場合には, 治療前および予測される Nadir の時期に診察と採血検査による評価をその都度行っていくことが大切である(図5-11, p117).

● 網状赤血球および単球分画から骨髄機能を評価する

・好中球減少の経時的変化を予測するためには, 血算値に加えて, 網状赤血球［％］および白血球分画の単球(Mo：monocyte)［％］に注目する. これらの検査項目から骨髄機能の状態, すなわち「今後さらに骨髄抑制が強まって Nadir に向かうのか？」「すでに Nadir から脱して骨髄抑制から回復してきているのか？」のいずれであるかを推定することができる.

・網状赤血球［％］の上昇または単球［％］の上昇を認めれば骨髄機能は抑制期から回復期に転じてきている(好中球数が増加してくる)と推定される. 一方, 単球［％］の低下や網状赤血球［％］の低下が続けば, 骨髄抑制が持続またはさらに強まって, 好中球数減少だけでなく血小板減少や貧血も伴ってくる可能性がある(図5-14).

STEP 4　FN の診断と培養検査など

● 外来では速やかな診察へと誘導する

・CTAS/JTAS* では, 化学療法を受けている成人患者が発熱を主訴として救急外来を受診した際には, 15分以内に遅滞なく診察が受けられるようにトリアージすることを求めている. これは5段階緊急度のレベル2(レ

*CTAS：カナダにおいて運用されている救急患者緊急度判定支援システム(Canadian Triage and Acuity Scale)の略称. JTAS はその日本版で, 救急外来で運用され始めている.

JTAS レベル	発熱 > 38.0℃（年齢≧15歳）
2	**免疫不全**：好中球減少症（または疑い），化学療法またはステロイドを含む免疫抑制剤の投与中.
2	**敗血症疑い**：SIRS 診断基準の2項目以上を満たす．または循環動態が不安定，中等度呼吸障害または意識障害.
3	**具合悪そう**：SIRS 診断基準の2項目未満しか満たさないが，具合悪そうな状態（紅潮，傾眠不安・不穏状態）.
4	**具合良さそう**：SIRS 診断基準のうち発熱のみが陽性であり，苦痛なく落ち着いた状態.

SIRS はさまざまな重篤な臨床上の侵襲によって引き起こされる全身性炎症反応である．次の診断基準の2項目以上を満たす場合に SIRS と診断する．

① 体温 > 38.0℃ または < 36.0℃
② 心拍数 > 90/分
③ 呼吸数 > 20/分
　　　　　または $PaCO_2$ < 32 mmHg
④ 白血球数 > 12,000/μL または
　　　　　< 4,000/μL
　　または未熟顆粒球（桿状型）> 10%

敗血症は感染が起こった結果，SIRS の診断基準を2項目以上満たすものであり，感染に対する全身性の反応と定義される．

重症敗血症は臓器機能障害，低灌流，または低血圧を伴う敗血症と定義される．低灌流や灌流異常では乳酸アシドーシス，乏尿，急性の精神状態変化を伴う場合がある.

| レベル1 蘇生 | レベル2 緊急 | レベル3 準緊急 | レベル4 低緊急 | レベル5 非緊急 |

図 5-15　JTAS による「体温」の緊急度判定
〔日本臨床救急医学会（監修）．（2012）．緊急度判定支援システム JTAS 2012 ガイドブック〕

ベル1の蘇生レベルに次ぐ段階）である．外来においては「化学療法+発熱=FN の可能性」と考えて診察が速やかに受けられるように患者誘導を行う必要がある（図 5-15）．

・FN と診断され高リスクと判断された場合には，培養検査と初回の抗菌薬静注は外来で完了し，以降の治療は入院病棟で継続するという時間管理が求められる．

● 発熱と好中球数から FN の診断が行われる

・発熱性好中球減少症（FN）の診断は，好中球数の高度減少と発熱から行われる．すなわち，化学療法が施行された後に好中球数が < 500/μL まで低下した場合，または，好中球数が < 1,000/μL で 48 時間以内に < 500/μL までの低下が予測される場合のいずれかで，発熱を伴ったときに FN と診断される（図 5-16）．発熱の程度は「口腔温が 38.3℃ を1回でも超える」または「38℃ 以上が1時間を超えて持続する」場合と定義（IDSA 2010）されているが，日本では体温測定を腋窩（腋窩温は口腔温より 0.3〜0.5℃ ほど低い）で行うのが一般的であることから，「FN 診療ガイドライン 2012 年版」では腋窩温で 37.5℃ を超える場合とされている．

・FN の症状は悪寒・戦慄を伴った発熱として認められることが多い．感染巣が特定できるような咽頭痛や咳嗽（上気道炎，肺炎），下痢や腹痛（腸炎）などの症状を伴うこともあるが，発熱症状のみのことが多いのが FN の特

> 抗がん剤治療後に，下記の基準で高度の好中球減少と発熱を認めた場合，FN と診断される
> ■高度の好中球減少：以下に示すいずれかの場合
> ・好中球数＜500/μL（Grade4）または，
> ・好中球数＜1,000/μL（Grade3）で，48 時間以内に好中球数＜500/μL へ低下すると予測される場合．
> ■発熱：口腔温*が 38.3℃ を 1 回でも超える，または 38℃ 以上が 1 時間を超えて持続した場合．

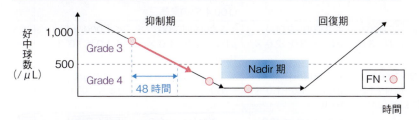

＊体温は IDSA ガイドライン（2010）に基づいて表記．口腔温は腋窩温より約 0.5℃ 高い．本邦のガイドラインでは腋窩温 37.5℃ を基準としている．

図 5-16 発熱性好中球減少症（FN）の診断
・抑制期：化学療法によって骨髄機能が抑制され血球減少が続いている期間．
・Nadir 期：骨髄抑制が最も強い時期で，好中球数は最低値となる．
・回復期：Nadir 期を越えて血球数が増加に転じてきた期間．

徴である．
- FN の血算では，白血球数と好中球数が著明に低下し，ヘモグロビン（Hb）の低下や血小板数の低下を伴っていることもある．生化学検査では高度の炎症反応に伴って CRP（炎症反応の指標）が高値となっていることが多い．しかし，発熱と CRP の上昇には 1～2 日のタイムラグがあり，発熱の直後では CRP が高値を示していないこともある（**図 5-6**，p103，**MEMO 2**）．
- 発熱の原因（病原菌）は FN の診断当日には特定できず，臨床症状，採血検査，画像検査などを総合して，感染以外の原因（薬剤熱や腫瘍熱など）よりも感染による可能性が高いという暫定的な判断にとどまる．そして，後日，培養検査から病原菌（細菌または真菌）が特定できた，培養結果が陰性であっても抗菌薬治療が奏効して病状が軽快した，などの事実から，今回の FN は病原菌による感染が原因であったと後方視的（retrospective）に判断されることになる．
- FN の重症度を CTCAE で評価する場合には，「発熱性好中球減少症（febrile neutropenia）」「白血球減少（white blood cell decreased）」「好中球数減少（neutrophil count decreased）」「発熱（fever）」などの項が該当する（**表 5-2**）．

● 血液培養検査「2 セット」は不可欠である

- FN と診断された後には，起炎症の同定を目的として培養検査が行われる．培養検査の中でも特に血液培養は起炎菌を同定するために不可欠である．FN における菌血症（病原菌が血液中を循環している状態）では血液培

表 5-2　発熱性好中球減少症に関連する CTCAEv4.0

有害事象	重症度(Grade)				
	1	2	3	4	5
発熱性好中球減少症 Febrile neutropenia	—	—	ANC* ＜1,000/mm³ で，かつ，1回でも38.3℃(101°F)を超える，または1時間を超えて持続する38℃以上(100.4°F)の発熱	生命を脅かす；緊急処置を要する	死亡
白血球減少 White blood cell decreased	＜LLN*〜3,000/μL；＜LLN〜3.0×10⁹/L	＜3,000〜2,000/μL；＜3.0〜2.0×10⁹/L	＜2,000〜1,000/μL；＜2.0〜1.0×10⁹/L	＜1,000/μL；＜1.0×10⁹/L	—
好中球数減少 Neutrophil count decreased	＜LLN〜1,500/μL；＜LLN〜1.5×10⁹/L	＜1,500〜1,000/μL；＜1.5〜1.0×10⁹/L	＜1,000〜500/μL；＜1.0〜0.5×10⁹/L	＜500/μL；＜0.5×10⁹/L	—
貧血 Anemia	ヘモグロビン＜LLN〜10.0 g/dL；＜LLN〜6.2 mmol/L；＜LLN〜100 g/L	ヘモグロビン＜10.0〜8.0 g/dL；＜6.2〜4.9 mmol/L；＜100〜80 g/L	ヘモグロビン＜8.0 g/dL；＜4.9 mmol/L；＜80 g/L；輸血を要する	生命を脅かす；緊急処置を要する	死亡
血小板数減少 Platelet count decreased	＜LLN*〜75,000/μL；＜LLN〜75.0×10⁹/L	＜75,000〜50,000/μL；＜75.0〜50.0×10⁹/L	＜50,000〜25,000/μL；＜50.0〜25.0×10⁹/L	＜25,000/μL；＜25.0×10⁹/L	—
発熱 Fever	38.0〜39.0℃(100.4〜102.2°F)	＞39.0〜40.0℃(102.3〜104.0°F)	＞40.0℃(＞104.0°F)が≦24時間持続	＞40.0℃(＞104.0°F)が＞24時間持続	死亡

関連する主な有害事象		
悪寒 Chills	敗血症 Sepsis	低体温 Hypothermia
倦怠感 Malaise	低血圧 Hypotension	アシドーシス Acidosis
疲労 Fatigue	低酸素症 Hypoxia	カテーテル関連感染 Catheter related infection

〔有害事象共通用語規準 v4.0 日本語訳 JCOG 版より引用〕

*ANC(absolute neutrophil count)：好中球数

*LLN(lower limits of normal)：施設基準下限値

Note 1　p131
血液培養の採取法

養によって起炎菌を明らかにできる可能性が高い．
・培養検査を行う際にはいくつかの注意点がある．

1) **培養検査は抗菌薬治療を開始する前に行う**．抗菌薬の投与後では抗菌薬の影響によって菌が検出されにくくなるためである．

2) **血液培養は最低 2 セット採取する**(Note 1)．血液培養 1 セットは好気性菌用ボトル 1 本と嫌気性菌用ボトル 1 本で，採取血液量は 1 セット当たり 20 mL(培養ボトル 1 本に対して血液を 10 mL 注入する)である．身体の異なる 2 か所(左右の上肢など)から静脈血を 1 セットずつ採取する．中心静脈カテーテルが留置されている場合には，そのルートおよび身体のいずれかの部位から 1 セットずつ採取する．静脈採血が困難な場合は動脈血から採取が行われることもある．

3) **血液培養以外の培養検査も行われる**．感染が疑われる部位があれば，

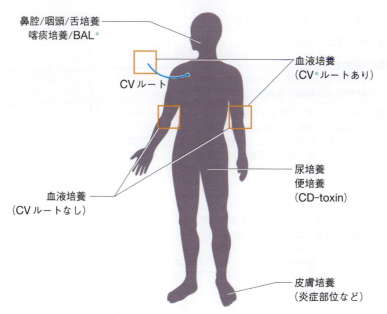

図5-17　FNにおける培養検査

咽頭，鼻腔，尿，便などの培養検査が積極的に追加される（図5-17）．

● **感染巣探索の検査などが適宜追加される**

・病状に応じて，X線，CT，超音波検査などの画像検査が追加され，肺炎，腸炎，胆嚢炎などが明らかとなることもある．採血検査では，β-Dグルカン（真菌感染を診断するための補助検査）や凝固検査（DICの合併を調べる）などが追加されることがある．

STEP 5　FNの重症化リスクを評価

FNの診断時には，年齢，好中球減少の程度，全身状態，合併症/併存疾患に着目して，FNが重症化するリスク（低リスクまたは高リスク）の評価が行われる（図5-18）．これらの要素からの7項目をスコア化してFNの重症化リスクを判別する表が「MASCC* risk-index score」である（表5-3）．

＊MASCC：Multi-national Association for Supportive Care in Cancer（国際がんサポーティブケア学会）

● **FNの重症化リスクが高い状態**

・FNの重症化リスクが高い状態（高リスク）には，高齢，好中球減少が重度，肺炎や腸炎などの感染症候が悪化して全身状態が低下している，合併症/併存疾患の存在などがある．これらによって，FNから敗血症，さらに，重症敗血症から敗血症性ショックへと悪化する可能性がある（図5-18）．

年齢　高齢者では，発熱による消耗や脱水に伴って全身状態の低下をきたしやすく，FNが重症化するリスクは高まる．

好中球減少の程度　好中球数が高度に減少した場合（100/μL未満），好中球減少の期間が長い（7日間を超える）場合は，FNの重症化リスクが高ま

FN が重症化しやすい状態（高リスク） ⇒ **重症化**

- 年齢：高齢（例≧65歳）
- 好中球減少の程度
  - 好中球数の高度減少＜100/μL
  - 好中球減少期間の長期化＞7日
- 全身状態の低下（感染症候の悪化による）
  - 呼吸器系：新規に出現した肺浸潤影，低酸素血症
  - 消化器系：新規に加わった腹痛，悪心・嘔吐，重度の下痢，嚥下が障害される程度の口内炎・食道炎
  - 神経系：新規に出現した神経，精神状態の変容
  - 循環系：血圧低下など
- 合併症または併存疾患
  - 肝機能障害：AST/ALT＞基準値の5倍
  - 腎機能障害：Ccr＜30 mL/分
  - 慢性閉塞性肺疾患（COPD）の併存
  - カテーテル関連感染症，特にトンネル感染

敗血症
↓
重症敗血症
↓
敗血症性ショック

FN の重症化が少ない状態（低リスク）

- 年齢＜65歳
- 好中球減少が短期間≦7日
- 全身状態が安定している
- 合併症/併存疾患なし

図 5-18　FN の重症化リスク

表 5-3　MASCC risk-index score：FN の重症化リスクの判別表

MASCC risk-index score			症例1　53歳，女性　乳がん術後　FEC療法		症例2　67歳，男性　非ホジキンリンパ腫　CHOP療法	
項目		点数				
症状	無症状～軽度 中等度	5 3	中等度	3	中等度	3
原疾患	固形がんまたは真菌感染症の既往がない血液がん	4	はい	4	はい	4
血圧低下がない（sBP＞90 mmHg）		5	はい	5	はい	5
慢性閉塞性肺疾患（COPD）がない		4	はい	4	はい	4
脱水を伴っていない		3	はい	3	いいえ	0
外来通院中である		3	はい	3	はい	3
年齢＜60歳		2	はい	2	いいえ	0
点数の合計（最大26）		26		24		19
		リスク判定	≧21　低リスク		＜21　高リスク	

る（図 5-4，p101）．

全身状態　感染による症候が悪化すると全身状態は低下する．例えば，呼吸器系では肺浸潤影，低酸素血症，消化器系では腹痛，悪心・嘔吐，重度の下痢，嚥下が障害される程度の口内炎・食道炎，神経系では神経，精神

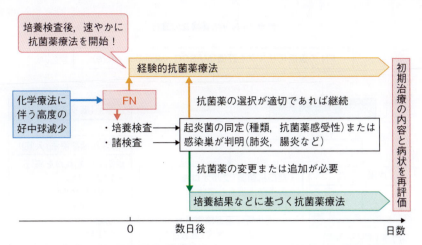

図 5-19　FN に対する初期治療の概要

状態の変容などである．菌体毒素や脱水によって血圧低下をきたせば循環動態は不安定となる．

合併症や併存疾患　主要臓器に障害があると全身状態は低下しやすい．また，抗菌薬の体内動態が変化して治療効果が不確実になることもある．これらは FN が重症化するリスクとなる．例えば，高度の肝機能障害（AST/ALT が基準値の 5 倍を超える[*]），腎機能障害（クレアチニンクリアランスが 30 mL/分未満[*]），心肺機能の低下などである．慢性閉塞性肺疾患（COPD：chronic obstructive pulmonary disease）の併存があれば肺炎から呼吸不全へと進展しやすく，加えて心負荷による心不全も併発して急速に重症化する可能性が高い．糖尿病（DM：diabetes mellitus）では，糖毒性（高血糖に伴って細胞の周囲を糖が取り囲み，その機能を低下させてしまう現象）によって，好中球や免疫系の細胞が十分機能できず，感染症が重症化する可能性がある．また，中心静脈カテーテルが留置されている場合には，刺入部位が病原菌の侵入門戸となって重症化の原因となることがある[*]．

[*] いずれも Grade 3 の重症度（CTCAE）に相当

[*] カテーテル関連感染症（catheter related infection）

● FN の重症化リスクが低い状態

・FN の重症化リスクが低い状態（低リスク）には，高齢ではない，好中球減少が重度ではない，感染症候が悪化せずに全身状態が保たれている，合併症や併存疾患がない，または少ないなどがある（図 5-18）．

STEP6　FN の初期治療

　FN と診断され，培養検査が完了した後，抗菌薬による初期治療が速やかに開始される（図 5-19）．MASCC risk-index score などによる FN 重症化のリスク評価において，低リスクであれば外来で経口抗菌薬の投与，高リスクであれば入院のうえ，点滴抗菌薬の投与がそれぞれ選択されるのが一般的

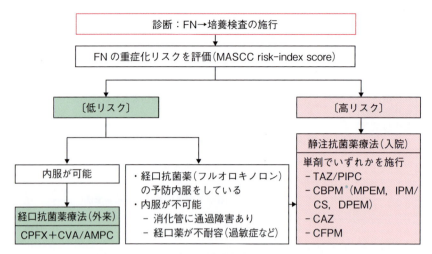

図5-20　FNに対するリスク別治療の実際

＊CBPM：カルバペネム系抗菌薬

である（図5-20）．

● 抗菌薬治療が速やかに開始される

・FNでは培養検査の結果を待たずに，過去に集積されたデータ（ガイドライン）や感染症の既往歴などから起炎菌を想定して抗菌薬の投与が開始される．この方法は経験的抗菌薬療法（empiric antibiotic therapy）といわれる（図5-19, p125）．生体は感染症に対して厳しい状況（好中球≪病原菌の力関係）に置かれ，敗血症などを合併して重症化するリスクがあるため，一刻も早い抗菌薬投与の開始が不可欠である．特に，起炎菌が高度の病原性を有する緑膿菌などの場合に経験的抗菌薬療法の意義は大きい．

● 抗菌薬療法はFNの重症化リスク別に行われる

・FNに対する抗菌薬療法は，重症化のリスク評価をして開始される（図5-20）．

〈高リスク〉

・FNの重症化リスクが高い場合には，入院のうえ，静注抗菌薬による経験的抗菌薬療法が初期治療として開始され，必要に応じてG-CSF製剤の併用が検討される．治療開始から数日後に培養結果が判明した際には，その結果に基づいて抗菌薬療法の変更や追加が考慮される．その後，好中球が回復して臨床症状の改善が認められれば抗菌薬療法は近日終了となる．一方，好中球減少が遷延してFNの悪化が予測された場合には，抗菌薬の追加または変更，抗真菌薬の追加などが検討される（図5-19）．

入院のうえ経験的抗菌薬療法を開始する

・高リスク症例においては敗血症へ進展するリスクが高いため，入院のうえ，十分な抗菌スペクトルを有する静注抗菌薬を定時間隔（8時間ごとなど）で投与して，最大限の抗菌作用を得る必要がある．
・初期治療における第一選択薬は，βラクタマーゼ阻害薬配合剤のタゾバク

表 5-4　発熱性好中球減少症で用いられる主な抗菌薬と抗真菌薬

区分 / 一般名		主な商品名	投与経路	略号
ニューキノロン	レボフロキサシン	クラビット	PO/DIV*	LVFX
	シプロフロキサシン	シプロキサン	PO/DIV	CPFX
BLI*配合剤	アモキシシリン/クラブラン酸(2：1)	オーグメンチン	PO	CVA/AMPC
セフェム　第4世代	セフェピム	マキシピーム	DIV	CFPM
第3世代	セフタジジム	モダシン	DIV	CAZ
BLI 配合剤	タゾバクタム/ピペラシリン	ゾシン	DIV	TAZ/PIPC
カルバペネム	メロペネム	メロペン	DIV	MEPM
	イミペネム/シラスタチン	チエナム	DIV	IPM/CS
	ドリペネム	フィニバックス	DIV	DRPM
アミノグリコシド	アミカシン	アミカシン	DIV	AMK
	アルベカシン	ハベカシン	DIV	ABK
	ゲンタマイシン	ゲンタシン	DIV	GM
抗 MRSA	テイコプラニン	タゴシッド	DIV	TEIC
	バンコマイシン	バンコマイシン	DIV	VCM
抗真菌	フルコナゾール	ジフルカン	PO/DIV	FLCZ
	イトラコナゾール	イトリゾール	PO/DIV	ITCZ
	ミカファンギン	ファンガード	DIV	MCFG
	カスポファンギン	カンサイダス	DIV	CPFG
	ボリコナゾール	ブイフェンド	PO/DIV	VRCZ
	リポソーム化アムホテリシン B	アムビゾーム	DIV	Lipo-AMPH

＊PO：経口投与
＊DIV：点滴静中
＊BLI：beta-lactamase inhibitor（β-ラクタマーゼ阻害剤）

タム/ピペラシリン[TAZ/PIPC]（ゾシン®），カルバペネム系のメロペネム[MEPM]（メロペン®），第4世代セフェム系のセフェピム[CFPM]（マキシピーム®）などである（**表5-4**）．これらに共通する特徴は，広域の抗菌スペクトル（グラム陽性菌/グラム陰性菌/嫌気性菌）を有し，特にグラム陰性桿菌の緑膿菌に対する抗菌作用が強力なことである．

・緑膿菌は抗菌薬に対する自然耐性（最初から抗菌薬が効きにくい）や高い病原性（菌体毒素など）を有しているため，初期の経験的治療の段階から，緑膿菌の関与も想定した広域抗菌スペクトルの薬剤が選択される．

・ペニシリン系またはセフェム系抗菌薬にアレルギー歴を有する症例に対しては，これらおよびカルバペネム系を避け，シプロフロキサシン[CPFX]（シプロキサン®など）+クリンダマイシン[CLDM]（ダラシン®）またはアズトレオナム[AZT]（アザクタム®）+バンコマイシン[VCM]の2剤併用療法が推奨されている（IDSA 2010）．

G-CSF 製剤の併用が検討される

・G-CSF 製剤が予防投与されていた場合は継続し，予防投与が行われていなかった場合には FN 発症後から G-CSF 製剤を併用することがある

MEMO 5 p115

(MEMO 5, p115).

培養検査の結果などに基づいた抗菌薬療法へ

- 初期の培養検査からFNの起炎菌が明らかとなった場合(多くは治療開始から2〜4日後に培養結果が判明する)には，その菌の種類と抗菌薬感受性の結果から，より適切な抗菌薬に変更される．経験的抗菌薬治療が適合していれば変更せずに継続する．

- 初期の培養検査でMRSA(メチシリン耐性黄色ブドウ球菌)や真菌(主にカンジダ)が検出されたり，血清学的検査(β-D-グルカンなど)から真菌感染症が強く疑われ，起炎菌のひとつとして矛盾しないと判断された場合には，MRSAに対してはバンコマイシン[VCM]などの抗MRSA薬，真菌に対してはフルコナゾール[FLCZ](ジフルカン®など)，カスポファンギン[CPFG](カンサイダス®)，ミカファンギン[MCFG](ファンガード®)などの抗真菌薬の追加投与が検討される．

- 培養検査が未確定(起炎菌が検出されていない)の段階であっても，経過中に新たな症状や画像検査などから感染巣が絞り込めた場合(カテーテル感染，侵襲性肺アスペルギルス症，ニューモシスチス肺炎，感染性心内膜炎など)には，初期の抗菌薬の変更/追加や抗真菌薬の追加が検討される．

初期治療の効果が評価される

- 初期治療により軽快傾向となれば，好中球の回復や炎症反応(CRP値など)の低下傾向を確認して抗菌薬治療は終了となる．高リスク症例では軽快による解熱までの期間は5日間が目安である．

- 初期治療から数日間(2〜4日)の経過観察で，病状に増悪傾向(不安定な全身状態，呼吸困難や腹痛といった新たな症状の出現など)がみられた場合には，敗血症への進展，耐性菌(MRSAなど)や真菌感染症の合併を考慮して，培養検査(不可欠)，採血や画像検査を再度行い，抗菌薬・抗真菌薬の追加または変更が考慮される．

FNの長期化に対応する

- FNの長期化とは，初期治療から4〜7日においても好中球減少と発熱が遷延し，発熱の原因(感染巣)が特定されない場合である．多くは真菌感染症の合併を考慮して，経験的抗真菌薬療法(empiric antifungal therapy)が追加される．起炎菌として想定される主な真菌はカンジダ(*Candida*)，アスペルギルス(*Aspergillus*)である．

- カンジダは主に口腔内/食道や皮膚に常在し，日和見感染症として病原性を示す．口腔内/食道カンジダ症として発症することが多いが，粘膜炎による障害粘膜からの侵入や留置された中心静脈カテーテルの刺入部からの感染によってカンジダ血症となることもある．

- カンジダ属による感染の主体は*Candida albicans*(アルビカンス)であり，FNの長期化による経験的抗真菌薬療法ではフルコナゾール[FLCZ]が選択される．一

方，FLCZ がすでに予防投与されていた場合には，カンジダ属の中の *C. krusei*，*C. glabrata* が検出されることが多い．FLCZ はこれらの菌種に対して効果がなく，経験的治療では，カスポファンギン［CPFG］，ミカファンギン［MCFG］，ボリコナゾール［VRCZ］（ブイフェンド®），リポソーム化アムホテリシン B［Lipo-AMPH］（アムビゾーム®）が選択される．

- アスペルギルス属による感染の主体は *Aspergillus fumigatus* である．自然界では，湿った木材（森林で見かける朽ちた切り株，古い木造家屋など）に多く存在する．経気道的に侵入し，生体が高度の易感染状態の場合は侵襲性肺アスペルギルス症として発症する．FLCZ は効果がなく，イトラコナゾール［ITCZ］（イトリゾール®など）は発症予防に有効とされるが，十分な血中濃度が保たれる必要がある．侵襲性肺アスペルギルス症は難治性ゆえ，本症が疑われた場合には，ITCZ や MCFG の予防投与の有無にかかわらず，VRCZ または Lipo-AMPH が直ちに選択される．

〈低リスク〉

- FN が重症化するリスクが低い場合には，外来において経口抗菌薬による経験的抗菌薬療法が初期治療として開始される．感染予防のために経口抗菌薬（フルオロキノロン）をすでに内服している，消化管の通過障害などで内服が不可能，過敏症などのために経口抗菌薬に不耐容などの場合には，高リスクの場合に準じて静注抗菌薬が選択される（図 5-20，p126）．数日後に好中球の回復度や初期治療の効果を評価し，悪化の徴候がある場合には高リスクに準じて入院のうえ静注抗菌薬への変更が行われる．

外来で経験的抗菌薬療法が開始される

- 外来化学療法に伴う FN は，自宅などの病院外で発症することがほとんどであるため，患者およびキーパーソンに対して FN に関する知識とセルフケア（体温測定の重要性，経口抗菌薬と解熱剤の違いなど）についての情報提供を入念に行っておく必要がある（Note 2）．

- 経口摂取が困難，または不能な場合や，経口抗菌薬に過敏症の既往がある場合などでは，高リスク症例と同様に入院のうえ静注抗菌薬の投与が行われる．

- 初期治療における第一選択薬は，フルオロキノロン系経口抗菌薬（シプロキサン®，クラビット®など）とアモキシシリン/クラブラン酸［CVA/AMPC］の併用療法が推奨されている（IDSA2010）．両薬剤の併用は緑膿菌を含むグラム陰性桿菌への抗菌力を十分確保するためである．本邦の CVA/AMPC（オーグメンチン®）の AMPC：CVA 比率は 2：1 で，海外の同製剤（4：1 など）に比べて AMPC が少ないため，オーグメンチン® に AMPC（サワシリン®など）を加えて処方されることがある．オーグメンチン®自体を増量すると CVA の投与量が増えて下痢の副作用のリスクが高まる点に注意したい．

Note 2 p133
外来化学療法の期間中における FN のセルフケア

> 初期治療の効果が評価される

- 抗菌薬の初期治療によってFNが軽快傾向となれば，解熱(平熱に戻った)を確認して抗菌薬療法は終了となる．低リスク症例では，FNの軽快による解熱までの期間は2日間が目安である．
- 初期治療の期間も含め，変調を認めた場合(高熱が続く，悪寒が強い，体調がいつもと違うと感じる，いったん解熱したが再び発熱してきたなど)には，敗血症への進展を含む重症化の可能性があるため，早急の再受診が必要である．外来受診の際には，培養検査(不可欠)をはじめ採血や画像検査を行い，高リスクに準じて入院のうえ静注抗菌薬への変更が行われる．

参考文献

- Freifeld AG, Bow EJ, Sepkowitz KA, Boeckh MJ, Ito JI, Mullen CA, Raad II, Rolston KV, Young JA, Wingard JR, Infectious Diseases Society of America. (2011). Clincal practice guideline for the use of antimicrobial agents in neutropenic patients with cancer: 2010 update by the infectious diseases society of america. Clin Infect Dis, 52(4), e56-e93.
- 日本臨床腫瘍学会（編）．(2012)．発熱性好中球減少症(FN)診療ガイドライン．南江堂．
- 日本癌治療学会（編）．(2013)．G-CSF適正使用ガイドライン 2013年版．金原出版．
- Angus DC, van der Poll T. (2013). Severe sepsis and septic shock. New Engl J Med, 369(9), 840-851.
- 日本集中治療医学会Sepsis Registry委員会．(2013)．日本版敗血症診療ガイドライン．日本集中治療医学会雑誌，20，124-173．

Note 1 ■ 血液培養の採取法

　FNにおける血液培養は，血中を循環する病原菌（起炎菌）を明らかにする方法として重要である．血液採取時の汚染（コンタミネーション）や採取血液量の不足があれば正確な結果を得ることができない．清潔操作に十分注意を払いながら，血液培養ボトル2セットの採取（1セット当たりの血液採取量は20 mL）を行おう（図）．一般に，血流感染における血液培養からの起炎菌の検出率は，1セットのみの採取では70％台であるが，2セットの採取で90％台に高めることができる．

◆ 準備
・流水で両手を洗った後に手袋を装着する（消毒の段階から手袋を装着してもよい）．
・血液培養ボトル2セット（1セット＝好気培養ボトル1本＋嫌気培養ボトル1本）を用意し，患者名を記入する（検体ラベルが出力されていればバーコード部を避けて貼付しておく）．
・血液培養ボトルの先端部にある保護キャップを外し，採取血液を注入する面をポビドンヨードで消毒しておく．
・穿刺する静脈を定める．中心静脈カテーテルが挿入されていなければ，両側の肘窩から前腕にかけての静脈が選択されるであろう．消毒を行った後は，穿刺予定の血管を素手で触れることができないため（不潔操作になっ

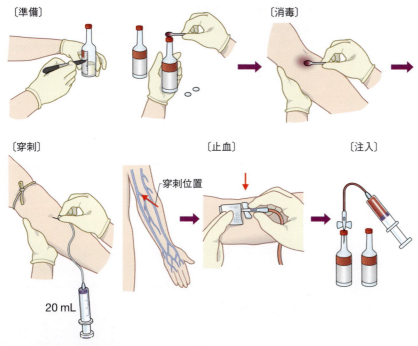

図　血液培養の採取法

てしまう），あらかじめ，上腕を駆血帯で縛り，怒張してくる表在静脈の位置や血管の弾力状態を確認しておくとよい．血液汚染の可能性があるため，あらかじめ防水シートを敷いておくとよい．
- 抜針後に圧迫止血をするためのアルコール綿と固定テープを用意しておくと，後の手順が円滑であろう．

◆ 消毒
- ポビドンヨードを用いて，穿刺目標の表在静脈を中心に同心円を外側へと描くように2回消毒を行う．30〜60秒間で殺菌は完了する（この頃には消毒面が乾燥しているであろう）．消毒面が茶色で覆われるため，穿刺血管が見えにくくなるのが難点である．消毒用アルコール綿を用いても消毒効果は変わらないとするデータも存在する．

◆ 採取
- 20 mLの注射シリンジに翼状針を装着する（採取血液が多いため直刺針では血液吸引の手技が不安定になりやすい）．上腕を駆血帯で縛り，目標とした表在静脈を穿刺（消毒後の血管には触らない）し，血液を20 mL採取する．駆血帯を外して抜針した後，用意しておいたアルコール綿と固定テープで止血する．この間，翼状針の針部分が不潔にならないように注意する（ここの手順がやや煩雑である）．
- 針は交換せずに，採取血液20 mLを嫌気培養ボトル（10 mL）→好気培養ボトル（10 mL）の順に注入する．
- 確実に止血が行われていることを確認する（血小板減少や凝固異常によって出血傾向を伴っていることがある）．

Note 2 ■ 外来化学療法における FN のセルフケア

　一般に，外来化学療法を行う前には，在宅療養中に発生した有害事象に対して患者自身による一定の対応(セルフケア)ができるように，医療者からのオリエンテーションが実施される．FN は重症化するリスクのある有害事象のひとつであるため，知識の提供とともにセルフケアの必要性についての理解を得ながら説明を行いたい．以下に，患者・家族と医療者が理解を共有しておきたい事項を時系列でまとめた．

◆ 化学療法の開始前に知っておきたいこと

・計画されている化学療法の Nadir の時期(好中球数が最低値となって FN を生じやすい時期)は治療開始からおよそ何週(日)目になるのかを確認し，その期間中の悪寒や発熱には特に注意が必要であることを伝えておきたい．

・解熱鎮痛剤(NSAIDs，アセトアミノフェン)をがん性疼痛に対して使用している場合には，正確な体温変化を把握しにくく，実際は発熱しているが平熱レベルで経過してしまうこともある．悪寒や戦慄などの症状が加わってきた時には，感染性の発熱が現れている可能性があることを伝えておこう．そして，これらの判断に迷った場合には遠慮なく外来化学療法室などに電話相談ができるようにしておきたい．

・う歯，肛門周囲の疾患(痔核)，副鼻腔炎などがあると，好中球減少時に症状が顕在化することがある．化学療法を開始する時点では無症状であっても，Nadir の時期になって感染が増悪して疼痛や腫脹などが出現し，発熱を伴ってくる．これらの部位については病状の有無やその時の状態を改めて確認しておこう．歯科医院や耳鼻咽喉科で侵襲的治療を受ける場合には，好中球減少の時期を避ける必要がある．CV ポートが造設されている場合にも埋め込み部位の疼痛などに注意が必要である．

◆ 化学療法開始後に注意したいこと

・体温が 37℃台前半の微熱程度で苦痛を伴わない状況であれば，解熱剤は極力使用せずに保冷剤などによるクーリングにとどめたい．解熱剤の内服後は体温の自然変化が不明確となって，抗菌薬治療の開始が遅れてしまうことがある．

・「ちょっと喉が痛かったから」「だるかったから」などを契機に経口抗菌薬を開始してしまう事例もある．FN に対する詳しい説明が過度の心配となってしまったのかもしれない．各々の症例の理解度や受容度に合わせて，説明の仕方を工夫することも大切である．

◆ 症状を自覚したとき，発熱を認めたとき

・Nadir の時期になって悪寒や戦慄を自覚したときは体温測定が不可欠であることを指導する．悪寒や戦慄を感じているときは 37℃台であっても，そ

の後に体熱感が出現してきた段階で測定すると38℃を超えてくることが多い．

・38℃以上（「FN診療ガイドライン2012年版」では37.5℃）の発熱を認めた場合には，すでに処方されている経口抗菌薬（シプロキサン®またはクラビット®，およびオーグメンチン®など）の内服を直ちに開始するように指導する．「解熱剤のほうが熱が下がって楽になるから」との理由で抗菌薬を内服していなかったという事例もある．必要に応じて，各々の薬の役割の違いを直接薬袋に記入するなどの理解を促す工夫も講じたい．

・内服が困難な場合，悪寒・発熱以外の症状（歯痛，耳痛，副鼻腔付近の疼痛，咽頭痛，咳嗽，喀痰，腹痛，下痢，排尿痛，頻尿，頭痛など）を伴っている場合，発熱が高度（例えば39℃を超える），意識の変容（もうろうとしている，どこかいつもと様子が異なるなど）に気づいた場合には，夜間・休日を問わず，躊躇せずに臨時受診をするように指導をしておく必要がある．

◆ 経口抗菌薬を使用して軽快に向かっている場合

・経口抗菌薬を数日間内服して解熱すれば，同薬の内服は1週間程度で終了することがほとんどである．FNの経過についての情報（発熱日，抗菌薬の開始日，解熱した日，症状など）を治療手帳に記入しておいてもらうと，後日の医療に役立つ．

◆ 経口抗菌薬を使用しても容態が改善しない場合

・経口抗菌薬を開始して数日を経ても容態が改善しない場合には，臨時受診をするように伝えておこう．診察と諸検査が行われ，感染が悪化していると判断された場合には，多くの場合，入院で静注抗菌薬への変更が検討される．明らかな感染の悪化がなく，症候が発熱のみの場合には抗菌薬の変更は行わず，同薬の継続のみで対応することがある．

第6章 低ナトリウム血症
hyponatreima

- 低ナトリウム(Na)血症(hyponatremia)とは，生体内のNa量と水分量のバランスが崩れて，水分量がNa量より多くなった状態のことで，血清Na濃度は135 mEq/L未満である．
- がんの診療領域で高度の意識障害や痙攣発作を伴う緊急度の高い低Na血症を合併することは稀であるが，薬物療法や肺がんの経過中などにおいて予測外の低Na血症を合併してくることがあり，その多くは抗利尿ホルモン不適合分泌症候群(SIADH：Syndrome of inappropriate antidiuretic hormone secretion)である．本章では低Na血症の病態と診断の概要について述べた後，SIADHについて考えてみよう．

病態と症候

- 低Na血症にはおよそ3通りの場合がある．Na量と水分量がともに減少したがNaのほうが多く減少した場合(脱水)，Na量が増加して水分量がそれ以上に増加した場合(浮腫または溢水)，そして，脱水も浮腫・溢水もないがNa量より水分量が多い場合(両者の中間)である(図6-1)．それぞれの主な原因を表6-1に示した．
- 血清Na濃度はその単位[mEq/L]からわかるように，概念的にはNa量/水分量であるから，血清Na濃度の変動を評価する際には，体内の水分量の評価が重要である．これは生体内におけるナトリウムイオン(Na^+)が水

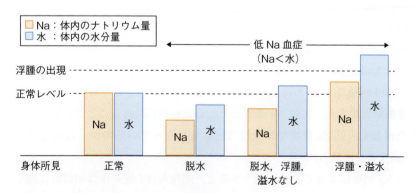

図6-1　低Na血症におけるNaと水のバランス

表6-1　低Na血症の主な原因

身体所見	原因
脱水	重度の下痢や嘔吐，熱傷，利尿薬使用，食事摂取不良
脱水，浮腫，溢水なし	抗利尿ホルモン不適合分泌症候群（SIADH） 副腎皮質機能低下症，甲状腺機能低下症
浮腫・溢水	うっ血性心不全による浮腫 低アルブミン血症（肝硬変，ネフローゼ症候群）に伴う体液貯留（腹水，胸水など） 腎不全 心因性多飲症，不適切な大量輸液

＊細胞内液（ICF：intracellular fluid）
＊細胞外液（ECF：extracellular fluid）

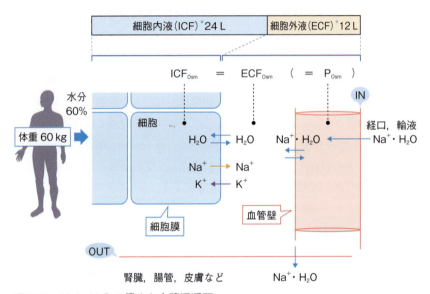

図6-2　Na^+・H_2Oの働きと血漿浸透圧

（H_2O）を動かすからである．すなわち，主に細胞外の区画に存在するNa^+はH_2Oを導く力をもつ物質（浸透圧物質）として機能している（**図6-2**）．細胞内と細胞外の浸透圧は細胞膜を介して等しくなっているが，細胞外のNa^+が多くなれば（浸透圧が高くなれば），細胞内からH_2Oが移動してくる．細胞外のNa^+が少なくなれば（浸透圧が低くなれば），細胞内へとH_2Oが移動する．

・血漿浸透圧（P_{Osm}：plasma osmolality）は細胞外液の浸透圧（ECF_{Osm}：extracellular fluid osmolality）と等しく，血清Na濃度[Na^+]，血糖値[Glc]，血清尿素窒素値[BUN]の項を含む計算式で示される（**図6-3**）．血清Na濃度が140 mEq/LのときのP$_{Osm}$はおよそ280 mOsm/kgとなる．この計算式を簡略化すると，血清Na濃度とP$_{Osm}$は比例関係にあることがわかる．したがって，低Na血症では低浸透圧血症になっているのが一般的である（低浸透圧性低Na血症）．

・低Na血症によってP$_{Osm}$が低下すると，細胞内液の浸透圧は相対的に高くなるため，この較差を是正するように細胞外から細胞内へとH_2Oが流入

$$P_{Osm} = 2[Na^+] + \frac{[Glc]}{18} + \frac{[BUN]}{2.8}$$

上式にそれぞれの正常値である $[Na^+] = 140 [mEq/L]$，$[Glc] = 90 [mg/dL]$，$[BUN] = 14 [mg/dL]$ を代入

　　= 280 ＋ 5 ＋ 5 ← いずれの値も 280 と比べて省略できる程度の数値

　　≒ 280 [mOsm/kg]

$P_{Osm} ≒ 2[Na^+]$ すなわち $P_{Osm} \propto [Na^+]$（両者は比例関係にある）

計算式の 18 および 2.8 は単位補正を行うための数値

図 6-3　血漿浸透圧の計算式

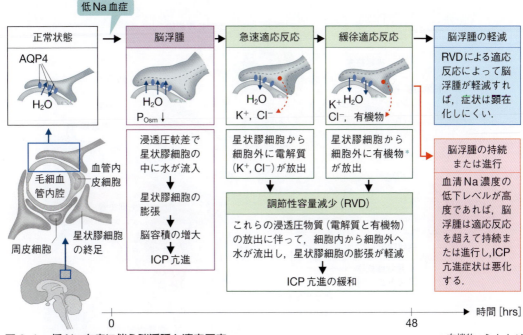

図 6-4　低 Na 血症に伴う脳浮腫と適応反応
〔Zador Z, et al. (2009). Role of aquaporin-4 in cerebral edema and stroke. Handbook of experimental pharmacology, (190), 159-170. をもとに作成〕

＊有機物：ミオイノシトール(myo-inositol)など

して細胞が膨張（細胞内浮腫）する．

・低 Na 血症ではこのような細胞内/外の浸透圧較差に伴う現象が頭蓋内で生じて脳容積が増大し，頭蓋内圧（ICP：intracranial pressure）が亢進する（第 15 章「頭蓋内圧亢進症」）．すなわち，脳の毛細血管を取り囲むように存在する星状膠細胞（**MEMO 1**）には，浸透圧較差に応じて血管内から細胞内に H_2O が流入し，細胞が浮腫状態となって ICP が亢進する．この変化を受けて，細胞に備わっている適応反応（調節性容量減少システム，RVD：regulatory volume decrease）が作動して，細胞内の浸透圧物質（K^+，Cl^-，有機物など）が細胞外に順次放出され，細胞内から細胞外へと

MEMO 1

> **MEMO 1** 星状膠細胞（アストロサイト）

脳に存在する細胞の中で神経細胞（ニューロン）以外の細胞を神経膠細胞（グリア細胞）という．星状膠細胞（アストロサイト）はそのひとつで，多数の細胞突起を伸ばし（文字通り星形），その"先端"（終足，end-feet）を毛細血管や神経細胞に接着させて，神経組織構造の維持や栄養補給などの役割を担っている（図）．星状膠細胞の終足には水チャネル（水路）の役割をするアクアポリン4（AQP4：aquaporin 4）が存在し，毛細血管腔からの水（H_2O）が神経膠細胞内に流入する．脳浮腫の過程においても重要な役割を果たしていると考えられている．

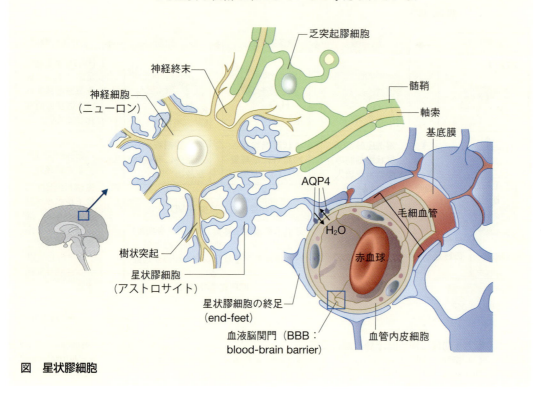

図　星状膠細胞

H_2O が流出して細胞浮腫は抑えられる（図 6-4）．動物実験などから，この適応反応は血清 Na 濃度が低下してからおよそ48時間までに完了するため，臨床においては，発症から48時間以内の低 Na 血症を「急性」，48時間以降を「慢性」と区分している．

・低 Na 血症の症状は主として脳浮腫による ICP の亢進とともに認められるが，低 Na 血症の進行速度や低下レベルによって症状の出現は異なる（図 6-5）．低 Na 血症の進行が緩徐で低下レベルも軽度であれば，適応反応によって脳浮腫は軽減され，症状は顕在化しにくい（図 6-5 の**[A]**）．一方，

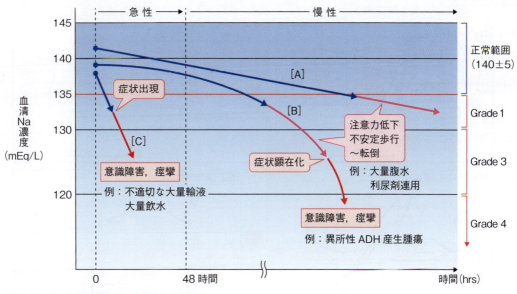

図 6-5　低 Na 血症に伴う症状の出現例
Grade 分類は CTCAEv4.0 による（Grade 2 は定義されていない）．

表 6-2　低 Na 血症に伴う症候

程度	症状
軽度	注意力・集中力の低下 不安定な歩行〜転倒〜骨折 倦怠感，脱力
中等度	頭痛 食欲低下，悪心 記憶力の低下 混乱（意識障害）
高度	嘔吐 幻覚，傾眠，昏睡（GCS* ≦ 8） 痙攣発作 心肺停止

*GCS：Glasgow Coma Scale

　低 Na 血症の低下レベルが高度であれば，脳浮腫は適応反応を凌駕して持続または進行し，ICP の亢進は悪化する（図 6-5 の [B]）．低 Na 血症が急速かつ高度に進行した場合は，適応反応が生じる前，または，適応反応が間に合わずに ICP 亢進症状を含む重度の症候（意識障害や痙攣発作）が出現するであろう（図 6-5 の [C]）．このように，低 Na 血症の症状は血清 Na 濃度の低下速度が急速であるほど早期から出現し，緩徐な低下であってもそのレベルが高度になれば症状が出現する．ICP 亢進症状は軽度であれば頭痛程度であるが，進行すると意識障害が加わり，痙攣発作を伴うこともある（表 6-2）．

・慢性の低 Na 血症では，これまで"無症状"とされてきた症例において，軽度の意識障害（注意力・集中力の低下）や不安定な歩行，転倒（時に骨折）

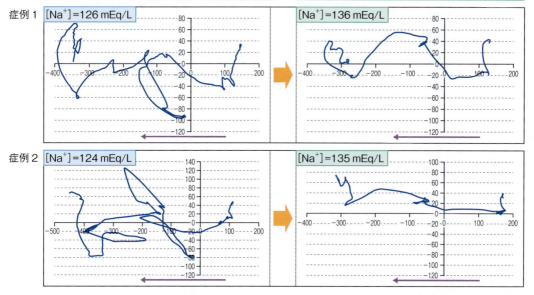

図6-6 慢性低Na血症における不安定な歩行
開眼状態で矢印(←)の方向に歩行した際の圧力の中心が表示されている．低Na血症の時点では歩行が不安定であるが(補正前，左)，血清Na濃度($[Na^+]$)が正常域に補正されると歩行は安定してくる(補正後，右)．
〔Renneboog B, et al. (2006). Am J Med, 119：71, e1-8. より，一部改変〕

の頻度が有意に高くなることが明らかとなってきた(**表6-2**，**図6-6**)．例えば，腹水貯留による体重増加や下肢の浮腫によって歩行がしづらくなっている症例では，低Na血症が加わることによって歩行がさらに不安定になる可能性があるため，転倒のリスクには十分留意しておく必要がある．

検査と診断

- 低Na血症(血清Na濃度＜135 mEq/L)で意識障害や痙攣発作を認めた場合には，頭蓋内疾患が併存している可能性も考えられるため，緊急の頭部CT検査が行われる．**図6-7**に示すCT画像では，明らかな頭蓋内病変は存在しないが，脳が全体的に腫脹して脳溝や脳室が狭小化している．高度の低Na血症による脳浮腫と考えられ，脳容積の増大に伴うICPの亢進が強く示唆される．
- 低Na血症の原因をNa・水代謝の機序から考察するためには，血清浸透圧，随時尿を用いた尿浸透圧(U_{Osm}：urine osmolality)と尿中Na濃度(U-$[Na^+]$)がそれぞれ追加測定される(これらの検査項目は血清Na濃度と同時に測定されることが求められるため，検体を再度採取し直すこともある)．これらの検査値と病歴(アナムネ)および身体所見における体液量の程度(脱水，浮腫・溢水の有無)を評価して，**図6-8**に示すフローチャー

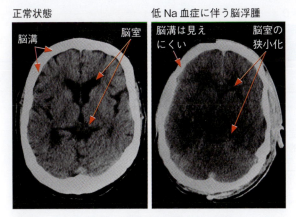

図 6-7　低 Na 血症に伴う脳浮腫の CT 画像
〔Gross P. (2001). Kidney Int, 60(6), 2417-2427. より〕

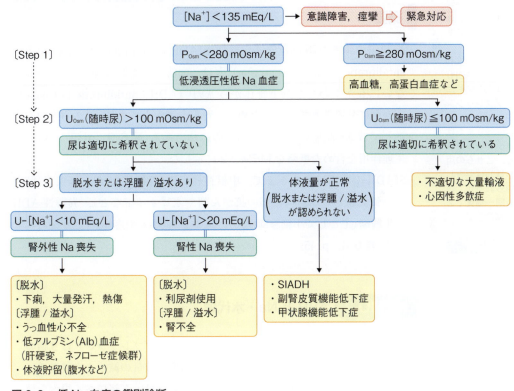

図 6-8　低 Na 血症の鑑別診断

トを参考に低 Na 血症の原因についての考察が行われる．
・血清 Na 濃度が発症前からほぼ連日測定されていれば，正確に「急性（48時間以内での低下）」と判断できるが，その条件が整わない場合には病歴や症状から急性または慢性の推定をせざるを得ない．低 Na 血症に関連する CTCAEv4.0 の重症度分類を**表 6-3** に示す．

表 6-3　低 Na 血症と関連有害事象　CTCAE v4.0

有害事象	重症度（Grade）				
	1	2	3	4	5
低ナトリウム血症 Hyponatremia	＜LLN～130 mmol/L	―	＜130～120 mmol/L	＜120 mmol/L；生命を脅かす	死亡
脳浮腫 Edema cerebral	―	―	―	生命を脅かす；緊急処置を要する	―
副腎機能不全 Adrenal insufficiency	症状がない；臨床所見または検査所見のみ；治療を要さない	中等度の症状がある；内科的治療を要する	高度の症状がある；入院を要する	生命を脅かす；緊急処置を要する	死亡

〔有害事象共通用語規準 v4.0 日本語訳 JCOG 版より引用〕

> ＊抗利尿ホルモン不適合分泌症候群，ADH 分泌異常症，バゾプレッシン分泌過剰症などの病名はいずれも同義である．
>
> ＊ヒトにおける抗利尿ホルモン（ADH）の本態はアルギニン・バゾプレッシン（AVP：arginine vasopressin）または単にバゾプレッシンである．これらの用語はしばしば混在して用いられるが，いずれも同一物質である（MEMO 2）．
>
> **MEMO 2**

抗利尿ホルモン不適合分泌症候群

概要

- 抗利尿ホルモン不適合分泌症候群（SIADH：syndrome of inappropriate antidiuretic hormone secretion）＊とは，血清 Na 濃度（血漿浸透圧）が高くないにもかかわらず脳下垂体から AVP（ADH：antidiuretic hormone）＊が過剰に分泌されてしまうために，腎集合管からの水（H_2O）の再吸収が亢進して低 Na 血症をきたした病態の総称である（図 6-9，p145）．AVP の生理作用を含めた概略を MEMO 2 に示した．
- SIADH の原因はさまざまで，中枢神経疾患（脳転移など），肺疾患（肺がん，肺炎など），薬剤（一部の抗がん剤やオピオイドなど），異所性 ADH 産生腫瘍（主として小細胞肺がん），ストレス（不安や疼痛）などが知られている（表 6-4，p145）．

> ＊バゾプレッシンのアミノ酸配列は動物種によって異なる．ヒトでは 8 番目のアミノ酸がアルギニン（Arg：arginine）であることからアルギニン・バゾプレッシンと称される．

MEMO 2　AVP と Na・水代謝

　AVP（arginine vasopressin，アルギニン・バゾプレッシン）＊は 9 個のアミノ酸からなるペプチドホルモンで，循環血液量の減少や血漿浸透圧の上昇（高 Na 血症）などが刺激となって，脳の視床下部にある視索上核や室傍核で産生され，下垂体後葉から循環血液中に放出される．AVP には血管壁の V_1 受容体に作用して血管を収縮させる作用と，腎臓の V_2 受容体（V_2R）に作用して集合管から水（H_2O）を再吸収させる作用が知られている（図 1）．後者は腎糸球体から排出された原尿を集合管から体内循環へ再び吸収する作用，すなわち利尿に抗する作用であることから，AVP は抗利尿ホルモン（ADH：antidiuretic hormone）ともいわれる．AVP が腎集合管の主細胞に存在する V_2R を刺激すると，細胞内の伝達

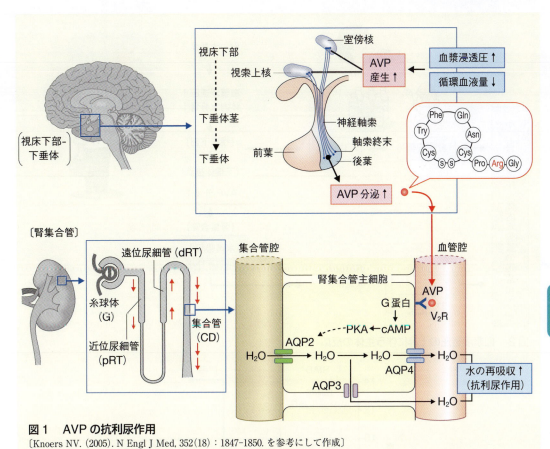

図1　AVPの抗利尿作用
〔Knoers NV. (2005). N Engl J Med, 352(18): 1847-1850. を参考にして作成〕

経路が働いて，H_2O が通過できる水チャネル（通路）が開き，H_2O は集合管腔内（原尿）から血管内腔（血液）へと運ばれる．この水チャネルはアクアポリン（AQP：aquaporin）と呼ばれている．

　AVP の生理作用は，血漿浸透圧（P_{Osm}）が上昇した際に腎臓の集合管で発揮される．例えば，大量発汗に伴って体内の水分が喪失して P_{Osm} が上昇すると，視床下部の口渇中枢が刺激されて口渇感が高まり飲水行動が起こる．同時に，下垂体後葉から分泌された AVP によって腎集合管からの H_2O 再吸収が亢進して，できるだけ体内から水分が失われないようにする（図2）．

　血漿浸透圧（P_{Osm}）と血中 AVP 値の関係をグラフ化すると図3のようになる．P_{Osm} が 280 mOsm/kg（血清 Na 濃度 140 mEq/L 相当）から上昇すると AVP の分泌も高まり，腎集合管からの H_2O 再吸収が進むため，尿は濃縮されて尿浸透圧は上昇していくことがわかる．一方，P_{Osm} が 280 mOsm/kg から低下して低 Na 血症になっていくと血中 AVP 値はゼロとなる．このグラフの中で SIADH は，P_{Osm} が低値にもかかわらず血中 AVP 値が高い領域に相当する．なお，最近では AVP の分泌機構

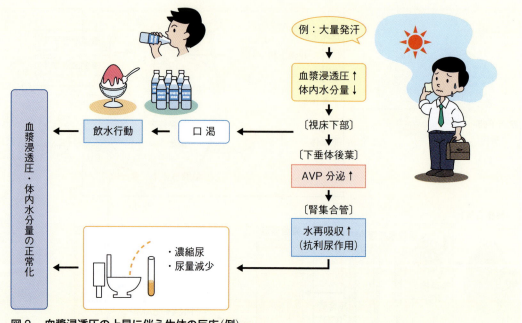

図2　血漿浸透圧の上昇に伴う生体の反応（例）

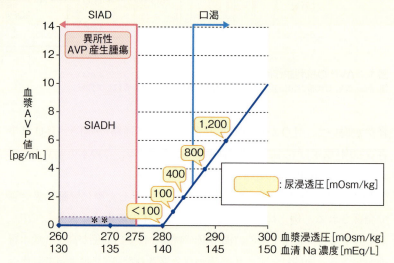

図3　血漿浸透圧とAVPの関係
〔Hyponatraemia Guideline Development Group. (2014). Eur J Endocrinol, 17, 471-503. を参考にして作成〕

は正常であっても，AVPとは無関係に腎のV2Rの機能が亢進してしまっている病態が知られてきた（**図3**のグラフではおよそ＊＊で示した領域）．この病態は腎性抗利尿作用異常症候群（NSIAD：nephrogenic syndrome of inappropriate antidiuresis）といわれ，SIADHと合わせて抗利尿作用異常症候群（SIAD：syndrome of inappropriate antidiuresis）と称されることがある．

抗利尿ホルモン不適合分泌症候群　**145**

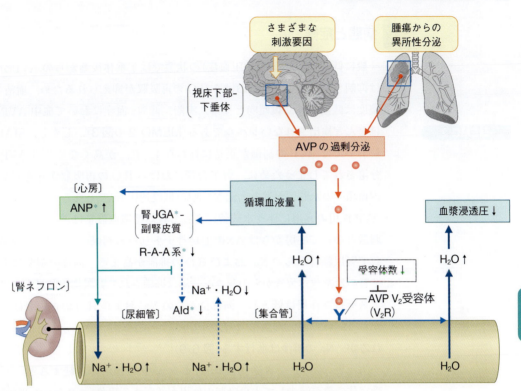

図 6-9　SIADH の病態

表 6-4　SIADH の原因

中枢神経系疾患
髄膜炎，脳腫瘍，外傷，脳血管障害（くも膜下出血，脳梗塞，脳出血），ギラン・バレー症候群，脳炎 など

肺疾患
肺腫瘍（原発性肺がん，胸膜中皮腫，胸腺腫），肺炎，胸水貯留，気管支喘息，肺アスペルギルス症，肺結核 など

異所性 ADH 産生腫瘍
小細胞肺がん，頭頸部腫瘍 など

薬剤
■ 抗がん剤 　・ビンカアルカロイド系（ビンクリスチン，ビンブラスチンなど） 　・アルキル化剤（シクロホスファミド，イホスファミドなど） ■ 緩和ケア領域の薬剤 　・オピオイド系鎮痛薬 　・抗うつ薬：SSRI*/アミトリプチリン/イミプラミン 　・抗精神病薬：フェノチアジン/ハロペリドール ■ その他の薬剤 　・抗痙攣薬：カルバマゼピン/バルプロ酸 　・高脂血症薬：クロフィブラート

その他
ストレス（不安，疼痛 など）

〔Castillo JJ, et al.（2012）. Oncologist, 17(6), 756-765. をもとに作成〕

*ANP：atrial natriuretic peptide（心房性ナトリウム利尿ペプチド）
*JGA：juxtaglomerular apparatus（傍糸球体装置）
*R-A-A 系：renin-angiotensin-aldosterone（レニン－アンギオテンシン－アルドステロン）系
*Ald：aldosterone（アルドステロン）

*SSRI：選択的セロトニン再取り込み阻害薬（selective serotonin reuptake inhibitors）

病態と症候

- 一般に低 Na 血症（低浸透圧血症）の状態では下垂体後葉からの AVP 分泌は抑制され，腎集合管における H_2O の再吸収が抑えられるため，血清 Na 濃度は低値から回復傾向となる．実際，低 Na 血症において血中 AVP はほとんど検出されないレベルである（**MEMO 2 の図 3**）．しかし，SIADH においては AVP の制御が正常に行われず，P_{Osm} が高くなくても AVP が分泌されてしまうために，腎集合管における H_2O の再吸収が亢進して体内循環への水貯留が進み，低 Na 血症（低浸透圧血症）となる．

  MEMO 2

- AVP 作用の亢進に伴う水貯留によって有効循環血液量は増加し，これが刺激となって心房からは ANP（心房性ナトリウム利尿ペプチド）が分泌されて腎尿細管からの Na^+ および H_2O の排泄が高まる．同様の刺激によって腎の傍糸球体装置からのレニン分泌は抑制されて腎尿細管に対するアルドステロン作用は低下し，同部位からの Na^+ および H_2O の再吸収は低下する（R-A-A 系の抑制）．両者の作用によって体内への水分貯留は抑えられるが，Na の排泄は進行する（**図 6-9**）．

- 一方，腎の AVP 受容体（V_2R）に対する AVP の作用が持続すると，AVP 受容体の数が減少して水再吸収の作用が減弱する現象（エスケープ現象）がみられる（**図 6-9**）．SIADH ではこうした機構が代償的に働くために，生体内への水貯留が過度に進まず，最終的に浮腫・溢水が出現しない程度の低浸透圧性の低 Na 血症を呈すると考えられている．

- SIADH の症状は慢性の低 Na 血症の症状と同様である．SIADH は不安や疼痛といった精神的または身体的ストレスによっても引き起こされることがある．緩和ケアの領域において，集中力や注意力の低下によるオピオイドの内服間違い，不安定な歩行に伴う転倒などがあった場合には，SIADH が要因の 1 つとなっていることもあろう．

診断

- 低浸透圧性の低 Na 血症を認め，身体所見において明らかな脱水または浮腫・溢水がない場合には SIADH が疑われる．SIADH の原因はさまざまで，その上，病態がやや複雑であるために，ある 1 つの検査値によって明快に SIADH であると診断できるわけではなく，診断基準に示される各項目が満たされることが必要である（**表 6-5**）．SIADH が強く疑われるが診断基準を満たさないという症例に対しては，SIADH の治療を行ってその反応を慎重に評価し，低 Na 血症の改善が認められた後に SIADH であったと最終的に診断できることもある（治療的診断）．

表6-5 SIADHの診断基準

下記の5項目が満される場合，SIADHと診断する
1. 血漿浸透圧＜275 mOsm/kg（低浸透圧血症）
2. 尿浸透圧＞100 mOsm/kg（低浸透圧血症にもかかわらず尿浸透圧が高い）
3. 体液量が正常（身体所見などにおいて脱水および浮腫/溢水がない※）
4. 尿中Na濃度≧20 mEq/L（食塩および水分摂取が正常な状況でNaの腎排泄が増加）
5. 体液量が正常で低浸透圧血症をきたす以下の疾患/病態が「除外」されている 　除外：副腎皮質機能低下症，高度の甲状腺機能低下症，高度の腎機能障害， 　　　　利尿剤の使用（特にサイアザイド系利尿剤）

※体液量の評価は下表を参照

体液量の評価	身体所見など
脱水	口渇，口腔内乾燥，発汗減少，尿量減少（濃縮尿），ツルゴール低下（皮膚），起立性低血圧（ふらつき），頻脈，血液濃縮（血液検査でヘマトクリット値が上昇）
浮腫・溢水	浮腫（下肢など），腹水貯留

〔Verbalis JG, et al. (2013). Am J Med, 126(10 Suppl 1), S1-42. をもとに作成〕

治療

- SIADHに対する治療は，一般の低Na血症に対する治療原則と同様で，原因への対策（原疾患に対する治療や薬剤の中止など）と血清Na濃度の補正である．前者が有効であれば，低Na血症はおのずと軽快していくことも多い．したがって，低Na血症に関連する明らかな症状が認められない場合は，血清Na濃度の補正を積極的には行わずに水分摂取制限（1 L/日程度）を行う程度に留めることが多い．ただし，本法は口渇感が強く，遵守が困難となりがちな点に留意が必要である．水分摂取制限の効果が乏しい場合や軽度の症状を伴う場合には，1日の食塩摂取量を増量（10～15 g/日）して経口利尿剤（フロセミド）を適宜併用することで低Na血症の改善を認めることがある．
- 低Na血症が高度でICP亢進症状を伴う場合には高張（2～3％）食塩液を用いて血清Na濃度の補正が行われる．その際に最も注意すべきは，急速な補正を行うと浸透圧性脱髄症候群（ODS：osmotic demyelination syndrome）※を合併するリスクが高まることである（図6-10）．急速に血清Na濃度の補正を行えばP_{Osm}も急激に上昇する．この変化に伴って，脳における星状膠細胞内の浸透圧は相対的に低くなり（浸透圧較差），H_2Oが細胞内から細胞外に流出して細胞が障害される．この病態は脳幹部の橋（pons）において発症しやすく，血清Na濃度が過剰に補正された後から1～数日して構音障害，嚥下障害，麻痺などが出現し，やがて予後不良の転帰となったり後遺症となってしまうことが知られている．
- ODSを合併しないために，過去の症例データの蓄積から，慢性低Na血

※橋中心髄鞘崩壊症（CPM：central pontine myelinolysis）ともいわれる．

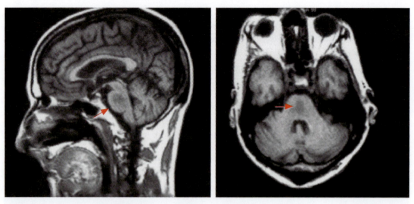

図 6-10　浸透圧性脱髄症候群(ODS)
47歳，男性．MRIのT₁強調画像において，脳幹部の橋(pons)に低信号の領域が認められる(矢印)．
〔Pirzada NA, Ali ll. (2001). Mayo Clin Proc, 76(5), 559-562 より〕

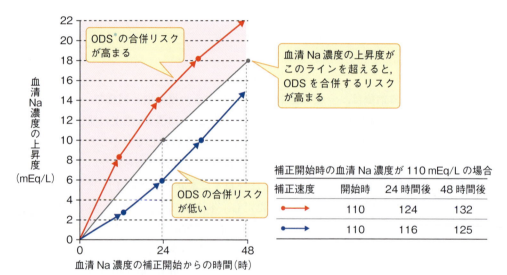

図 6-11　血清 Na 濃度の補正速度の例

＊ODS：浸透圧性脱髄症候群

症の症例に対する血清 Na 濃度の上昇度は，治療開始から 24 時間までは 10(8～12) mEq/L，48 時間までは 18 mEq/L をそれぞれ超えないこと(およそ < 0.5 mEq/L/時)が求められている(図 6-11)．したがって，低 Na 血症の症状が強く補正を急ぐ場合には，補正開始から少なくとも 2 日間は採血によって血清 Na 濃度を頻回にモニターしていく必要がある．過剰補正となった場合には低張液(5%ブドウ糖液など)を用いて血清 Na 濃度を即座に再度低下させることで ODS を防げる，または負の影響を最小限に留められる可能性が報告されている．

・SIADH の中でも ADH 産生腫瘍(多くは小細胞肺がん)は，原疾患に対する治療がしばしば困難となって，それとともに低 Na 血症の制御も不良と

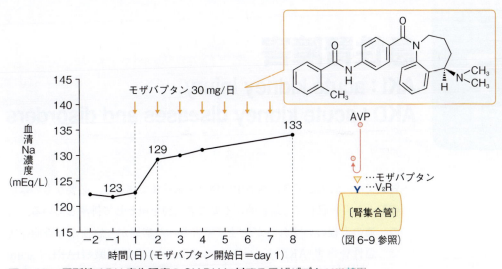

図6-12　異所性ADH産生腫瘍のSIADHに対するモザバプタンの効果
〔Ectopic ADH Syndrome Therapeutic Research Group. (2011). Jpn J Clin Oncol, 41(1), 148-152. をもとに作成〕

なる．近年開発されたバゾプレッシン受容体拮抗薬（vasopressin receptor antagonist）には，腎集合管におけるAVPの作用を阻害して過剰な水貯留を急速に改善する効果が認められており，本邦においてもADH産生腫瘍に伴う難治性のSIADHに対してモザバプタン（mozavaptan，フィズリン®）を用いることができる．小細胞肺がんを主体とするADH産生腫瘍症例（16例）に対するモザバプタンの効果が報告されている（図6-12）．血清Na濃度の平均値は，治療前で123 mEq/L，治療開始から24時間後で129 mEq/L，7日間の治療終了から24時間後で133 mEq/Lであった．低Na血症は約1週間で改善しているが，本剤の投与開始から24時間における血清Na濃度の上昇度は比較的急速であるため，ODSの合併には十分注意が必要である．本剤による肝機能障害への注意も喚起されている．

・このように，血清Na濃度の急速な変動が想定される場合には，診療経験の豊富な救命救急科や内分泌科にコンサルテーション（診療依頼）を行って，治療計画の支援や助言を求めたうえで診療を進めていくことが求められる．

参考文献

・Verbalis JG, Goldsmith SR, et al. (2013). Diagnosis, evaluation, and treatment of hyponatremia: expert panel recommendations. Am J Med, 126(10 Suppl 1), S1-42.
・Adrogué HJ, Madias NE. (2000). Hyponatremia. N Engl J Med, 342,1581.
・H. Royden Jones, Ted Burns, Michael J. Aminoff, Scott Pomeroy. (2013). The Netter Collection of Medical Illustrations: Nervous System, Volume 7, Part 1-Brain, 2nd Edition. Saunders, Philadelphia.
・大磯ユタカ．(2011)．バゾプレッシン分泌過剰症（SIADH）の診断と治療の手引き（平成22年度改訂分）．厚生労働科学研究費補助金 難治性疾患克服研究事業：間脳下垂体機能障害に関する調査研究 平成22年度 総括・分担研究報告書．pp158-159.
http://mhlw-grants.niph.go.jp/niph/search/NIDD00.do?resrchNum=201024008A

第7章 急性腎障害
AKI：acute kidney injury
AKD：acute kidney diseases and disorders

- 腎臓では，流入してきた血液中の物質を糸球体で濾過し，必要なものは尿細管から再吸収して，最終的に不要な老廃物を尿として排泄している．この一連の過程のいずれかが急速に障害された病態が，急性の腎機能障害で，急性腎傷害（AKI：acute kidney injury），急性腎臓病（AKD：acute kidney diseases and disorders）と診断されるようになってきた．

病態と症候

- 急性の腎機能障害の原因は，腎臓における血液濾過から尿排泄までの過程から，腎前性（腎血流の低下），腎性（腎糸球体や尿細管の障害），腎後性（腎盂や尿管などの尿路障害）に大別され，がんに関連する原因が存在する（図7-1，表7-1）．血清クレアチニン（Cre）値の上昇や尿量の減少が認められ，重症度に応じて水分出納バランスの異常，電解質異常，酸塩基平衡異常も伴って緊急症となることがある．

- 血清Cre値とeGFR（推算糸球体濾過量，estimated glomcrular filtration rate）は腎機能を表す検査値である．両者の関係を計算式からグラフ化してみると，血清Cre値が1.0 mg/dL未満のレベルから1.0 mg/dLまで上昇する間においては，その上昇度（上昇した値とベースラインの値の差）がわずかであってもeGFRがかなり下降することがわかる（図7-2）．実際，急性腎障害において血清Cre値の上昇度が0.3 mg/dL以上であると，30日以内の短期死亡のリスクが急速に高まる（図7-3）．このように，早期に腎機能の悪化を捉えていくことの重要性が強調されている．

- 腎機能が急速に悪化し始めた初期は無症状のことが多いが，時間尿量を測定している場合にはその急速な減少から気づかれることもある．腎機能の悪化とともに体重増加や浮腫が認められ，腹水や胸水が出現することもある．悪心や倦怠感を伴うこともある．さらに，生体の恒常性の異常として，高カリウム血症（心電図異常）をはじめとする電解質異常（高リン血症，低カルシウム血症，高マグネシウム血症，高尿酸血症）や代謝性アシドーシス（動脈血液ガス分析でpH低下）などが加わる．

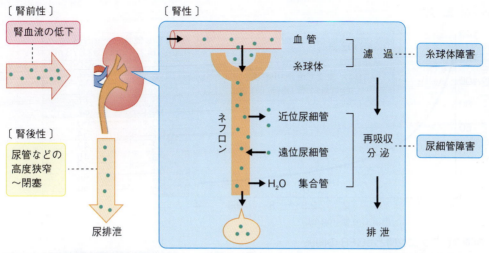

図 7-1 腎障害の解剖学的レベル

表 7-1 腎機能障害の病態別分類

障害レベル	障害機序	がん診療に関連する主な原因
腎前性	腎血流の低下	脱水：食事摂取不良，高カルシウム血症など 薬剤性：NSAIDs* 微小血栓：播種性血管内凝固症候群 (DIC) 血圧低下：ショック (敗血症など)
腎性	糸球体障害 尿細管障害	薬剤性： ・抗菌薬：アミノ配糖体，バンコマイシンなど ・抗がん剤：シスプラチン(CDDP)，高用量メトトレキサート(MTX) など ・ビスホスホネート製剤 造影剤 (主に CT) 腫瘍産生物の沈着*：多発性骨髄腫など 腫瘍の浸潤：白血病，リンパ腫など 腫瘍崩壊症候群 (TLS) 糖尿病性腎症，原発性腎疾患など
腎後性	尿管などの 高度狭窄〜閉塞	水腎症 ・骨盤内腫瘍，リンパ節腫大 ・腎盂/尿管/膀胱の腫瘍

＊NSAIDs（non-steroidal anti-inflammatory drugs）：非ステロイド系消炎鎮痛剤．ボルタレン，ロキソニンなど．アセトアミノフェン（カロナール，アセリオ）は NSAIDs とは別系統の解熱鎮痛剤ゆえに腎障害は少ない．

＊腫瘍産生物の沈着：異常な形質細胞から免疫グロブリンの断片（軽鎖，重鎖）が大量に産生され，それらが腎臓に沈着する．

診断基準

- 早期に腎機能障害の診断と重症度の評価を行って速やかに治療へと繋げるために，国際腎臓病ガイドライン機構(KDIGO：Kidney Disease：Improving Global Outcomes)の診療ガイドライン(2012 年)では，急性腎傷害(AKI)と急性腎臓病(AKD)の診断基準が設けられている．すなわちAKIは，2 日間または 7 日間において急速に進行しつつある腎機能障害を，血清 Cre 値の上昇と時間尿量の減少から診断して重症度分類が行われる(表 7-2)．AKD は発症から 3 か月までの期間における腎機能障害の

〔例：60歳，男性〕

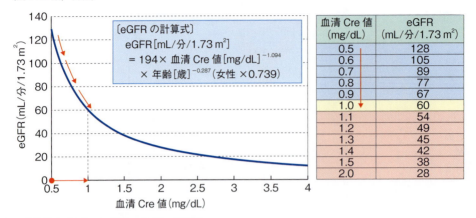

図 7-2　血清クレアチニン値と eGFR の関係
血清 Cre（クレアチニン）値が 0.5 から 1.0 へとわずか 0.5 上昇する間に，eGFR（推算糸球体濾過量）は 100 台から 60 台へと急速に下降することがわかる．
〔Matsuo S, et al. (2009). Am J Kidney Dis, 53(6), 982-992.〕

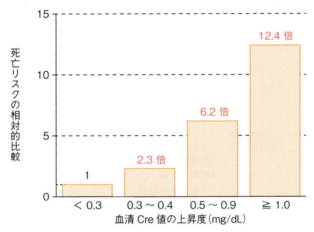

図 7-3　急性の腎機能障害における血清クレアチニン値の上昇と死亡リスク
相対的比較：血清 Cre 値＜ 0.3 mg/dL の場合を基準として 30 日以内における短期死亡率を比較．
〔Coca SG, et al. (2007). Am J Kidney Dis, 50(5), 712-720.〕

程度から診断される（**表 7-3**）．これらの急性の腎機能障害に関連する CTCAEv4.0 の重症度分類を**表 7-4** に示す．

- これまでの急性腎不全（ARF：acute renal failure）の診断基準は，"数日間において血清 Cre 値≧ 0.5 mg/dL/日または血清 BUN（尿中窒素：blood urea nitrogen）値≧ 10 mg/dL/日の上昇が続く場合"などであったが，世界標準としての統一がなく，腎機能の低下がかなり進行した時点で満たされる基準でもあった．KDIGO から提示された AKI および AKD の診断基準は，これらを克服していく第一歩といえよう．
- がん診療においても AKI/AKD の診断基準は有用であろう．抗がん剤治

表 7-2　AKI の診断基準と重症度分類（KDIGO 診療ガイドライン）

AKI の診断基準
下記のいずれかを満たした場合を AKI と診断する． ・血清 Cre 値が 48 時間以内に 0.3 mg/dL 以上の上昇を示した場合または ・血清 Cre 値がベースライン値（BL）（過去 7 日以内に測定または予測された値）の 1.5 倍以上に上昇した場合または ・尿量が 6 時間にわたって 0.5 mL/kg/時 未満に減少した場合

AKI の重症度分類		
重症度	血清 Cre 値	尿量
1	1.5〜1.9 × BL の上昇，または ≧ 0.3 mg/dL の上昇	6〜12 時間にわたって 時間尿量 <0.5 mL/kg/時
2	2.0〜2.9 × BL の上昇	12 時間以上にわたって 時間尿量 <0.5 mL/kg/時
3	3.0 × BL の上昇，または ≧ 4.0 mg/dL に上昇 腎代替療法の開始	24 時間以上にわたって 時間尿量 <0.3 mL/kg/時，または 12 時間以上の無尿

20 歳以上の成人の場合のみを記載した．

表 7-3　AKD の診断基準（KDIGO 診療ガイドライン）

AKD の診断基準
機能的および構造的基準から AKD と診断する 〔機能的基準〕 ・AKI　または ・3 か月未満の期間において，GFR が 60 mL/分/1.73 m² 未満　または ・3 か月未満の期間において，GFR の低下が 35％ 以上または血清 Cre 値の増加が 50％ を超えている 〔構造的基準〕 ・3 か月未満の期間において，尿検査[1]，画像検査[2]，腎生検で異常を認める

1 尿沈渣で円柱を認める，蛋白尿を認めるなど．
2 超音波検査で水腎症を認めるなど．
〔Clinical Practice Guideline for Acute Kidney Injury.（2012）. Kidney Int Suppl, 2, 1-138.〕

療を行っている際に合併した腫瘍崩壊症候群（第 4 章），播種性血管内凝固症候群（第 12 章），発熱性好中球減少症から重症敗血症に進行した場合（第 5 章）における急性腎障害，薬剤性の急性腎機能障害などにおいてである．

急性腎障害のマネジメント

・AKI または AKD の診断に至った際には，速やかに腎臓内科にコンサルテーション（診療依頼）を行って，水分出納バランスや電解質の管理，血液透析などの腎代替療法（RRT：renal replacement therapy）の開始に関する支援を受ける必要がある．重症度が高く集中的に全身管理を行う場合には救命救急科による支援を求めることもある．一方，がんの病状が終末期に近く緩和ケアが主体となっている状況下において急速に腎機能が悪化した場合には，心肺機能への負担や電解質異常によって急変するリスクが高

表 7-4　腎機能障害と関連有害事象　CTCAEv4.0

有害事象	重症度(Grade)				
	1	2	3	4	5
急性腎不全 Acute kidney injury	クレアチニンが＞0.3 mg/dL 増加；ベースラインの1.5〜2倍に増加	クレアチニンがベースラインの＞2〜3倍に増加	クレアチニンがベースラインよりも＞3倍または＞4.0 mg/dL 増加；入院を要する	生命を脅かす；人工透析を要する	死亡
クレアチニン増加 Creatinine increased	＞1〜1.5×ベースライン；＞ULN*〜1.5×ULN	＞1.5〜3.0×ベースライン；＞1.5〜3.0×ULN	＞3.0×ベースライン；＞3.0〜6.0×ULN	＞6.0×ULN	―
尿路閉塞 Urinary tract obstruction	症状がない；臨床所見/診断所見のみ	症状があるが，水腎症，敗血症，腎機能障害を伴わない；尿道拡張術/尿路カテーテル/恥骨上カテーテルを要する	症状があり，臓器機能に影響を及ぼす（例：水腎症，腎機能障害）；待機的なIVRによる処置/内視鏡的処置/外科的処置を要する	生命を脅かす；緊急処置を要する	死亡
慢性腎臓病 Chronic kidney disease	GFR推定値またはクレアチニンクリアランスが＜LLN*〜60 mL/分/1.73 m² または蛋白尿が2+；尿蛋白/クレアチニン比＞0.5	GFR推定値またはクレアチニンクリアランスが59〜30 mL/分/1.73 m²	GFR推定値またはクレアチニンクリアランスが＜30〜15 mL/分/1.73 m²	GFR推定値またはクレアチニンクリアランスが＜15 mL/分/1.73 m²；人工透析/腎移植を要する	死亡
蛋白尿 Proteinuria	蛋白尿1+；尿蛋白＜1.0 g/24時間	成人：蛋白尿2+；尿蛋白1.0〜＜3.5 g/24時間；小児：尿蛋白/クレアチニン比 0.5〜1.9	成人：尿蛋白≧3.5 g/24時間；小児：尿蛋白/クレアチニン比＞1.9	―	―
体重増加 Weight gain	ベースラインより5〜＜10％増加	ベースラインより10〜＜20％増加	ベースラインより≧20％増加	―	―
高カリウム血症 Hyperkalemia	＞ULN〜5.5 mmol/L	＞5.5〜6.0 mmol/L	＞6.0〜7.0 mmol/L；入院を要する	＞7.0 mmol/L；生命を脅かす	死亡
低カルシウム血症 Hypocalcemia	補正血清カルシウム＜LLN〜8.0 mg/dL；＜LLN〜2.0 mmol/L；イオン化カルシウム＜LLN〜1.0 mmol/L	補正血清カルシウム＜8.0〜7.0 mg/dL；＜2.0〜1.75 mmol/L；イオン化カルシウム＜1.0〜0.9 mmol/L；症状がある	補正血清カルシウム＜7.0〜6.0 mg/dL；＜1.75〜1.5 mmol/L；イオン化カルシウム＜0.9〜0.8 mmol/L；入院を要する	補正血清カルシウム＜6.0 mg/dL；＜1.5 mmol/L；イオン化カルシウム＜0.8 mmol/L；生命を脅かす	死亡
高マグネシウム血症 Hypermagnesemia	＞ULN〜3.0 mg/dL；＞ULN〜1.23 mmol/L	―	＞3.0〜8.0 mg/dL；＞1.23〜3.30 mmol/L	＞8.0 mg/dL；＞3.30 mmol/L；生命を脅かす	死亡
高尿酸血症 Hyperuricemia	＞ULN〜10 mg/dL（0.59 mmol/L）であり，生理機能に影響がない	―	＞ULN〜10 mg/dL（0.59 mmol/L）であり，生理機能に影響がある	＞10 mg/dL；＞0.59 mmol/L；生命を脅かす	死亡
アシドーシス Acidosis	pH＜正常値．ただし≧7.3	―	pH＜7.3	生命を脅かす	死亡

（有害事象共通用語規準 v4.0 日本語訳 JCOG 版より引用）
＊ULN：施設基準上限値，LLN：施設基準下限値

まっていることを患者・家族へ伝えながら，引き続き症状緩和に努める場面もあるだろう．
- 抗がん剤治療を行う際には，腎障害が起きないように予防策を講じることが第一である．抗がん剤治療の期間中に腎機能障害が発生した場合には，治療の中断，変更，中止を余儀なくされることが多いため，可能な限り急性腎障害を合併しないように予防策を講じることが第一である．次項では，シスプラチンによる腎機能障害について考えてみよう．

シスプラチンによる腎機能障害

- シスプラチン(CDDP)はがんの薬物療法において多くの標準レジメンに組み込まれ，高い抗腫瘍効果が期待できるキードラッグの1つであるが，腎機能障害を合併するリスクを有している．CDDPによる急性の腎機能障害は，投与から1〜2週間までの間に認められることが多く，投与サイクルの繰り返しとともに蓄積性に悪化していく傾向がみられることもある．
- CDDPの1回投与量が増加するほど急性の腎機能障害を発症しやすくなり，水分負荷を行わずに$50\ mg/m^2$/日以上のCDDPが投与されると，高度かつ不可逆的な腎機能障害(腎不全)に至ることが知られている．したがって，CDDP $20\ mg/m^2$を5日間連日で投与するレジメン(例；胚細胞腫のBEP療法[*])とCDDP $80\ mg/m^2$を1日で投与するレジメン(例；胃がんのXP療法[*])を単純比較すれば，後者のほうが急性の腎機能障害をきたすリスクが高い．
- CDDPの腎毒性を回避するためには水分負荷を十分に行うことが重要とされているが，適正な水分負荷量についての確かな根拠は明らかではないため，医師の指示に相違があるのが現状である．CDDPの投与前日から投与後数日にかけて2.5 L/日以上の水分負荷が行われることもあれば，最近の知見からCDDP投与当日に十分な尿量確保を確認しながら4〜5時間の短時間で1.5〜2.0 L/日程度の水分負荷(short hydration)のみが行われる場合もある．
- CDDPによって急性の腎機能障害が発生するリスクには，CDDPの1回投与量($50\ mg/m^2$以上)のほかに，糖尿病性腎症などの併存疾患，NSAIDsなどの腎毒性を有する薬剤の併用，腫瘍の尿路障害などによる水腎症，がん性腹膜炎やカヘキシアなどによる低アルブミン(Alb)血症，食事摂取不良やがん性脱水などによる脱水，高齢などが挙げられる．
- 進行胃がんでがん性腹膜炎による腹水が中等度以上に貯留している場合を例に，CDDPによる急性腎機能障害のリスクを考えてみよう(図7-4)．がん性腹膜炎による腹水貯留では，血液中のAlbと水分が腹腔内に流入して低Alb血症と血管内脱水になっていることが多い．低Alb血症は，

[*]BEP療法：ブレオマイシン(BLM)＋エトポシド(ETP)＋シスプラチン(CDDP)の3剤併用療法
[*]XP療法：カペシタビン(ゼローダ®, Xeloda)＋シスプラチン(CDDP)の2剤併用療法

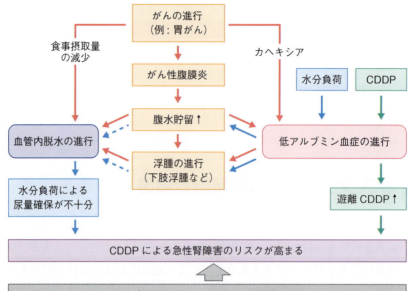

図7-4 CDDPによる急性腎機能障害のリスク

表7-5 CDDP投与に伴う腎障害の要因と予防策

	腎障害のリスクが高まる要因	予防策の例
腎前性	腎血流を阻害する薬剤の併用(NSAIDs など) 血管内脱水(がん性腹水,低アルブミン血症)	薬剤の変更 補液による時間尿量の確保
腎性	CDDP の投与量≧ 50 mg/m^2/日 腎疾患の併存(糖尿病性腎症など)	CDDP を減量して投与 他のプラチナ製剤(オキサリプラチンなど)に変更 CDDP の投与を見合わせる
腎後性	水腎症(腎機能に影響を与えているレベル)	尿路カテーテルなど

がんの進行に伴う異化亢進(体内の蛋白が分解されてしまう現象で「カヘキシア」といわれる)によっても進行する.CDDPは血管内で主にAlbと結合して運搬されるため,そのAlbが減少すると遊離のCDDPが増加して不安定となり,腎臓の尿細管に毒性をもたらす.一方,主にがん性腹膜炎に伴う腹水貯留によって血管内脱水となっている状態では,体外から水分補給(輸液)を行っても低Alb血症のために水分は血管内に保持されずに血管外へ漏出し,腎臓からの排出(利尿)が確保しにくい.このように,低Alb血症を伴う場合にはCDDPの体内動態が不安定となって腎障害のリスクが高まる可能性,血管内脱水に伴って水分負荷による尿量確保が不十分な場合にはCDDPによる腎障害のリスクが高まる可能性を考えておきたい.

・CDDP(50 mg/m^2/日以上)による急性の腎機能障害を回避するためには,

リスクに対する予防策が第一である．すなわち，併用薬剤を腎毒性の低い種類に変更する(NSAIDs をアセトアミノフェンに変更など)，適正な溶解液を選択する，あらかじめ一定の補液を行って時間尿量の確保を確認する，利尿剤を適宜併用する，腎機能に影響を与えている水腎症に対してはカテーテルの挿入などで尿路を確保するなどである．CDDP 投与についての検討としては，CDDP 以外のプラチナ製剤(オキサリプラチン)に変更する，CDDP の投与を見合わせる(他の治療を行って腎機能障害のリスクが低下してから CDDP を用いる)などがある(**表7-5**)．このようなリスクが複数に及ぶ場合には，入院において，時間尿量や体重などで水分出納バランスを管理しながら CDDP を投与する慎重さが求められる．

参考文献

- Humphreys BD, Soiffer RJ, Magee CC. (2005). Renal failure associated with cancer and its treatment: an update. Journal of American Socciety of Nephrolgy, 16(1), 151-161.
- KDIGO Clinical Practice Guideline for Acute Kidney Injury. (2012). Kidney Intetnational Supplements, 2(Suppl 1), 8.
- Miller RP, Tadagavadi RK, Ramesh G, Reeves WB. (2010). Mechanisms of Cisplatin nephrotoxicity. Toxins (Basel). 2(11), 2490-2518.

第8章 急性肝不全
ALF：acute liver failure

- 急性肝不全（ALF：acute liver failure）とは，肝細胞の急速かつ広範な障害によって肝機能が不可逆的またはそれに近いレベルにまで急速に悪化した状態のことである．
- 最近のがん診療における急性肝不全の例として注視されているのは，抗がん剤または免疫抑制剤の投与に伴うB型肝炎ウイルス（HBV：hepatitis B virus）の再活性化による急性肝不全，ソラフェニブ（ネクサバール®）やレゴラフェニブ（スチバーガ®）といった分子標的薬などによる薬物性肝障害である．いずれの事象においても死亡例が報告されてきているため，治療開始前の評価と慎重なモニタリングが大切である．

病態と症候

- 肝臓は多くの機能を担っている．例えば，生体内で不要となった物質を胆汁や尿から排出しやすいように分解（代謝）する，凝固因子やアルブミン（Alb）をはじめとする生体に不可欠な蛋白を合成する，糖を蓄えて必要に応じてブドウ糖を血液中に放出する，胆汁を産生するなどである．これらの機能が不全状態になると，不要物質の代謝障害による高血中尿素窒素（BUN）血症や高アンモニア血症，蛋白の合成障害による凝固異常や低Alb血症，糖の貯蔵と産生の障害による低血糖症状，胆汁の産生障害に伴う黄疸などの症状が出現する．中枢神経系では，アンモニアなどの神経毒性物質の蓄積とともに肝性脳症（意識障害や羽ばたき振戦）が出現し，さらに，これらの物質によって頭蓋内血管の透過性が高まると頭蓋内圧が著明に亢進し，限界を超えると脳ヘルニアを起こして生命危機となる．また，免疫機能の低下や全身状態の悪化などに伴って敗血症が続発すると，DICやショックに至り，これらによっても生命危機となりうる（図8-1）．
- 重度の肝障害の転帰を肝機能検査値の推移でみてみよう．きわめて高度の肝細胞障害では，肝細胞の破壊に伴って細胞内のAST（アスパラギン酸アミノトランスフェラーゼ，aspartate aminotransferase）とALT（アラニンアミノトランスフェラーゼ，alanine aminotransferase）が循環血液中に大量に放出されて，血清中の値が何千の位まで上昇し，肝機能の著しい低下

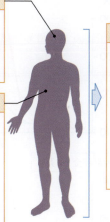

図8-1 急性肝不全の病態と症候

に伴ってプロトロンビン時間（PT：prothrombin time）の延長（MEMO 1）とビリルビン（Bil：bilirubin）値*の上昇が認められる．その後，ASTおよびALT値の低下とともにPTとBil値の改善傾向がみられれば，肝障害がピークを越えて肝機能が回復してきた徴候と考えられるが，PTの延長とBil値の上昇がさらに進行する中でASTおよびALT値が低下に転じてきた場合には，残存する肝細胞が著減して破壊される肝細胞の数も減り，肝臓としての機能が全く果たせない状況と推定される（図8-2）．
・急速かつ重篤な肝障害の原因には，ウイルス感染や自己免疫などによる肝炎が重症化した場合，薬物性肝障害が重篤化した場合などがある（表8-1）．

MEMO

＊本章における検査値のBilは総ビリルビン（T-Bil：total bilirubin）である．

MEMO　プロトロンビン時間（PT）

プロトロンビン時間（PT：prothrombin time）は血液凝固検査の1つで，肝臓で合成される凝固因子のⅦ，Ⅹ，Ⅴ，Ⅱ，Ⅰの各因子がかかわっている．これらの凝固因子の中でⅦ因子は生体内における半減期が最も短い（6時間程度）ため，肝臓の蛋白合成能が低下すると最も早い時点から減少し始めてPTの延長*（PT％値の低下またはPT-INR値の上昇）として示される．肝機能が回復傾向となればPTも正常化していく．このように，PTは肝機能の悪化および回復を早期に捉えるよい指標となるため，急性肝不全の診断基準の検査項目となっている．「PT 40％以下」と「PT-INR 1.5以上」はほぼ同等の異常値である．

＊PTの単位は［秒］であるため「延長」と表現される．

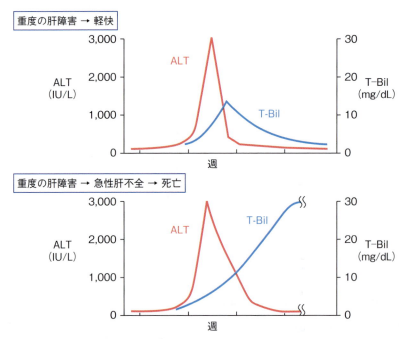

図 8-2 重度の肝障害の転帰（例）
ALT および T-Bil の経時的変化を模式的に示した．

表 8-1 急性肝不全の主な原因

区分	主な原因
ウイルス	肝炎ウイルス：A 型（HAV），B 型（HBV），C 型（HCV），E 型（HEV） EB ウイルス，サイトメガロウイルス，ヘルペスウイルスなど
自己免疫	自己免疫性肝炎
薬物*	薬物アレルギー（抗菌薬，NSAIDs など） 薬物中毒（アセトアミノフェンの大量内服など）
悪性腫瘍	血液がん（悪性リンパ腫，急性白血病など）の急速な肝浸潤 固形がん（未分化がん，小細胞がんなど）の急速な肝転移
循環障害	ショック，門脈閉塞（血栓など）
代謝性	急性妊娠脂肪肝など
手術後	手術に伴う血流障害，麻酔/鎮痛薬など
原因不明	

*薬物性肝障害（DILI：drug induced liver injury）

診断基準

- 厚生労働省の研究班から示された急性肝不全の診断基準（2011 年）では，原因を問わず肝臓が重篤な機能不全となった場合は急性肝不全（ALF：acute liver failure）と診断される．したがって，この診断基準にはウイルスや自己免疫などによる肝炎が重症化した劇症肝炎（fulminant hepatitis）も含まれる（**表 8-2**）．なお，急性肝不全ではしばしば意識障害を伴うことから，肝性脳症の昏睡度分類も合わせて行われる（**表 8-3**）．急性肝不全に

表 8-2　急性肝不全の診断基準と病型分類

急性肝不全の診断基準	
正常肝ないし肝機能が正常と考えられる肝に肝障害が生じ，初発症状の出現から 8 週以内に，高度の肝機能障害に基づいてプロトロンビン時間が 40％以下ないし INR 値が 1.5 以上を示す場合を急性肝不全と診断する．	
急性肝不全の病型分類	
肝性脳症の程度	肝性脳症の出現までの期間
非昏睡型（脳症なし～Ⅰ度）	—
昏睡型（≧Ⅱ度）	急性型（10 日以内）
	亜急性型（11～56 日以内）

HBV の無症候性キャリアからの急性増悪例は「急性肝不全」に含める．
肝性脳症の昏睡度分類は犬山分類（1972 年）に基づく．
〔持田智，他．（2011）．肝臓，52(6)，393-398. をもとに作成〕

表 8-3　肝性脳症の昏睡度分類（犬山分類）

昏睡度	精神症状	参考事項	JCS*
Ⅰ	睡眠・覚醒リズムの逆転 多幸気分，時に抑うつ状態 だらしなく，気にとめない状態	retrospective にしか判定できない場合も多い	1
Ⅱ	指南力（時・場所）障害，物をとり違える（confusion） 異常行動（例：お金をまく，化粧品をゴミ箱にすてるなど） 時に傾眠傾向（普通の呼びかけで開眼し，会話ができる） 無礼な言動があったりするが，医師の指示には従う態度をみせる	興奮状態がない 尿，便失禁がない 羽ばたき振戦あり	2～10
Ⅲ	しばしば興奮状態，せん妄状態を伴い，反抗的態度をみせる 嗜眠傾向（ほとんど眠っている） 外的刺激で開眼しうるが，医師の指示には従わない，または従えない（簡単な命令には応じる）	羽ばたき振戦あり 指南力障害は高度	20～30
Ⅳ	昏睡（完全な意識の消失） 痛み刺激には反応する	刺激に対して払いのける動作，顔をしかめる	100～200
Ⅴ	深昏睡 痛み刺激に反応しない	—	300

＊JCS：Japan Coma Scale

〔犬山シンポジウム記録刊行会．（1972）．犬山シンポジウム　肝臓：新しい診断法．中外医学社より〕

関連する CTCAEv4.0 の重症度分類を表 8-4 に示す．

急性肝不全のマネジメント

・急性肝不全の診断基準を満たした場合に限らず，その前段階において急速に悪化する肝機能障害が認められた場合には，速やかに肝臓内科にコンサルテーション（診療依頼）を行って，原因の探索とマネジメントに関する支援を受ける必要がある．重症度が高く集中的に全身管理を行う場合には，

表 8-4 肝機能障害と関連有害事象　CTCAEv4.0

有害事象	重症度(Grade)				
	1	2	3	4	5
肝不全 Hepatic failure	—	—	羽ばたき振戦；軽度の脳症；身の回りの日常生活動作の制限	中等度から高度の脳症；昏睡；生命を脅かす	死亡
血中ビリルビン増加 Blood bilirubin increased	＞ULN*～1.5×ULN	＞1.5～3.0×ULN	＞3.0～10.0×ULN	＞10.0×ULN	—
アスパラギン酸アミノトランスフェラーゼ増加※ Aspartate aminotransferase increased	＞ULN～3.0×ULN	＞3.0～5.0×ULN	＞5.0～20.0×ULN	＞20.0×ULN	—
アラニンアミノトランスフェラーゼ増加 Alanine aminotransferase inclased					
アルカリホスファターゼ増加 Alkaline phosphatase increased	＞ULN～2.5×ULN	＞2.5～5.0×ULN	＞5.0～20.0×ULN	＞20.0×ULN	—
INR 増加 INR increased	＞1～1.5×ULN；抗凝固療法を行っている場合ベースラインの＞1～1.5倍	＞1.5～2.5×ULN；抗凝固療法を行っている場合ベースラインの＞1.5～2.5倍	＞2.5×ULN；抗凝固療法を行っている場合ベースラインの＞2.5倍	—	—
ウイルス性肝炎 Hepatitis viral	症状がない；治療を要さない	—	症状がある肝障害；生検で線維化を確認；代償性肝硬変；慢性肝炎の再活性化	非代償性肝硬変（例：腹水，凝固能異常，脳症，昏睡）	死亡

※ CTCAEv3.0 における AST，ALT の Grade 2 の基準は ＞2.5×ULN
（有害事象共通用語規準 v4.0 日本語訳 JCOG 版より引用）

＊ULN（upper limits of normal）：施設基準上限値

救命救急科の支援も不可欠となる．

抗がん剤投与に伴う B 型肝炎ウイルス（HBV）の再活性化

● 最近の傾向

・免疫抑制効果の強い抗がん剤や免疫抑制剤の投与に伴って，生体内に潜在していた HBV が増殖し始め，肝炎を発症して急性肝不全（劇症肝炎）にまで進展する症例が報告されるようになった．特に，リンパ腫や白血病などの血液がんでは，原疾患自体，抗がん剤治療，さらには造血細胞移植といった要因によって生体の免疫力が著しく低下して，病原微生物に対する抵抗力が弱まり（第 5 章「発熱性好中球減少症（FN）」，p99），潜在していた HBV が増殖しやすい環境となる．したがって，HBV の存在を治療前

から捉えて，適切なモニタリングまたは抗ウイルス薬を投与していくことが重要となる．

● **感染経路**

・HBV感染の多くは性交渉（水平感染）や母子感染（経産道による垂直感染）であるが，輸血や予防接種などからの感染も知られている．特に，厚生労働省の推計*によれば本邦では，1948（昭和23）年から1988（昭和63）年までの約40年間に，幼少期の集団予防接種またはツベルクリン反応検査において，注射針または注射筒が複数の人を介して連続使用され，これが感染源となってHBVの持続感染者となった人口は最大で40万人以上とされている．昭和20年代の幼少期にこれらの注射を受けた方々の現年齢はおよそ60〜70歳代であり，がんの好発年齢と重なってきている．実際，肝機能異常や肝炎罹患の既往についての記憶が無明確となっているがん患者も多く，問診のみではHBV感染の有無を完全に把握することは困難である．こうした現況も踏まえて，抗がん剤治療が一定期間にわたって行われる際には，治療を開始する前にHBVの感染状況についてのスクリーニング検査を行って，適切に対応していくことが不可欠となる．

*厚生労働省ウェブサイト「政策について＞分野別の政策一覧＞健康・医療＞健康」のHBV関連の記載を参照した．(http://www.mhlw.go.jp/stf/seisakunitsuite/bunya/kenkou_iryou/kenkou/h_kanen/index.html)

● **免疫抑制効果の強い抗がん剤治療**

・抗がん剤には，程度の差はあるが，生体の免疫力を低下させる作用があるため，一定期間の薬物療法によってHBVの再活性化は例外なくありうると考えるのが原則である．ことに，HBVの再活性化を留意すべき抗悪性腫瘍薬および治療法は，免疫抑制作用の強い副腎皮質ステロイド剤（プレドニゾロン，デキサメタゾンなど），リンパ球への殺細胞効果が強いプリンアナログ製剤（フルダラビンやクラドリビン），Bリンパ球に対する抗体薬品（リツキシマブ，オファツムマブ），Tリンパ球に対する抗体薬品（モガムリズマブ），治療強度の高い多剤併用療法（急性白血病に対する寛解導入療法など）などである．固形がんにおいても，アントラサイクリン製剤（アドリアシン，エピルビシンなど）を含むレジメンやテモゾロミドが用いられる症例には注意が必要であろう．これらの薬剤が含まれる化学療法レジメンの例を**表8-5**に示した．

● **病態と臨床経過**

・HBVの増殖を抑える生体の免疫力とHBVの増殖力の力関係（免疫力 vs. HBV）に着目しながら，抗がん剤治療後にHBVが再活性化した場合の臨床経過をシミュレーションしてみよう（**図8-3**）．

[1] **抗HBV薬が有効であった例**

・HBVはB型肝炎が軽快／治癒したと判定された後にも肝細胞の中に潜在している．その場合，生体の免疫力が十分働いていれば（免疫力＞HBV），肝細胞中に潜在しているHBVはその状態で留まっている．しかし，抗がん剤治療が開始されて免疫力が次第に低下すると，HBVが増殖しやすい

表 8-5　HBV の再活性化を特に留意すべき化学療法レジメン の例

区分	疾患	レジメン
血液がん	急性白血病	寛解導入療法：IDA/Ara-C，Hyper-CVAD/MA 地固め療法：高用量 Ara-C
	慢性リンパ性白血病	オファツムマブ（抗 CD20 抗体薬）
	非ホジキンリンパ腫	CHOP, ESHAP, DHAP, EPOCH, ベンダムスチン フルダラビン，クラドリビン
	B 細胞リンパ腫	リツキシマブ（R，抗 CD20 モノクローナル抗体薬） R ＋多剤併用療法（R-CHOP，R-ESHAP など） ゼヴァリン®[1]（^{90}Y 標識抗 CD20 モノクローナル抗体薬[2]）
	T 細胞リンパ腫	モガムリズマブ（抗 CCR-4 モノクローナル抗体薬）
	ホジキンリンパ腫	ABVD, C-MOPP
	多発性骨髄腫	デキサメタゾン（DEX）大量療法 DEX＋ベルケイド
	造血細胞移植	同種移植（前処置，免疫抑制剤：CyA，FK506 など） 自家移植（高用量化学療法）
固形がん	乳がん	AC（ADM＋CPM），FEC（5-FU＋EPI＋CPM）
	原発性脳腫瘍（神経膠腫）	テモゾロミド（テモダール®）

副腎皮質ステロイド剤（P：プレドニゾロン，D：デキサメタゾン）
アントラサイクリン製剤（A，ADM：アドリアマイシン（ドキソルビシン），EPI：エピルビシン）
1 一般名：イブリツモマブチウキセタン
2 Y：イットリウム

環境となる（免疫力＜HBV）．HBV は肝細胞の中で増殖し，やがて循環血液中にまで出現して HBV-DNA 検査で検出されるようになる．この状態が HBV の再活性化（リアクティベーション，reactivation）である．この時点で抗 HBV 薬（薬剤耐性が生じにくいエンテカビルが選択される*）の投与が開始されると肝炎を発症することなく HBV は減少に転じていく．抗がん剤治療が終了した後に免疫力が十分回復すれば，HBV は再び肝細胞内に潜在するレベルにまで抑え込まれる（免疫力＞HBV）．

＊エンテカビル（Entecavir：ETV，バラクルード®）は核酸アナログ製剤の 1 つで，HBV に対する薬剤耐性（抗ウイルス作用が減弱してしまう）が起こりにくい特性を有する．

・この臨床経過から，抗がん剤治療を開始する前の HBV 検査と治療開始後のモニタリングの重要性が理解できるであろう．さらに，肝炎を発症する前に先制的に抗 HBV 薬を用いることで，抗がん剤治療を中断することなく HBV の増殖を抑えられた点にも大きな意義がある．

[2] HBV の再活性化から劇症肝炎になった例

・抗がん剤治療を開始する前に HBV 感染の状況が評価されていないと，治療によって発生する HBV の再活性化を把握することはかなり難しい．すなわち，HBV は再活性化（免疫力＜HBV）した後に肝臓で増殖を続けるが，これのみでは肝機能検査に明らかな異常は出現しない．抗がん剤治療の終了後などに免疫力が回復して肝臓における HBV の増殖が免疫システムに認識されると，T 細胞を中心とした免疫力が肝細胞を攻撃して肝炎の病像を呈する（免疫力＞HBV）．多くの場合，特徴的な初期症状はなく，

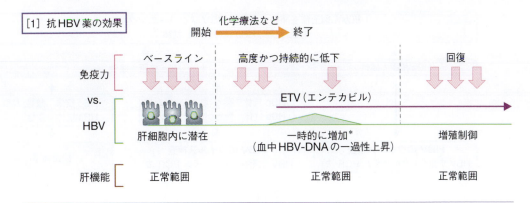

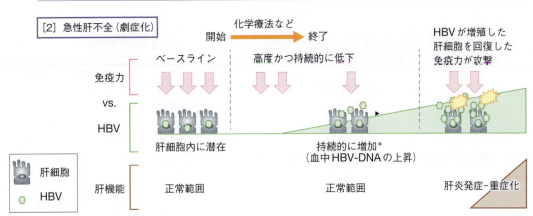

＊HBVの再活性化（reactivation）

図 8-3　抗がん剤治療などに伴う潜在 HBV の再活性化
〔Torres HA, Davila M. (2012). Nat Rev Clin Oncol, 9(3), 156-166.〕

着色尿や黄疸が出現してきた時点で気づかれることになる．しかし，この時点で肝炎は既に高度に進行した状態にまで達し，抗 HBV 薬の効果は限定的（間に合わない）で，急性肝不全（劇症肝炎）へと進展して予後不良の転帰となってしまうことがほとんどである．

- この臨床経過からの教訓は，抗がん剤治療を開始する前に HBV 感染の状況を把握しておかないと，抗がん剤治療の経過中および治療終了後の経過観察期間中に HBV の増殖に気づく機会がなく，肝炎として発症してくるまで HBV の再活性化を発見することが難しいということである．重症肝炎に至った段階で発見された際には，直ちに肝臓内科にコンサルテーション（診療依頼）を行い，患者・家族に病状を詳しく説明したうえで，抗 HBV 薬を開始するなどの治療が全力で行われる．

● 抗がん剤治療前の HBV 検査と対応

- 抗がん剤治療の前に行っておくべき HBV のスクリーニング検査と，抗がん剤治療開始後のモニタリング，および抗 HBV 薬による対応に関しての推奨が日本肝臓学会から「B 型肝炎治療ガイドライン」として示されてい

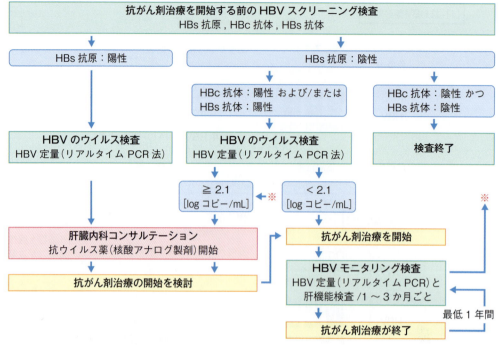

図 8-4　抗がん剤治療に伴う HBV 再活性化への対策

　　る．抗がん剤治療についての内容を加えたフローチャートを図 8-4 に示す．
- スクリーニング検査では HBs 抗原，HBc 抗体，HBs 抗体の測定，HBV の存在が明らかとなった場合には 1～3 か月間隔で HBV-DNA 定量検査によるモニタリングが行われる．抗がん剤治療の最終サイクルを終えた後も，3 か月ごとを目安に 1 年間は HBV-DNA 定量検査を行ってフォローすることが推奨されている．なお，HBV に関する検査はいずれも高感度の測定法が推奨されており，抗原と抗体の検査は CLIA 法*（または CLEIA 法*），HBV-DNA の定量検査はリアルタイム PCR*法である．

● 医療安全対策を！
- 抗がん剤治療を行う前の HBV スクリーニング検査が行われているか？　スクリーニング検査の結果が主治医によってチェックされているか？　スクリーニング検査が陽性であった場合に HBV のモニタリング検査が行われているか？　など，これらの課題に対する努力が主治医または診療科単位で最大限に行われていたとしても，ヒューマンエラーは起こりうる．HBV に関する見落としがないようにするためのシステムを医療安全対策として病院レベルで構築しておく必要がある．

*CLIA 法：化学発光免疫測定法（chemiluminescent immunoassay）
*CLEIA 法：化学発光酵素免疫測定法（chemiluminescence enzyme immunoassay）
*PCR：ポリメラーゼ連鎖反応（polymerase chain reaction）

薬物性肝障害（DILI）

● 最近の傾向

・新規の抗悪性腫瘍薬が増加するとともに，薬剤による有害事象は多様化し，その中には，頻度は稀であるが発症すると重篤化する有害事象も知られるようになってきた．小分子化合物の分子標的薬（イマチニブ，ラパチニブ，ソラフェニブ，スニチニブ，パゾパニブ，レゴラフェニブなど）における重度の肝障害はその一例で，死亡例も報告されてきている．

● 病態と臨床経過

・薬物性肝障害（DILI：drug induced liver injury）は肝機能検査のパターンから，血清ALT値の上昇を主体とする「肝細胞障害型」と血清ALP値の上昇が主体となる「胆汁うっ滞型」，これらが混在した「混合型」に区分される（表8-6，p170）．これらの分類からDILIの病態を考えてみよう（図8-5，図8-6）．「肝細胞障害型」は肝細胞が破壊される病態である．例えば，アセトアミノフェンのような肝毒性を有する薬剤によって用量依存的に肝障害が出現する場合（大量投与時に肝障害は必発），肝臓で薬剤が代謝（分解）されて生じた物質に対する免疫反応によって肝細胞が障害される場合などである．肝機能検査値においては，肝細胞の破壊に伴って，細胞内に多く含まれていたALTが循環血液中に放出されて血清ALT値が上昇する．肝細胞の破壊が高度となって残存する肝細胞数が著しく減少すると，胆汁の産生および排泄の機能が低下して血清Bil値が上昇し，さらに進行すれば急性肝不全に至る．実際，DILIにおいて血清ALT値がULN（施設基準上限値，upper limits of normal）の3倍以上かつ血清Bil値がULNの2倍以上に上昇した場合には死亡率が10％程度へと高まるために注意が必要である．これはHy's law（ハイズ・ロー）*として知られる．一方，「胆汁うっ滞型」は薬剤の代謝産物などの影響によって肝細胞の機能が異常をきたして胆汁の産生から排出の過程が円滑に行えなくなった状態である．主として胆道系酵素のALP（アルカリホスファターゼ，alkaline phosphatase）やγGTP（ガンマグルタミルトランスペプチダーゼ，γ-glutamyltranspeptidase）が循環血液中に放出されて血清ALP値やγGTP値が上昇する．胆汁のうっ滞とともにBilの排泄も障害されて血清Bil値が上昇する．実際には肝細胞障害型と胆汁うっ滞型の両者が混在した混合型の薬物性肝障害も存在する．

● 薬物性肝障害のマネジメント

・一般に，薬物性肝障害（DILI）の診断を明確に行うことは難しい．その理由は，特徴的な症状がない，肝機能検査も一般的な検査項目が主体である，画像検査や肝生検で特定できるわけではない，複数の薬剤が用いられ

*Hy's law：Hyの法則．Hyman Zimmerman（ハイマン・ツィンマーマン）医師の研究業績を讃えた慣例的な呼称．新薬開発のための臨床試験においても，出現頻度の低い重篤な肝障害を評価する基準として用いられることがある．

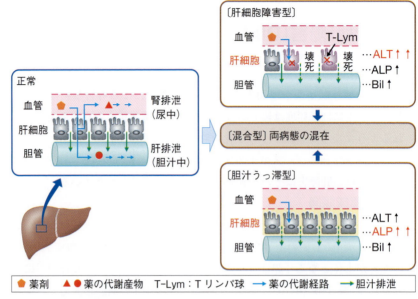

図 8-5 薬物性肝障害の病態

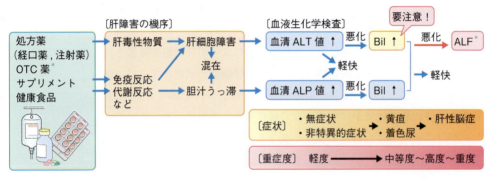

図 8-6 薬物性肝障害の臨床経過（概要）

*OTC 薬：薬局で市販されている薬（OTC：over-the-counter）
*ALF：急性肝不全（acute liver failure）

ている場合には肝障害と薬剤の因果関係を最終的に特定しにくい，などである．加えて，DILI の診断は除外診断（他の原因が否定的で薬剤のみが原因として残る）が基本であるため，早期に診断を行うことは困難である．これらを念頭において DILI の診断プロセスをみてみよう（**図 8-7**）．新規に薬剤の投与が開始された場合には，添付文書や適正使用ガイドに従って投与前のベースライン評価と投与開始後の定期的なモニタリングが行われる．一方，長期にわたって特に異常なく薬剤が投与されている場合には，黄疸や着色尿が出現するまで気づかれないことも多い．問診によって薬歴（経口薬／注射薬に加えて健康食品やサプリメントなども含む）を詳しく聴取して被疑薬を検討しつつ，各種検査で肝障害をきたす他の原因（ウイルス性肝炎など）が否定的で薬物以外の原因が考えにくい場合に，肝機能検査の数値と合わせて DILI と暫定的に診断し，病型分類と重症度分類が行われる（**表 8-6**）．DILI の重症度分類は，血清 ALT 値または血清 ALP 値

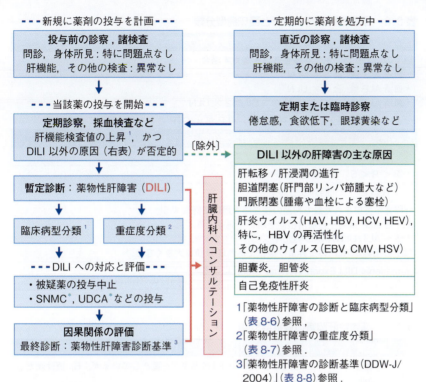

図 8-7 薬物性肝障害のマネジメント

の上昇にとどまっている段階は「軽度」，血清 Bil 値の上昇が加わってきた段階は「中等度」，急性肝不全の段階は「高度」となる（**表**8-7）．重症度などに応じて，DILI の診断および被疑薬について肝臓内科にコンサルテーションを行うことが大切である．DILI と暫定的に診断された後，被疑薬の中止とともに肝機能検査の数値が改善傾向を示せば DILI の可能性はさらに高まる．免疫反応が関与する DILI であれば薬剤リンパ球刺激試験（DLST：drug lymphocyte stimulation test）が陽性となるかもしれない．これらの項目を含めてスコア化した DILI の診断基準が本邦から示されている（**表**8-8）．肝機能が軽快した後であっても臨床経過を振り返りつつ本診断基準を適用して，薬剤と肝障害の因果関係を評価するプロセスは重要である．

・小分子化合物の分子標的薬（イマチニブ，ラパチニブ，ソラフェニブ，スニチニブ，パゾパニブ，レゴラフェニブなど）による重度の肝障害は臨床試験の段階では稀ないし認められなかったが，市販後に多くの症例に用いられるようになってから，極めて稀ではあるが，死亡にまで至る症例が報告されるようになってきた．これまでの報告から，これらの小分子化合物の分子標的薬における肝障害の頻度は全グレードで 25〜35％，グレード 3/4 で約 2％ とされ，発症までの期間は投与開始後 2 か月以内に多い傾向が指摘されている．重度の肝障害を予測できるような指標が明らかとなっ

表 8-6　薬物性肝障害の診断と臨床病型分類

薬物性肝障害の診断
以下のいずれかの生化学検査基準を満たす場合 ・血清 ALT 値　≧ 5 × ULN ・血清 ALP 値　≧ 2 × ULN※ ・血清 ALT 値　≧ 3 × ULN かつ Bil ≧ 2 × ULN
※ ALP 上昇を伴う骨病変が存在せず，ALP が γ-GTP とともに上昇している場合

薬物性肝障害の臨床病型分類	
R ≧ 5	肝細胞障害型
2 ＜ R ＜ 5	混合型
R ≦ 2	胆汁うっ滞型

肝障害が把握された最も初期の検査値を用いて評価する．
ALT と ALP は同一の血清検体を用いて測定する．
R 値 =(ALT/ULN)/(ALP/ULN)．
ALT の上昇が ALP の上昇より優位であれば R 値は大きくなる．

International DILI Expert Working Group による
〔Aithal GP, et al. (2011). Clin Pharmacol Ther, 89(6), 806-815.〕

表 8-7　薬物性肝障害の重症度分類

	重症度	内容
1	軽度 (mild)	ALT 値と ALP 値が DILI の基準[1]を満たしているが，Bil 値は満たしていない(Bil ＜ 2 × ULN)
2	中等度 (moderate)	ALT 値と ALP 値が DILI の基準を満たし，Bil 値も基準を満たしている(Bil ≧ 2 × ULN)．または，症候性の肝炎[2]を認める
3	高度 (severe)	ALT 値と ALP 値が DILI の基準にまで達し，Bil 値も基準にまで達し(Bil ≧ 2 × ULN)かつ，以下のいずれかを伴っている ・PT-INR ≧ 1.5 ・肝硬変がない状態で，腹水または脳症を認め，罹病期間が発病から 26 週未満 ・DILI によると考えられる他臓器の不全状態を伴っている
4	生命を脅かす 肝移植を要する	DILI による死亡，または肝移植

[1] DILI(薬物性肝障害)の基準：「薬物性肝障害の診断(表 8-6)」に示した基準．
[2] 症候性肝炎：肝炎に基づく症状として，疲労感，悪心，嘔吐，右上腹部痛，瘙痒，発疹，黄疸，脱力感，食欲不振，および体重減少が認められる．いずれの症状も臨床的に予後不良の症状であることが示されているため，主治医によってこれらの症状が DILI に起因するとされれば，重症度評価の対象となる．
International DILI Expert Working Group による
〔Aithal GP, et al. (2011). Clin Pharmacol Ther, 89(6), 806-815.〕

ていない現状においては，これらの薬剤が処方された際に，患者・家族に対して十分な服薬指導が行われるとともに，各薬剤の添付文書または適正使用ガイドに従って，採血検査(モニタリング)の間隔，肝機能検査値に基づく当該薬の減量/休薬/中止の基準が遵守されるように留意していくことが肝要である．

表 8-8 薬物性肝障害の診断基準（DDW-J/2004）の概要

この基準で扱う薬物性肝障害は肝細胞障害型，胆汁うっ滞型もしくは混合型の肝障害であり，血清 ALT 値（ALT）が正常上限の 2 倍，もしくは血清 ALP 値（ALP）が正常上限を超える症例と定義する．
ALT および ALP の数値から次のタイプ分類を行い，下記 8 項目のスコアリングを行う．
- 肝細胞障害型：ALT ＞ 2 × ULN かつ ALP ≦ ULN，または，R[※] ≧ 5
- 胆汁うっ滞型：ALT ≦ ULN かつ ALP ＞ 2 × ULN，または，R ≦ 2
- 混合型：ALT ＞ 2 × ULN かつ ALP ＞ ULN，または，2 ＜ R ＜ 5

項目	コメント
1. 発症までの期間	投与中の発症：当該薬開始からの日数 投与中止後の発症：当該薬中止後からの日数
2. 経過	ALT 値または ALP 値の経時的変動
3. 危険因子	飲酒など
4. 薬物以外の原因	ウイルス性（HAV，HBV，HCV，EBV，CMV） 胆道系疾患（US），アルコール，ショック肝
5. 過去の肝障害の報告	有・無
6. 好酸球増多（≧ 6%）	有・無
7. DLST[*]	陽性・陰性
8. 偶然の再投与時の反応	ALT 値，ALP 値または Bil 値の上昇
評価：合計点数から，可能性が高い/可能性あり/可能性が低いの 3 段階で評価．	

※ R：表 8-6 参照．
具体的なスコアを定めた診断基準の詳細は日本肝臓学会のウェブサイト（https://www.jsh.or.jp/medical/guidelines/medicalinfo/mtphama）を参照

*DLST：薬剤リンパ球刺激試験

参考文献

- 持田智，他．(2011)．我が国における「急性肝不全」の概念，診断基準の確立：厚生労働省科学研究費補助金（難治性疾患克服研究事業）「難治性の肝・胆道疾患に関する調査研究」班，ワーキンググループ -1，研究報告　肝臓，52(6)，393-398．
- Bernal W, Wendon J. (2013). Acute liver failure. N Engl J Med, 369, 2525-2534.
- Torres HA, Davila M. (2012). Reactivation of hepatitis B virus and hepatitis C virus in patients with cancer. Nat Rev Clin Oncol, 9, 156-166.
- Aithal GP, Watkins PB, et al. (2011). Case definition and phenotype standardization in drug-induced liver injury. Clin Pharmacol Ther, 89(6), 806-815.
- Navarro VJ, Senior JR. (2006). Drug-related hepatotoxicity. N Engl J Med, 354, 731-739.
- Shah RR, Morganroth J, et al. (2013). Hepatotoxicity of Tyrosine Kinase Inhibitors：Clinical and Regulatory Perspectives. Drug Saf, 36(7), 491-503.

第9章 上大静脈(SVC)症候群
superior vena cava syndrome

- SVC症候群とは，上大静脈(SVC：superior vena cava)の高度狭窄または閉塞によって静脈血流がうっ滞し，血流障害に伴う症状が顔面，上肢，中枢神経などに生じた症候群である．
- がんによるSVC症候群の主な原因疾患は，上-前縦隔(じゅうかく)から発生した原発性肺がんや悪性リンパ腫などで，巨大化した腫瘍がSVCを圧迫し，時に血管内浸潤や血栓形成を伴って高度の血流障害が生じる．
- SVCの血流障害が高度になると，頭蓋内圧の亢進から脳浮腫に至って意識障害を生じてくるため，重症度に応じてIVRによる緊急ステント留置なども考慮される．
- 原疾患(がん)の種類や治療歴によって予後はかなり異なるが，本症候群を発症した後の平均生存期間は約6か月とされている．がんに対する奏効が期待できる場合には化学療法または放射線療法が選択され，効果が期待できない場合には緩和ケアのみにとどまらざるを得ないことが多い．

病態生理

縦隔とSVC

　SVC症候群の病態を理解するために，本症候群の原因となる腫瘍が存在する縦隔とSVCに関する解剖学的概略を，画像所見と対比してみてみよう．
- 縦隔とは胸郭の中で左右の肺に挟まれた部分に相当し，心臓，大血管，食道，気管・気管支，リンパ節，神経などが存在する．
- 胸部単純X線写真の正面像と側面像で縦隔の範囲を**図9-1**に示した．縦隔の前後は胸骨の後面から胸椎椎体までの範囲，左右は両側肺の縦隔側の胸膜に囲まれた範囲，上下は胸郭上口(胸骨柄上縁-第1胸椎-第1肋骨で囲まれた面)から横隔膜までの範囲である．縦隔は4つの区域(上縦隔・前縦隔・中縦隔・後縦隔)に区分され，それぞれの区域から発生する腫瘍の種類には特徴があることに注目しよう(**表9-1**)．
- SVCの位置は身体の正面では胸骨体(骨髄穿刺を行う部位)の正中から若干右側にあり，胸部X線では気管の右側に存在する．これは中心静脈カ

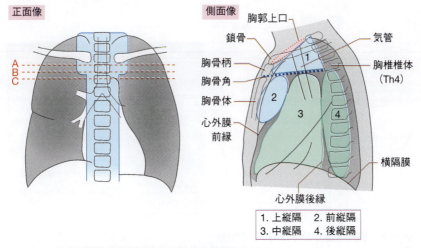

図 9-1 胸部単純 X 線写真における縦隔の区域
A〜C 各レベルの CT 画像を図 9-4 に示した

表 9-1 縦隔の区域と主な腫瘍

分類	区域	主な臓器	主な腫瘍
上縦隔	胸骨角-第4胸椎下縁を結ぶラインから胸郭上口まで	上大静脈-腕頭静脈,上行大動脈-大動脈弓,気管,食道,リンパ節	肺がん,リンパ腫,リンパ節転移,甲状腺腫瘍,胸骨転移性腫瘍,気管/気管支腫瘍(肺がん),食道がん
前縦隔	胸骨体の後面から大血管心外膜前縁まで	胸腺,リンパ節	胸腺腫,胸腺がん,縦隔胚細胞腫,リンパ腫,リンパ節転移
中縦隔	前縦隔と後縦隔の間	心臓,肺動静脈,食道,気管-主気管支,リンパ節	肺門部肺がん,気管/気管支腫瘍(肺がん),食道がん,リンパ腫,リンパ節転移
後縦隔	心外膜後縁から椎体まで	交感神経	神経原性腫瘍,椎骨転移性腫瘍

赤文字にしたところは SVC 症候群との関連が深い.

テーテルを右鎖骨下静脈から挿入した際に X 線で確認する"カテ先"の位置に相当する.カテーテルは右鎖骨下静脈から右腕頭静脈を経て SVC に達している(図 9-2).

- SVC には両側上肢および頭頸部からの静脈血が合流する.主な流路は,上肢からは腋窩静脈→鎖骨下静脈→腕頭静脈→ SVC,頭部からは内頸静脈と外頸静脈および深頸静脈と椎骨静脈→腕頭静脈→ SVC,甲状腺からは甲状腺静脈→ SVC である.奇静脈は気管支静脈や食道静脈を集めてSVC の下方で合流する(図 9-3).
- SVC は上-前縦隔に位置するため,同区域に好発する腫瘍が増大すると本症候群を伴いやすい.コンピュータ断層撮影(CT)で SVC の位置を確認してみよう(図 9-4).

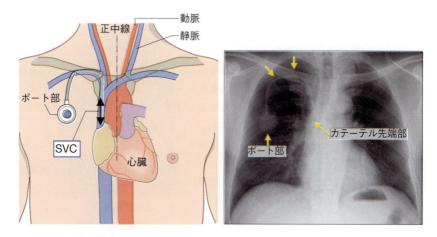

図 9-2　胸部表面からみた SVC の位置
埋込型 CV ポートカテーテルが右鎖骨下静脈から挿入され，その先端部は SVC に位置している．

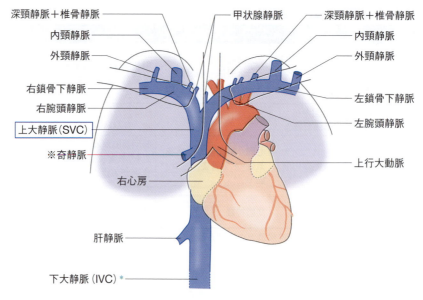

*IVC: inferior vena cava

図 9-3　SVC 症候群に関連した静脈の走行
※気管支静脈，食道静脈は奇静脈へ合流する．

SVC 症候群

- 上-前縦隔から発生した腫瘍が SVC を圧迫し，時に腫瘍の血管内浸潤や血栓形成を伴って，両上肢および頭頸部の血流障害が高度となると SVC 症候群を発症する．また，本症候群に至る過程では，上肢の血流うっ滞に伴って胸壁や腹壁の静脈へと血液が迂回するため，皮膚表面から拡張した静脈血管を確認できることがある（側副血行路）．これらの血流は下大静脈に注ぎ心臓へ戻る（図 9-5）．

病態生理 175

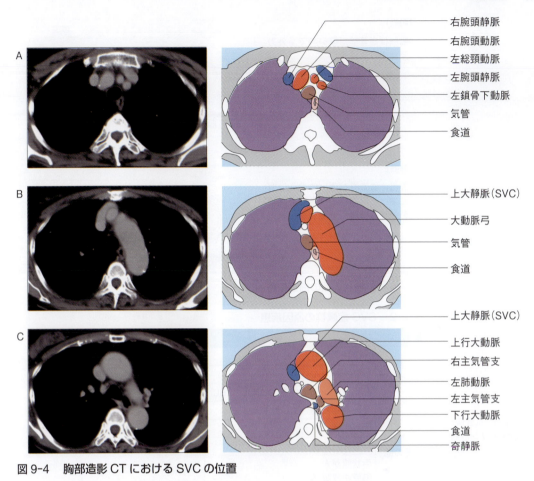

図9-4 胸部造影CTにおけるSVCの位置

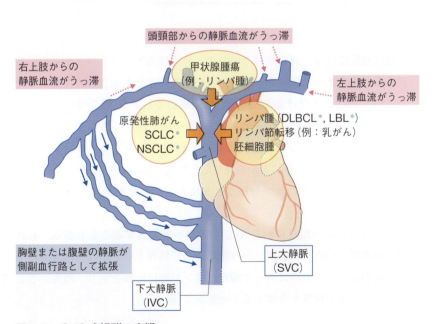

図9-5 SVC症候群の病態

*SCLC：small cell lung cancer（小細胞肺がん）
*NSCLC：non-SCLC（非小細胞肺がん）
*DLBCL：diffuse large B-cell lymphoma（びまん性大細胞型B細胞リンパ腫）
*LBL：lymphoblastic lymphoma（リンパ芽球性リンパ腫）

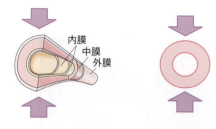
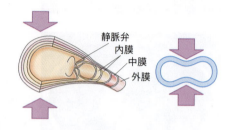

図9-6　動脈と静脈の構造の違い

表9-2　SVC症候群の原因疾患

主な原因疾患		発生比率
肺	非小細胞肺がん	50%
	小細胞肺がん	22%
リンパ節	非ホジキンリンパ腫(DLBCL, LBL)	12%
	リンパ節転移＊(主に乳がん)	9%
その他	胚細胞腫	3%
	胸腺腫，胸腺がん	2%
	甲状腺がん 胸膜中皮腫　など	2%

＊リンパ節転移：主に胸骨傍/気管傍/右鎖骨上リンパ節

- 一般に動脈壁は厚く静脈壁は薄いため，静脈は動脈よりも外部からの圧迫によって狭窄または閉塞をきたしやすい．このような血管の特性があるため，SVCは圧迫を受けると狭窄または閉塞してしまう(図9-6)．
- 本症候群を伴う疾患は，原発性肺がん(非小細胞肺がんおよび小細胞肺がん)と悪性リンパ腫(びまん性大細胞型B細胞リンパ腫やリンパ芽球性リンパ腫)などである．甲状腺から発生した腫瘍(甲状腺がんや甲状腺リンパ腫)がSVCより上方の腕頭静脈などを圧迫して本症候群に至ることもある(表9-2)．
- 乳がんではリンパ節転移からSVC症候群へと進展することもある．右乳腺内側のリンパ流は胸骨傍リンパ節を介して鎖骨上リンパ節へ流入するため，乳がんはこの流路に沿って胸骨傍リンパ節に転移を生じ，増大が著しい場合には本症候群を合併することがある(図9-7)．

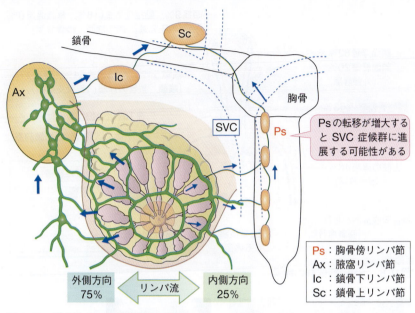

図9-7　乳がんリンパ節転移の進展

症候・検査

- SVC症候群では，両側上肢の浮腫や表在静脈の拡大，頸静脈の怒張（血流のうっ滞によって血管が体表面から隆起して著しく拡大した状態），顔面の浮腫や紅潮などが現れ，数週間の経過で胸部の皮下には側副血行路（迂回路）が目立ってくる．頭部からの静脈血のうっ滞によって頭蓋内圧が亢進し，頭痛やめまいとともにさまざまな程度の意識障害が生じる．SVCの近傍にある奇静脈に狭窄ないし閉塞が及ぶと気管支静脈がうっ滞して，咳嗽，嗄声，呼吸困難などの呼吸器症状を伴うようになる．心臓ではSVCからの静脈還流の低下や腫瘍による直接圧迫が加わると，心拍出量が不安定となって失神を伴うこともある（図9-8）．
- 胸部X線では上-前縦隔陰影の拡大，造影CTでは上-前縦隔の腫瘤陰影とSVCの高度狭窄または閉塞（通常であれば造影剤で血管内が満たされて丸く見えるSVCの陰影が，腫瘍の圧迫で途絶えている）が認められる（図9-9）．

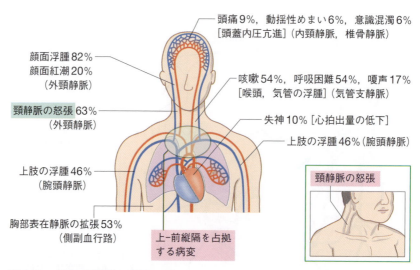
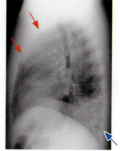

図9-8　SVC症候群の症候

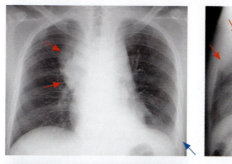
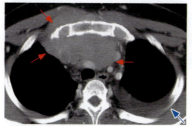

症例：30歳代，男性．
診断：縦隔原発びまん性大細胞型B細胞リンパ腫
画像：胸部X線および造影CTにおいて，上-前縦隔に巨大な腫瘤陰影（→）と胸水（→）を認める．

図9-9　SVC症候群の画像所見①

診断・予後

- SVC症候群の診断は特徴的な身体所見（**図9-8**）と画像所見（**図9-9**，**図9-10**）から行われる．Yale Cancer Center[*]による本症候群の重症度分類は，病状の進行に伴って出現する症候に基づいている（**表9-3**）．本症候群を発症した時点において，その多く（85%）はGrade 0〜2であり，緊急的にステントの留置が考慮されるGrade 3以上の症例は少ない（15%）．CTCAE v4.0による本症候群の重症度（Grade）分類を**表9-4**に示す．

[*]米国エール大学のがんセンター

診断・予後　179

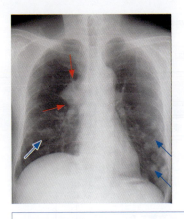
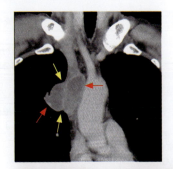
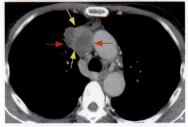

症例：60歳代，男性．
診断：原発不明がん．
画像：縦隔リンパ節転移（→）によってSVCは高度に狭窄している（⇒）．多発肺転移も存在している（→）．

図9-10　SVC症候群の画像所見②

表9-3　Yale Cancer CenterによるSVC症候群の重症度分類

Grade	推定頻度	症候
0	10%	無症状．放射線画像においてSVCの閉塞が認められる．
1	25%	軽度．頭頸部の浮腫（頸静脈の怒張），チアノーゼ，顔面紅潮
2	50%	中等度．頭頸部に浮腫があり，機能障害（軽度の嚥下障害，咳嗽，軽度または中等度の頭部/頸部/眼瞼の運動障害，眼球浮腫に伴う視野障害）を伴っている．
3	10%	高度．軽度または中等度の脳浮腫（頭痛，動揺性めまい），または，軽度/中等度の喉頭浮腫，または，心臓予備能の低下（屈曲動作後の失神）
4	5%	生命を脅かす．著明な脳浮腫（混乱，感覚鈍麻），著明な喉頭浮腫（喘鳴），血行動態の著明な悪化（誘因のない失神，血圧低下，腎機能障害）
5	<1%	死亡

〔Yu JB, et al.(2008). J Thorac Oncol, 3(8), 811-814.〕

表9-4　CTCAEv4.0による重症度分類

有害事象	重症度（Grade）				
	1	2	3	4	5
上大静脈症候群 Superficial thrombophlebitis	症状がない；SVC血栓症の偶発的発見	症状がある；内科的治療を要する（例：抗凝固療法/放射線療法/化学療法）	高度の症状がある；集学的治療を要する（例：抗凝固療法/化学療法/放射線療法/ステント）	生命を脅かす；緊急の集学的治療を要する（例：血栓溶解，血栓除去術，手術）	死亡

（有害事象共通用語規準v4.0日本語訳JCOG版より引用）

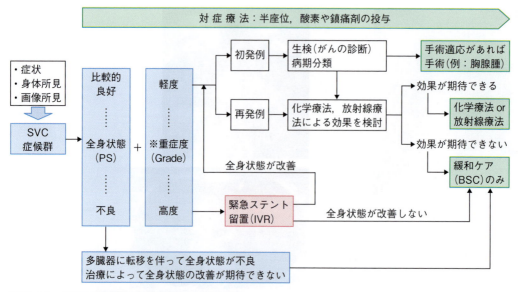

図 9-11　SVC 症候群に対する治療の流れ（例）
※重症度（Grade）は Yale Cancer Center の分類（表 9-3, p179）を参照.

- がんの種類や治療歴によって予後は大きく異なるが，一般に本症候群を発症した以降の平均生存期間は約 6 か月と短い.

治療

　SVC 症候群の治療に関してコンセンサスが得られた治療ガイドラインは存在しない．対症療法として半座位などの安楽な体位，酸素や鎮痛剤の投与などが開始される．全身状態（PS）と重症度に応じて，IVR*によるステント留置などが考慮され，次いで，原疾患（がん）に対する治療が症例ごとに検討される（図 9-11）.

*IVR（interventional radiology, インターベンショナルラジオロジー）：血管内カテーテルと放射線画像検査を用いて検査や治療を行う医療技術の総称.

すべての症例に対して対症療法が行われる

- 頭部の挙上（ベッドアップ）や半座位によって顔面から頸部のうっ血が若干軽減される．呼吸不全を伴っていれば酸素投与が行われる.
- 上肢や頭頸部の浮腫に対してデキサメタゾンなどの副腎皮質ステロイド剤や利尿剤の投与が行われることがあるが，症状の改善を明確に示すデータは乏しい．腫瘍の圧迫などによる疼痛に対しては，がん性疼痛のステップラダー方式に従ってオピオイド（麻薬系鎮痛剤）を含む鎮痛剤が投与される．ペンタゾシン（ソセゴン®）は頭蓋内圧を高めてしまうことに留意する必要がある.

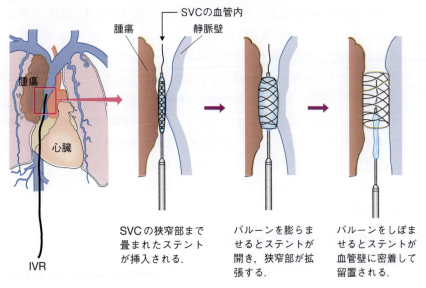

図 9-12　血管内ステント留置

病状次第では緩和ケアのみとならざるを得ないこともある

- 臓器転移の進行などによって全身状態が低下している症例，化学療法や放射線治療がすでに行われた後で期待できる治療の選択肢がない症例においては，本症候群の重症度にかかわらず緩和ケア（BSC*）のみの対応とならざるを得ない．オピオイドなどによる身体的苦痛の制御が困難な場合には，鎮静を含めた症状緩和が検討されることもある．

*BSC：best supportive care

緊急的にステント留置が行われることもある

- SVC症候群の重症度が高い場合には，SVCの血流を速やかに回復させるために，IVRによるステントの留置が検討されることがある．化学療法や放射線治療の抗腫瘍効果は，仮に認められたとしても，本症候群の症状を軽快させるまでには週単位の時間を要してしまうからである．血管内のカテーテルをSVCの狭窄部まで進め，バルーンを膨らませるとステントが開いて狭窄部が拡張し，SVCの血流が確保される（図9-12）．全身状態がきわめて不良であったり，出血傾向を伴っている場合には施行は困難である．

全身状態と重症度から原疾患（がん）に対する治療が検討される

- SVC症候群を合併した症例に対する原疾患の治療は，全身状態（PS）や本症候群の重症度（Grade）などを考慮して，総合的に検討される．
- 全身状態が良好な初発症例で本症候群の重症度が低い場合には，生検を含めた全身の精査が早急に行われる．重症度が高い場合には，精査の前にス

テントの留置が行われることがある．いずれの場合も病理組織検査（または細胞診）による確定診断と病期分類の後に，原疾患に対する治療が検討される．実際，原発性肺がんでは放射線療法や化学療法，悪性リンパ腫や胚細胞腫では化学療法，胸腺腫では手術などが行われる．

- 全身状態が保たれている再発症例で本症候群の重症度が低い場合には，化学療法または放射線療法が検討されるが，二次治療以降の抗腫瘍効果（縮小度と奏効期間）は限定的で，再び増悪する可能性が高い．加えて，胸水や心嚢液の貯留など，他の要因で全身状態がさらに悪化することも想定されるため，患者・家族を交えてその後の緩和ケアについても併行して考えていく必要がある．

合併症などへの対応も検討される

- 本症候群によってSVCの血流が高度に障害されている場合には，静脈血がうっ滞して血管外漏出のリスクが高まっていると判断されることがある．その場合には，鼠径部から中心静脈を確保して，水分負荷および抗がん剤などの薬物投与が行われる．SVC経由ではなくIVC（下大静脈）経由で還流させるということである．CT撮影時において造影剤を急速注入する際にも同様の問題点が発生する可能性があるため，あらかじめ検査部門との連絡を行っておきたい．
- 本症候群によってSVCまたはその近傍の静脈血流が停滞して静脈血栓症を合併することもある．その際には肺血栓塞栓症を予防するためにヘパリンやワルファリンによる抗凝固療法が検討されることもあるが，薬剤の相互作用や出血傾向には注意が必要であろう．

参考文献

- Wilson LD, Detterbeck FC, Yahalom J. (2007). Clinical practice. Superior vena cava syndrome with malignant causes. N Engl J Med, 356(18), 1862-1869. Erratum in: N Engl J Med. (2008). 358(10), 1083.
- Yu JB, Wilson LD, Detterbeck FC. (2008). Superior vena cava syndrome—a proposed classification system and algorithm for management. J Thorac Oncol, 3(8), 811-814.
- Lepper PM, Ott SR, Hoppe H, Schumann C, Stammberger U, Bugalho A, Frese S, Schmücking M, Blumstein NM, Diehm N, Bals R, Hamacher J. (2011). Superior vena cava syndrome in thoracic malignancies. Respir Care. 56(5), 653-666.

第10章 がん性心嚢液貯留/心タンポナーデ
MPE：malignant pericardial effusions / cardiac tamponade

- がん性心嚢液貯留(MPE：malignant pericardial effusions)とは，悪性腫瘍が心膜に転移または浸潤してがん性心膜炎となり，心膜腔内の心嚢液*が増加した状態である．心タンポナーデ(cardiac tamponade)とは，貯留した心嚢液によって心房や心室が圧迫されて循環動態が不安定となった緊急症である．

- MPEの主な原因疾患は肺がん，乳がん，食道がんなどの進行再発がんで，心嚢液の貯留は比較的緩徐に進行するため，大量に貯留するまで症状が明らかとなりにくい．

- 心嚢液の貯留は心臓超音波検査(UCG：ultrasonic echocardiography)のエコーフリースペース(echo-free space)として容易に確認することができる．心嚢液が中等量以上または心タンポナーデとなっている場合には，循環器内科などの専門診療科によって心膜穿刺が施行された後，心嚢液のドレナージ(排液)が数日間持続して行われる．

- 心嚢液による細胞診で悪性細胞が常に検出されるとは限らず(検出率は80%程度)，身体所見や画像検査から総合的にMPEと診断されることもある．

- MPEを発症する状況においては，がんは全身に著しく拡大していることがほとんどであり，平均生存期間は約6か月とされている．こうした予後や心肺機能などを含む全身状態を十分考慮したうえで，再貯留の予防を目的に薬剤の心膜腔内注入や全身の化学療法が選択されるが，これらが困難な場合にはドレナージを含む緩和ケアのみとならざるを得ないことが多い．

*心膜液または心嚢水ともいわれる．

病態生理

心膜と心膜腔

がん性心嚢液貯留(MPE)の病態を理解するために，心膜と心膜腔に関する解剖の概略を振り返ってみよう(図10-1，図10-2)．

- 心膜は線維性心膜と漿膜性心膜の二重構造で，主に心臓の外面を覆っている．線維性心膜は膠原線維を主成分とする比較的厚くて強靭な被膜であ

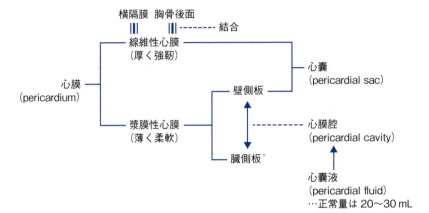

*臓側板：心外膜 (epicardium) ともいう．

図 10-1　心膜の構造

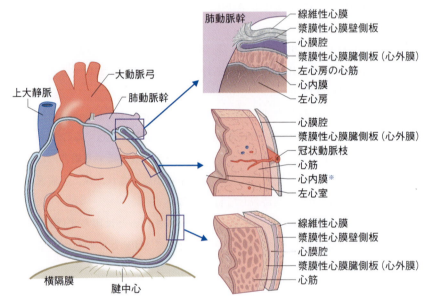

図 10-2　心膜・心嚢の構造
※心内膜 (endocardium) は心腔内面を覆っている．

　る．心臓に接続する大血管（大動脈・肺動静脈・上/下大静脈）の外膜から移行して心臓全体を覆い，横隔膜（腱中心）と胸骨後面（靱帯）で結合し，周辺臓器からの保護（特に肺からの感染を防ぐ），心拍動の安定化といった役割を担っている．漿膜性心膜は上皮細胞を主体とする薄く柔軟な被膜で，心臓の表面を覆う臓側板（心外膜ともいう）と線維性心膜の内側に接着する壁側板から成り，両者は大血管における線維性心膜の起始部で接合して袋状の空間を形成している．その空間が心膜腔で，正常では 20～30 mL（＜50 mL）の心嚢液が存在し，心拍動を円滑化する役割を担っている．
・線維性心膜と漿膜性心膜の壁側板は接着して表裏一体となっており，両者を合わせて心嚢という．心嚢はその名称のごとく嚢状の形態で，心臓およ

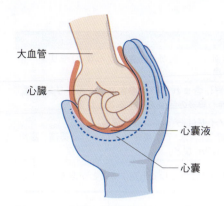

図 10-3　心囊と心囊液のイメージ

び大血管の起始部までをすっぽりと包み込んでいる．心臓を手拳，心囊を手掌に例えれば **図 10-3** のようになり，両者の間に心囊液が貯留している．
・心内膜とは心腔（心房／心室）の内面を覆う被膜のことである．心内膜と心外膜（漿膜性心膜の臓側板）との間には心筋，冠状動脈，脂肪などが存在する．

MPE の病態

・がんに関連する心膜炎には抗がん剤による薬剤性心膜炎や放射線照射に伴う放射線性心膜炎などが存在するが，最も多いのは進行再発がんが心膜へ転移／浸潤して発症するがん性心膜炎である．がん性心膜炎の原疾患としては肺がん，乳がん，食道がん，リンパ腫などが多い（**表 10-1**）．
・がん性心膜炎ではがん細胞がリンパ管を介した経路（リンパ行性転移）などから心膜腔内に転移し，その結果心囊液が増加して MPE となる．MPE がさらに進行して線維性心膜の伸展力が限界レベルに達し，心膜腔内圧がさらに上昇すると心タンポナーデとなり，循環動態に異常が生じて緊急症となる（**図 10-4**）．
・ここで，心膜腔内圧と心囊液貯留との関係を圧-容量曲線のグラフを用いて考えてみよう（**図 10-5**）．心膜腔内圧は，心囊液の貯留速度，線維性心膜の伸展力，心囊液の貯留量の 3 要素によって経時的に変化する．例えば，急性経過となる急性心膜炎（MEMO 1）では，心囊液の貯留速度が速いために線維性心膜の伸展が追いつかず，少量（200 mL ほど）の心囊液が貯留しただけで心膜腔内圧は急上昇して心タンポナーデにまで進行しやすい（**図 10-5 の曲線 A**）．一方，がん性心膜炎に伴う心囊液貯留の多くは緩徐に進行するため，線維性心膜が徐々に伸展することができて心膜腔内圧の上昇も緩やかである．したがって，MPE ではしばしば 500 mL を超えるほどの大量貯留となりうる．このような慢性経過であっても，線維性心膜の伸展力が限界レベルに達して心膜腔内圧がさらに上昇すると心タンポナーデとなる（**図 10-5 の曲線 B**）．

MEMO 1

表10-1　がんに関連する心膜炎

種類	コメント
がん性心膜炎	進行再発固形がん（肺がん，乳がん，食道がんなど）やリンパ腫の心膜への転移/浸潤．
放射線性心膜炎	心臓の一部が照射野に含まれている場合：ホジキンリンパ腫，乳がんなど．収縮性心膜炎の症候を呈することが多い．
薬剤性心膜炎	ダサチニブ，ベサノイド（レチノイン酸症候群）など．造血細胞移植の前処置において高用量で用いられる薬剤：高用量 Ara-C*，高用量 CPA* など．
同種造血細胞移植後の収縮性心膜炎（稀）	慢性 GVHD* の症候のひとつとして出現することがある．

＊Ara-C：シタラビン（キロサイド®）
＊CPA：シクロホスファミド（エンドキサン®）
＊GVHD：graft versus host disease（移植片対宿主病）

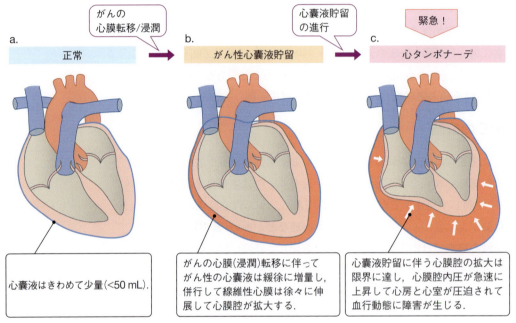

図10-4　MPE の病状進行

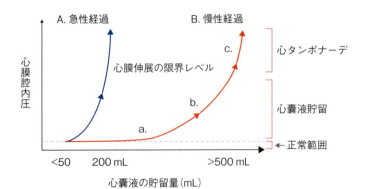

図10-5　心嚢液貯留における圧-容量曲線
曲線 B の a.～c. は図10-4 の a.～c. に相当する．
心膜腔内圧 ∝（心嚢液の貯留速度）×（線維性心膜の伸展力）×（心嚢液の貯留量）

> **MEMO 1** 急性心膜炎と収縮性心膜炎

- 急性心膜炎は主に心膜へのウイルス感染（コクサッキーウイルスなど）に伴って漿膜を中心に強い炎症が生じた疾患で，急速に発症する．発熱，胸痛，呼吸困難，動悸，心膜摩擦音（聴診）などが認められる．心嚢液の貯留を生じた場合は200 mL程度の少量で心タンポナーデに至る可能性がある（図10-5）．治療には主に非ステロイド系抗炎症薬（NSAIDs）が用いられ，心タンポナーデを合併した場合には直ちに心膜穿刺と心嚢液ドレナージが行われる．
- 収縮性心膜炎は心膜の線維化や石灰化が慢性経過で進行して，心臓の拡張機能と収縮機能に障害が生じた疾患である．急性心膜炎（上記）や放射線性心膜炎（縦隔や乳腺がんなどに対する放射線照射）による高度の炎症反応が心膜腔内に生じた結果，フィブリンが大量に析出して癒着反応が生じ，心膜は線維化して硬くなる．右心不全の症状，心膜ノック音（聴診）などが認められる．治療は外科的な心膜切除である．MPEにおける心膜腔内への薬剤注入において炎症反応が強い場合には同様の病態が生じる可能性がある．

心タンポナーデの病態

- 心タンポナーデにおいては，心嚢液貯留の進行に伴って線維性心膜の伸展力が限界レベルに達して心膜腔内圧が急上昇する．その結果，心膜腔内圧が心腔内圧を上回り，心腔（心房と心室）が圧迫されて拡張障害を主体とする循環動態の異常が発生する（図10-4，図10-5）．
- 心タンポナーデにおける拡張障害は心筋壁の薄い心腔，すなわち心室よりも心房，左室よりも右室において強く現れ，最初は右心系（低圧系ともいう）の拡張障害が生じる．右房や右室の拡張が障害されると，静脈還流（上大静脈と下大静脈から右心系に戻ってくる静脈血流）は滞り，上大静脈圧（中心静脈圧）が上昇して頸静脈の怒張が生じる．下大静脈圧も上昇すれば肝血流のうっ滞（肝機能障害）も伴ってくる．
- 心タンポナーデで吸気時に頸静脈の怒張が強まる現象を認めることがある．これをKussmaul徴候という．正常状態では，吸気による胸腔内圧の低下によって静脈還流が増加し，その血流を右心系の拡張によって受け入れることができるため，中心静脈圧は低下傾向を示して頸静脈の拡張は弱まる．呼気時には吸気時と逆の現象が生じて中心静脈圧は上昇傾向となり，頸静脈の拡張は強まる．一方，心タンポナーデでは右心系の拡張障害

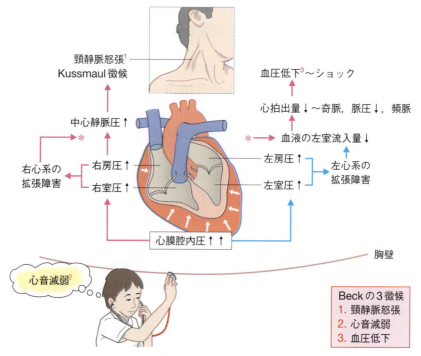

図 10-6　心タンポナーデの循環動態と症候

が生じているため，吸気に伴って増加した静脈還流を右心系で受け入れることができず，その結果，中心静脈圧は上昇して頸静脈の怒張が強まることになる（図 10-6）．

・心タンポナーデでは吸気時における収縮期血圧の低下が 10 mmHg 以上となることがあり，これを奇脈（paradoxical pulse）という．正常状態では，吸気時に右心系が拡張するため，心室中隔は左へシフトして左室の拡張が若干制限され，心拍出量がわずかに低下して，収縮期血圧も 3〜5 mmHg（＜ 10 mmHg）ほど低下する．心タンポナーデでは，右心系の心筋が外方から圧迫されて拡張障害をきたしているため，吸気時に右室に血液が流入すると心室中隔が左室側へ比較的強くシフトして左室の拡張も制限され，心拍出量が減少して収縮期血圧が正常範囲以上（≧ 10 mmHg）に低下する（図 10-7）．

・心タンポナーデによる右心系の拡張障害がさらに進むと，右室内に十分な血液が充満できず，右室から拍出される血液量が減少して左室への流入量も減少する．その結果，左室からの心拍出量が減少して収縮期血圧は低下傾向を示す．収縮期血圧の低下によって脈圧（収縮期血圧－拡張期血圧で求められる値）は減少し，血圧の低下傾向を補うために頻脈となるが，この代償も限界となると循環不全（ショック）状態となる（図 10-6）．

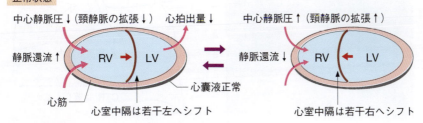
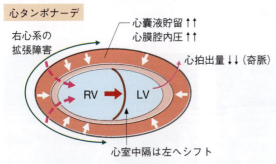

図10-7　吸気および呼気時における心室の動態

症候・検査

- MPEの進行は比較的緩徐であるために，心囊液の貯留が大量となるまで症状が明らかになりにくく，CTなどの画像検査で偶発的に発見されることもある．しかし，心タンポナーデにまで進行すれば，胸部苦悶，呼吸困難，倦怠感などの症状とともに，頸静脈怒張，Kussmaul徴候，心音減弱（貯留した心囊液を介して胸壁に伝達されるため），奇脈，脈圧低下，頻脈，血圧低下などが認められ，循環器内科外来や救急外来において診断されることもある．頸静脈怒張，心音減弱，血圧低下は「Beckの3徴候」といわれ，典型的な心タンポナーデの症候とされる（図10-6）．
- 胸部X線写真では心囊液が200 mL程度までの貯留であれば明らかな変化は認められないが，それを超えると心陰影の拡大がみられるようになる．さらに，心囊液の貯留が大量になると心陰影は全体に拡大して西洋梨型*を呈する（図10-8）．胸部CTでは心臓を取り囲むように心囊液の貯留が認められる（図10-9）．MEMO 2に，胸部X線，CTの正常像を示した．
- 心臓超音波検査（UCG）は簡易かつ直ちに行える画像検査として重視される．MPEでは心囊液の貯留をエコーフリースペース（echo-free space）として確認することができる（図10-10）．心タンポナーデになると，その程度により心腔（特に右心房や右室）が圧迫/虚脱している所見（図10-13, p195）や心臓の振り子運動（心囊液に囲まれた心臓が心基部を中心に振り

*巾着（きんちゃく）型ともいわれる．

MEMO 2

*CTR：心胸郭比（cardiothoracic ratio）(MEMO 2 参照)

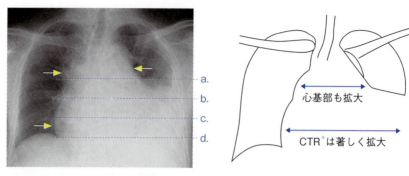

図 10-8　MPE の胸部 X 線所見

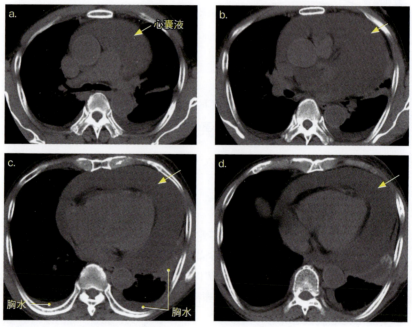

図 10-9　MPE の胸部 CT 所見
a.〜d. は図 7-8 の体軸（axial）断面に相当する．

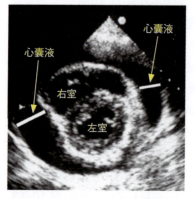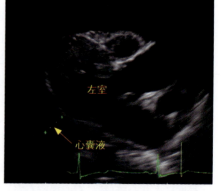

図 10-10　MPE の UCG 所見
矢印で示した部分は，心膜腔が拡大したエコーフリースペースで，心嚢液の貯留に相当する．

表10-2 UCG所見に基づく心嚢液貯留の重症度分類

重症度	エコーフリースペースの程度など
少量(small)	＜10 mm(拡張期)
中等量(moderate)	≧10 mm(心臓後壁側)
大量(large)	≧20 mm
超大量(very large)	≧20 mm および心房/心室の圧迫所見

〔欧州心臓病学会(ESC:European Society of Cardiology)ガイドラインより〕

低電位 肢誘導(Ⅱ)

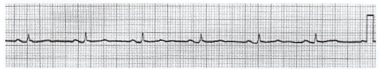

電気的交互脈

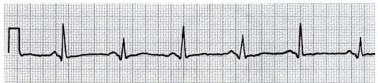

図10-11 MPEの心電図所見

子のように律動的に揺れ動く現象)もリアルタイムに捉えることができる.
UCG所見に基づく心嚢液貯留の重症度分類が欧州心臓病学会のガイドラインに示されている(表10-2).本分類の「超大量(very large)」には心腔の圧迫所見が含まれているので,心タンポナーデに相当する.

・心電図では低電位[*](QRSの振幅が小さくなる)や洞性頻脈(≧100 bpm[*])が認められる.電気的交互脈(QRSの振幅の異なる波形が1拍ごとに現れる現象)が見られることもあり,これは心嚢液に囲まれた心臓が振り子運動を呈してきた時に認められる(図10-11).

[*] 12誘導心電図における低電位は,肢誘導≦0.5 mV,胸部誘導≦1.0 mVである(0.1 mV＝1 mm).
[*] bpm:beats per minute(1分間当たりの心拍数)

MEMO 2　胸部X線とCTの正常像

- 胸部X線の心臓および大血管陰影を**図1**に示す．右側は第1〜2弓，左側は第1〜4弓が心臓および大血管のそれぞれの陰影を表している．心胸郭比(CTR：cardiothoracic ratio)は50％未満が正常である．心拡大(心臓の拡大や心嚢液の貯留)でCTRは大きくなる．心嚢液の貯留が200 mLを超える程度になると心拡大が認められるようになる．
- CTの心膜陰影を**図2**に示す．正常では2 mm程度の厚さで心臓を覆っている．

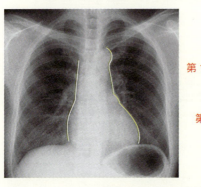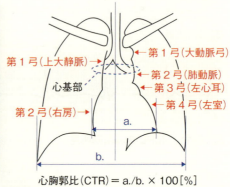

図1　胸部X線の心臓および大血管造影

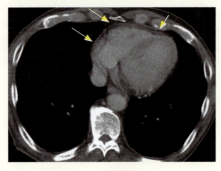

図2　胸部CTの心膜陰影

診断と重症度分類

- MPEの診断は身体所見(**図10-6**，p188)と画像所見(**図10-8〜10**，p189〜190)を総合して行われる(**図10-12**)．心膜穿刺(後述)で得られた心嚢液の細胞診では悪性細胞が常に検出されるとは限らない(検出率は80％程度)．心タンポナーデは心腔の圧迫・虚脱の所見(UCG)および循環動態の異常が認められた場合に診断される．CTCAEv4.0において，MPE

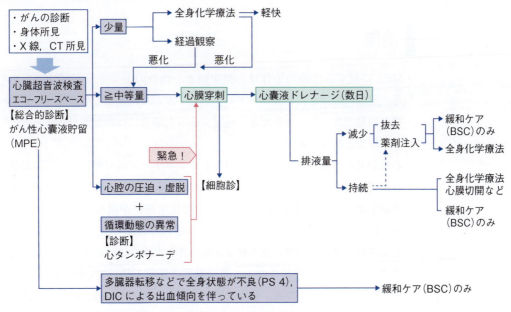

図 10-12　MPE/心タンポナーデの診断と治療の流れ(例)

表 10-3　がん性心嚢液貯留に関連する CTCAEv4.0 の重症度分類

有害事象	重症度(Grade)				
	1	2	3	4	5
心嚢液貯留 Pericardial effusion	―	症状がない少量から中等量の心嚢液貯留	生理機能に影響する心嚢液貯留	生命を脅かす;緊急処置を要する	死亡
心膜タンポナーデ Pericardial tamponade	―	―	―	生命を脅かす;緊急処置を要する	死亡
右室機能不全 Right ventricular dysfunction	症状はないが,検査値(例:BNP[脳性ナトリウム利尿ペプチド])や心臓の画像検査にて異常がある	軽度から中等度の活動や労作で症状がある	低酸素や右心不全に伴う高度の症状;酸素投与を要する	生命を脅かす;緊急処置を要する(例:心室補助装置);心臓移植の適応	死亡
心不全 Heart failure	症状はないが,検査値(例:BNP[脳性ナトリウム利尿ペプチド])や画像検査にて心臓の異常がある	軽度から中等度の活動や労作で症状がある	安静時またはわずかな活動や労作でも症状があり重症;治療を要する	生命を脅かす;緊急処置を要する(例:持続的静注療法や機械的な循環動態の補助)	死亡
洞性頻脈 (心迫数> 100 回/分) Sinus tachycardia	症状がなく,治療を要さない	症状がある;内科的治療を要するが緊急性はない	緊急の内科的治療を要する	―	―
動悸 Palpitations	軽度の症状がある;治療を要さない	治療を要する	―	―	―

(有害事象共通用語規準 v4.0 日本語訳 JCOG 版より引用)

に関連する症候の重症度(Grade)分類を表 10-3 に示す.心タンポナーデを発症すれば Grade 4 である.

治療

- MPE に対する治療の主体は心膜穿刺と心囊液のドレナージ(排液)である．過剰に貯留した心囊液をドレナージすることによって心機能への悪影響が回避でき，がんの診断が未確定であった場合には細胞診で診断を確定する機会となりうる．

- 心膜穿刺の適応は心囊液の貯留量や心タンポナーデの有無によって決定される(図 10-12)．心囊液が少量の場合は，経過観察，または，化学療法の適応があれば心膜穿刺は行わずに全身化学療法が開始されることが多い．いずれの場合においても，心囊液の貯留経過は UCG によって慎重に定期観察され，中等量以上の増量が確認された場合には心膜穿刺による心囊液ドレナージが検討される．循環動態の異常を伴っていれば心タンポナーデの状態であるため，循環動態の速やかな改善を目的に直ちに心膜穿刺が施行される．

- 心囊液の大量貯留や心タンポナーデに伴う胸部苦悶などの苦痛症状は，心膜穿刺と心囊液ドレナージによって速やかに消退しうるため，症状緩和としての意義は大きい．

- 心囊液のドレナージはカテーテルを留置して持続的に行われる．数日間のドレナージ後，1 日の排液量が 20〜30 mL(< 50 mL)になった頃を目安に留置カテーテルの抜去が検討されるが，原疾患が悪化傾向の場合は再貯留する可能性を考慮して，抗がん剤などの薬剤注入(後述)を行った後に留置カテーテルを抜去することがある．留置カテーテルの抜去後は，経過観察，または，化学療法の適応があれば全身化学療法が検討される．

心膜穿刺と心囊液ドレナージ

- 心膜穿刺と心囊液ドレナージの手技には高い医療技術が求められるため，熟達した専門診療科(循環器内科など)の医師を含むチーム体制の下に行われるのが一般的である．その概要をみてみよう(図 10-13)．

- 患者体位はベッド角度 30°〜45°の半座位(心囊液をできるだけ心窩部付近に集めて穿刺しやすくするため)を保ち，モニター心電図と酸素飽和度モニターが装着される．救急カートや酸素供給の準備も必要である．UCG を用いて安全に心膜穿刺ができる部位(心囊液の貯留によって心膜と心筋に一定の距離があり，肝臓・肺・動脈に損傷が及ばない穿刺部位と角度)が探索される．穿刺部位を心窩部の Larry point* 近傍に定めた剣状突起近傍からの穿刺が一般的であるが，肝臓損傷のリスクがある場合などでは左第 5 肋間胸骨左縁からの穿刺も候補となる．

- ポビドンヨードによる消毒で清潔野が確保された後，滅菌プローブを装着

＊骨解剖において剣状突起左縁(さえん)と左肋骨弓(ろっこつきゅう)の交点に相当する．体表からの触診でこの部位の近傍が心膜穿刺の候補となる．

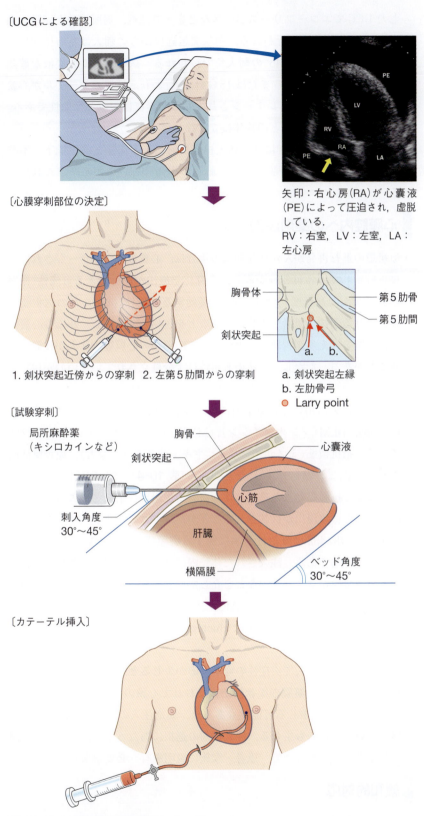

図10-13 心膜穿刺/心囊液ドレナージ

したUCGでエコーフリースペースなどを再確認後，局所麻酔と試験穿刺（23 Gカテラン針）が行われる．剣状突起近傍からの刺入は左肩に向けて胸部皮膚面から30°〜45°の刺入角で行われる．試験穿刺で心囊液が確認された後，本穿刺（16 Gまたは18 G針）が行われ，留置カテーテルが心膜腔内に挿入される．ドレナージされてくる心囊液はしばしば血性である．必要に応じて細胞診などの検体検査が行われる．

- 心膜穿刺の際の合併症には，迷走神経反射による徐脈と血圧低下，不整脈，肺損傷（気胸），肝臓，心筋，動脈の損傷（出血）などが挙げられている．

心膜腔内への薬剤注入

- 原疾患の進行再発がんが悪化傾向の場合は，心囊液がドレナージされた後に再貯留してくる可能性が高い．全身化学療法が施行できる可能性（循環動態，がんの進行度，全身状態）と奏効する可能性（抗がん剤の選択肢），推定される予後，患者・家族の要望などを包括して考慮し，がん性心囊液の再貯留を抑える選択肢のひとつとして，薬剤の心膜腔内注入が検討されることがある．ただし，本法の有用性は十分確立されていないのが現状である．

- 心膜腔内注入に用いられる薬剤には，抗がん剤のCDDP（シスプラチン），thiotepa，BLM（ブレオマイシン），MMC（マイトマイシンC），テトラサイクリン系抗菌薬（ミノサイクリン，ドキシサイクリンなど），免疫賦活剤のOK-432（ピシバニール®）*などがある（表10-4）．抗がん剤では高濃度薬剤による抗腫瘍効果とそれに伴う血管新生阻害作用などによって漿膜性心膜からの体液浸出が抑制されることが期待される．テトラサイクリン系抗菌薬やOK-432は難治性胸水に対する胸膜癒着術においてしばしば用いられる薬剤である．注入された体腔内には炎症反応が惹起され，臓側漿膜と壁側漿膜がフィブリンなどを介して癒着することによって浸出液の再貯留が抑制される．BLMやMMCにおいても炎症反応が誘導されて心膜の癒着反応が生じる．CDDPとthiotepaにはこのような心膜癒着反応はほとんど認められない．

- 心膜腔への薬物注入で炎症性の癒着反応が生じると，浸出液の抑制効果が得られる一方で，漿膜の柔軟性が損なわれて心臓のポンプ機能（拡張と収縮）に負の影響が生じる可能性もあろう．薬剤注入の際に一時的な発熱や疼痛といった苦痛も生じる．注入薬剤の選択にあたっては，これらの予測される有害事象も含めて，患者・家族に説明を行う必要がある．

*連鎖球菌の菌体成分を凍結乾燥後粉末化させた薬剤

緩和的対応

- 心囊液の排液量が減少せずに留置カテーテルを抜去できない場合には，刺

表 10-4　MPE における心膜腔内への薬剤投与例

レジメン		薬剤名	投与量 (mg/body)	投与期間 (day)	特徴など
抗がん剤	例1	シスプラチン (CDDP)	50	1	主に非小細胞肺がん、乳がん 心膜癒着反応は生じにくい 水分負荷が不要な投与量
	例2	シスプラチン (CDDP)	10	1～5	
	例3	thiotepa[1]	15	1, 3, 5	主に乳がん 心膜癒着反応は生じにくい
	例4	ブレオマイシン (BLM)	15（初回） 10（2回目以降）	1, 3, 5…	さまざまながん 心膜癒着反応が生じる
	例5	マイトマイシン (MMC)	2	1	主に非小細胞肺がん 心膜癒着反応が生じる
他	例6	ミノサイクリン[2], ドキシサイクリン[2], OK-432[3] など	さまざま		さまざまながん 心膜癒着反応が生じる

[1] thiotepa（チオテパ）は主として乳がんに対して用いられる抗がん剤で，商品名はテスパミン（TESPA）である．製剤の供給体制に難が生じ，2009 年以降における国内販売は中止となっている．
[2] テトラサイクリン系の抗菌薬．商品名はミノマイシン，ビブラマイシン．
[3] 連鎖球菌の菌体成分．商品名はピシバニール．

入部からの感染に注意してドレナージが継続される．このような状況においては薬液注入によっても心嚢液の制御が困難なことが多く，加えて，がん性胸膜炎（悪性胸水）の合併もしばしば認められ，緩和ケア（BSC*）の方針となることがほとんどである．

*BSC：best supportive care

・心嚢液貯留の程度にかかわらず，全身状態が極めて不良（PS4）である場合や播種性血管内凝固症候群（DIC*）を伴っている場合には，心膜穿刺をはじめとする侵襲的介入によって循環不全や大量出血を生じて急変するリスクが高いと想定されるため，疼痛緩和を主体とした緩和ケア（BSC）のみの方針とならざるを得ず，これらの病状を患者・家族に詳しく伝えることが求められる．

*DIC：disseminated intravascular coagulation

患者・家族への情報提供

・MPE が軽度の場合は心膜穿刺を行わず定期的に UCG が行われるが，その経過観察の期間において急速に心タンポナーデとなる可能性もあるため，患者・家族には，胸部苦悶，動悸，呼吸困難，倦怠感，ふらつきなどの症状が出現した場合には早めに病院を受診するように促しておく必要がある．
・心嚢液の大量貯留や心タンポナーデによる苦痛は，心膜穿刺と心嚢液ドレナージによって速やかに消退しうるため，患者・家族も動揺と焦燥の中でその処置を強く望まれるであろう．しかし，本手技には致死的となるリス

クがあることを十分念頭におき，施行前には(患者状態によっては時間が切迫しているが)患者・家族に十分なインフォームド・コンセント(IC)を行う必要がある．一般的にICは心膜穿刺を行う循環器内科の医師から行われるが，主治医からもこれまでの病状経過と循環動態の不安定性，処置の緊急性とリスク，施行者は最善を尽くしていることなどについて重ねて説明が行われることが肝要である．ICの場を設定し，家族の不安にも寄り添いつつ処置のリスクに対する納得を確認しておきたい．

参考文献

- Maisch B, Seferović PM, Ristić AD, Erbel R, Rienmüller R, Adler Y, Tomkowski WZ, Thiene G, Yacoub MH；Task Force on the Diagnosis and Management of Pricardial Diseases of the European Society of Cardiology. (2004). Guidelines on the diagnosis and management of pericardial diseases executive summary; The Task force on the diagnosis and management of pericardial diseases of the European society of cardiology. Eur Heart J, 25(7), 587-610.
- Imazio M, Spodick DH, Brucato A, Trinchero R, Adler Y. (2010). Controversial issues in the management of pericardial diseases. Circulation, 121(7), 916-928.
- Vincent JL, De Backer D. (2014). Circulatory shock. N Engl J Med, 370(6), 583.
- Xiong W, Shi C. (2011). Images in clinical medicine. Malignant pericardial effusion. N Engl J Med, 364(9), e18.

第11章 静脈血栓塞栓症
VTE：venous thromboembolism

- 静脈血栓塞栓症（VTE：venous thromboembolism）とは，静脈内に血栓が形成された病態の総称で，骨盤内の静脈や下肢の深部静脈などに血栓が形成された深部静脈血栓症（DVT：deep vein thrombosis）と，主としてDVTによる血栓が肺動脈に運ばれて発症する肺血栓塞栓症（PTE：pulmonary thromboembolism）が主な疾患である．
- がん患者においては，がんの存在，がんに関連する誘因，患者側の要因などが複合して，VTEを起こしやすい状態となることがある．
- VTEが疑われた場合，または，画像検査で偶発的にVTEが発見された場合には，速やかに循環器内科にコンサルテーション（診療依頼）を行って，専門診療科の視点からの診断と治療の支援を受けることが大切である．
- PTEは急速に発症して致死的転帰となることもあるため，家族を含めた十分なケアが求められる．
- 日本人のVTE発症率は欧米人に比べて低く，人種や生活環境の相違に基づくと考えられている．この傾向はがん患者においても同様であることから，本章では，欧米のガイドラインは参考とする程度に留めた．

VTE の病態生理

ここでは，VTE（DVTとPTEに共通する静脈血管内での血栓形成）の病態生理を中心にみていこう．DVTとPTEについての病態生理は後述する．

- 一般に，血管内における血栓形成には，血流の障害，血液凝固系の亢進，血管内皮細胞の傷害の3つの機序が関与している[*]．これらに基づいて，静脈血管内で血液凝固系が亢進して血栓が形成されると，VTEを発症する．最も多いのはDVTで，PTEへと進展することがある（図11-1）．
- がん患者においてもVirchowの三徴の機序を介してVTEを起こしやすい状態となることがある．その背景には，がんの存在，がんに関連する誘因，患者側の要因が存在している（図11-2）．

● がんの存在

- がんの存在そのものがVTEの発症要因となることがある（図11-2，表

[*] Virchow（ウィルヒョウ）の三徴といわれる．

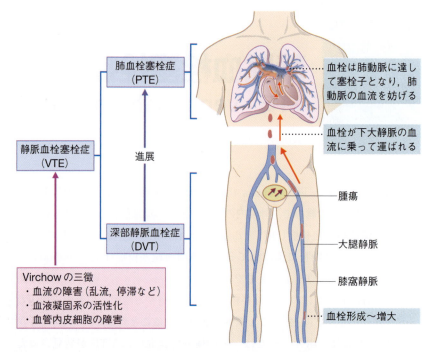

図11-1　VTEの概要：深部静脈血栓症（DVT）と肺血栓塞栓症（PTE）

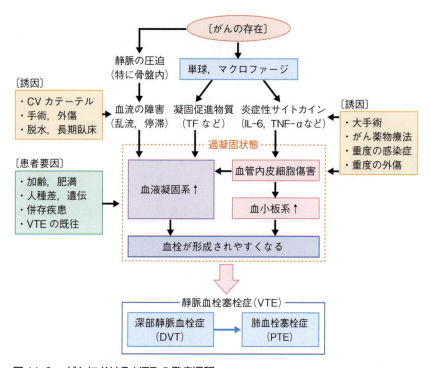

図11-2　がんにおけるVTEの発症過程

表 11-1　VTE の発症にかかわる要因

がんの存在	・膵臓がん，肺がん，胃がん ・原発性脳腫瘍の神経膠腫（グリオーマ） ・ムチン産生腺がん（一部の大腸がんなど）
がんに関連する誘因	・腫瘍による静脈血管の圧迫（骨盤内腫瘍など） ・CV カテーテルの留置 ・脱水，長期臥床 ・重度の感染症，重度の外傷 ・大手術，整形外科手術 ・がんに対する薬物療法 　・細胞傷害性抗がん剤 　・ホルモン療法剤（TAM*，MPA* など） 　・副腎皮質ステロイド剤（PSL*，DEX* など） 　・血管新生阻害剤（Thal*，LEN*，BEV* など）
患者要因	・高齢，肥満，人種差（黒人＞白人＞アジア人），遺伝 ・併存疾患：糖尿病，ネフローゼ症候群，心不全， 　過粘稠症候群（骨髄増殖性疾患，多発性骨髄腫など）， 　慢性炎症性疾患（炎症性腸疾患，抗リン脂質抗体症候群） ・VTE の既往

＊TAM：タモキシフェン
＊MPA：メドロキシプロゲステロン
＊PSL：プレドニゾロン
＊DEX：デキサメタゾン
＊Thal：サリドマイド
＊LEN：レナリドミド
＊BEV：ベバシズマブ

11-1）．

・がんの種類の中で，膵臓がん，肺がん，胃がんなどは他のがんに比べて VTE を発症しやすい傾向がある（表 11-2）．これは，がんに対する免疫反応に伴って炎症を誘発するサイトカインや凝固促進物質の産生が高まると，過凝固状態＊がもたらされて VTE が発生しやすくなるためと考えられている（図 11-2）．すなわち，IL-6 や TNF-α などの炎症性サイトカインの産生が高まると，血管壁の管腔内側に存在する血管内皮細胞が傷害される．血管内皮細胞の傷害によって抗血栓作用は低下して，血小板による血栓形成作用が相対的に優位となり，さらに血液凝固系の亢進も引き起こされて VTE の発症リスクが高まる（12 章 MEMO 1 参照）．

＊凝固亢進状態または血栓形成傾向といわれることもある．

12 章：MEMO 1　p226

・膵臓がんや原発性脳腫瘍の神経膠腫（グリオーマ）などでは，組織因子（TF：tissue factor）などの凝固促進物質が増加して血液凝固系が活性化され，血栓が形成されやすくなる．粘液性の物質であるムチンを産生する腺がん（一部の大腸がんなど）においても，血液凝固系の活性化とともに血栓が形成されやすくなる傾向が知られている．

● がんに関連する誘因

がん病変の拡大や治療介入などが VTE の発症を誘発することがある（図 11-2，表 11-1）．

〈腫瘍による静脈血管の圧迫〉

・静脈の血管壁は動脈に比べて薄いために，がんの腫瘤性病変によって圧迫を受けやすい．腫瘤性病変によって血管が圧迫されると血管腔の狭窄や血管の蛇行が生じ，これらに伴う血液の乱流や停滞が契機となって血液凝固系が活性化して血栓が形成されやすくなり，VTE の発症リスクが高まる

表11-2 がんに伴うVTEの発症頻度（欧米）

原発病変	VTEの発症頻度（％）
膵臓がん	28
肺がん	27
胃がん	13
大腸がん	3
乳がん	1〜8
前立腺がん	2
原発不明がん	1

〔Caine GJ, et al.（2002）. Neoplasia, 4（6）, 465-473.〕

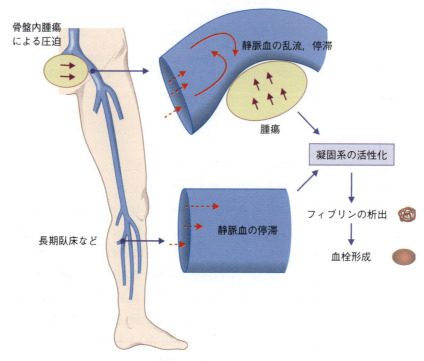

図11-3　静脈血の乱流・停滞による血栓形成

（図11-3）．骨盤内腫瘤を形成したがん（例：婦人科系腫瘍や直腸がんの進展やこれらのリンパ節転移の拡大）では，骨盤内の静脈血流に乱流や停滞が生じてDVTが発生し，PTEへと進行することがある．

〈大手術・整形外科手術〉
・全身麻酔下で行われるレベルの大手術では，手術の侵襲による炎症反応や周術期の臥床などにより，血液凝固系の亢進や血流障害が生じて血栓が形成されやすい状態となる．例えば，がんの骨転移に伴う大腿骨骨折に対して整形外科手術が行われる場合には，がんの存在＋手術の侵襲＋下肢の血流停滞などによってDVTを発症し，PTEへと進展するリスクが高まっている（図11-3）．

表 11-3　外来化学療法に伴う VTE 発症のリスク（欧米）(modified Khorana risk score)

項目		点数
がんの種類（原発巣）	胃がん，膵臓がん，原発性脳腫瘍	2
	肺がん，悪性リンパ腫，婦人系腫瘍，膀胱がん，精巣腫瘍（胚細胞腫），腎がん	1
化学療法前の血小板数≧35万/μL		1
Hb（ヘモグロビン）値＜10 g/dL または EPO*製剤の使用		1
化学療法前の白血球数≧11,000/μL		1
BMI ≧ 35 kg/m²		1

該当する項目の点数を合計して，3段階で評価する．
評価：高リスク：≧3，中等度リスク：1〜2，低リスク：0

〔米国臨床腫瘍学会（ASCO）ガイドライン 2013．J Clin Oncol, 31(17), 2189-2204.〕

＊EPO 製剤：エリスロポエチン製剤．欧米では化学療法に伴う貧血に対して適応がある．

〈がんに対する薬物療法〉

・細胞傷害性抗がん剤は血管内皮細胞を傷害する方向に働くため，過凝固状態にあるがんに対して薬物療法を行えば，VTE のリスクはさらに高まることになる．欧米においてがん患者を対象に研究された「外来化学療法に伴う DVT 発症のリスクを評価するスコア表（modified Khorana risk score）」は，臨床実践の上で参考となろう（表 11-3）．

・薬剤別では，副腎皮質ステロイド剤（プレドニゾロン，デキサメタゾンなど），乳がんに対するホルモン療法剤（タモキシフェン，合成プロゲステロンなど）の投与が続くと過凝固状態となりやすい．多発性骨髄腫に対する免疫調節薬＊（サリドマイド，レナリドミドなど）や一部の固形がんに対して用いられている抗 VEGF 薬（ベバシズマブなど）には血管新生阻害作用があり，これらに起因する VTE も知られているが，機序の詳細は不明である．

＊IMiDs（immuno-modulatory drugs）といわれる．

〈その他〉

・中心静脈（CV）カテーテルが留置されると静脈血流の乱れや血管内皮細胞の傷害（抗がん剤の注入やカテーテル先端部の接触など）が生じて，カテーテル挿入部付近の静脈血管を中心に血栓が形成され，PTE にまで進展する可能性がある．カテーテルには血栓が形成されにくい材質が用いられ，品質は向上してきたが，VTE の既往がある症例に CV カテーテルを留置する場合には，留置部位を中心とした DVT の合併に留意をしておきたい．また，重度の感染症や外傷を合併した場合には VTE のリスクが高まる．がん患者において化学療法後に発熱性好中球減少症を合併した場合には，がんの存在＋抗がん剤の投与＋感染による炎症などによって，過凝固状態が高まった状態になっていることも認識しておきたい．

● 患者要因

がんとは直接関係しない併存疾患や先天的要因を患者が有する場合には，DVT の発症リスクが高まることもある．これらを患者要因としてまとめた

(図 11-2，表 11-1，p200〜201)．

- 高齢や肥満，あるいは，糖尿病やネフローゼ症候群などの併存疾患があると，血管壁は脆弱化(血管内皮細胞の傷害)する．心不全では心臓のポンプ機能の低下によるうっ血に伴って血液循環の停滞傾向が生じる．多血症や多発性骨髄腫では赤血球や異常免疫グロブリンなどの増加に伴って血液の粘稠度が高まり(過粘稠症候群)，血流の停滞傾向が生じる．クローン病などの炎症性腸疾患や抗リン脂質抗体症候群では長期にわたる炎症反応によって血液の凝固亢進状態が継続している．
- 人種別では黒人＞白人＞アジア人の順にVTEが生じやすい．実際，日本人のVTE発症率は欧米人に比べて低く，これは人種や生活環境の相違に基づくと想定されている．また，先天性の遺伝子異常(凝固制御系のプロテインSが先天的に欠損しているなど)がVTEの要因となることもある．
- 過去にVTEを発症したことがある症例に対しては，VTEが再発するリスクを十分考えておく必要がある．

ここからは，深部静脈血栓症(DVT)と肺血栓塞栓症(PTE)のそれぞれに特徴的な病態生理について考えていこう．

DVTの病態生理

- 深部静脈血栓症(DVT)とは，骨盤内の静脈や下肢の深部静脈などに血栓が形成された病態のことである(図 11-1，p200)．DVTは，血流の障害(乱流や停滞)，血液凝固系の亢進，血管内皮細胞の傷害の3病態(Virchowの三徴)に基づいて発症し(「VTEの病態生理」の項を参照)，がん患者においても同様である．以下に，下肢を中心とした静脈の解剖とDVTの型について示す．
- 下肢の静脈は筋膜より浅い部位を走行する浅在静脈と筋膜より深い部位を走行する深部静脈に分類される．下肢の深部静脈において，膝窩静脈より尾側を遠位静脈，膝窩静脈の頭側から骨盤内の静脈までを近位静脈という(図 11-4，図 11-5)．深部静脈の遠位静脈および近位静脈に発生したDVTは「末梢型」と「中枢型」に区分され，さらに「中枢型」は骨盤内の腸骨静脈に発生した「腸骨型」と，膝窩静脈から総大腿静脈の間に発生した「大腿型」に区分される．
- 「中枢型」のDVTは，骨盤内腫瘍(卵巣がんや直腸がんのリンパ節転移など)によって骨盤内の静脈血管が圧迫されて発生してくることがある．「末梢型」のDVTはヒラメ筋静脈に血栓を生じやすく，手術や全身状態の低下などに伴って下腿の血流が停滞すると発生するリスクが高まる(図 11-3，p202)．

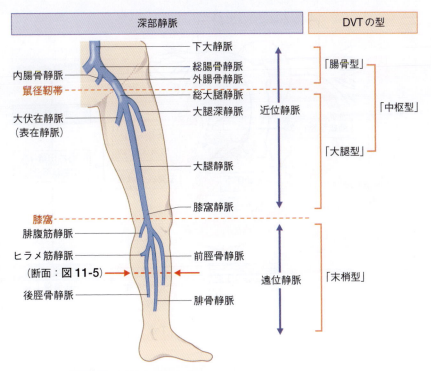

図11-4 深部静脈の走行とDVTの型

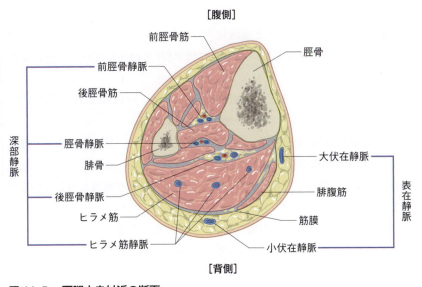

図11-5 下腿中央付近の断面

PTEの病態生理

・肺血栓塞栓症(PTE)とは，肺動脈内で血栓が形成された肺血栓症と肺動脈に塞栓子が運ばれて血流障害をきたした肺塞栓症の総称であるが，ほとんどは後者である(**図11-1**，p200)．塞栓子とは末梢の静脈で形成された

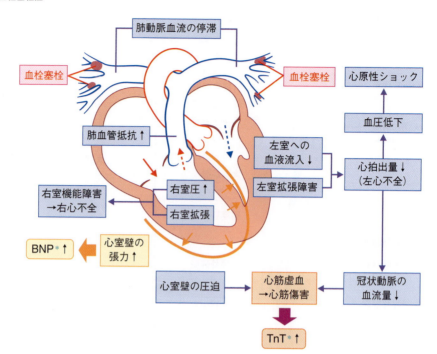

図11-6　PTEの病態

*BNP：脳性ナトリウム利尿ペプチド（brain natriuretic peptide）
*TnT：トロポニンT（troponin T）

塞栓物質のことで，多くはDVTに由来する血栓の一部がちぎれて，下大静脈→右心房→肺動脈へと血流に乗って運ばれてきたものである．したがって，DVTを発症している場合にはPTEを合併している可能性がある．

- PTEの病態が進行すると，肺血管抵抗（肺動脈圧）の上昇，右室機能障害，循環不全（心原性ショック）へと悪化する（図11-6）．
- 肺動脈内の血栓塞栓子によって血流が阻害されると，肺血管抵抗が上昇して右心に負荷がかかり，右心内圧が急速に上昇する．肺動脈内では血流の停滞によって塞栓子となった血栓が増大するという悪循環も生じているだろう．
- 右心内圧の上昇によって右室は拡大し，心室壁の伸展と圧迫による心筋虚血も加わって右室の機能障害（右室のポンプ機能が低下した状態）が生じ，さらに悪化すると右心不全に陥る．
- 右室の拡大が進むと心室中隔が左室側に偏位して，左室の拍出量が低下する．さらに，肺動脈の塞栓に伴う血流障害によって左室への血液流入が低下するため，左室からの心拍出量は一層低下し，血圧低下と冠状動脈への血流低下（心筋虚血）が生じる．これらが進行すると循環不全（心原性ショック）となる．

VTEのマネジメント

　VTEのマネジメントの要点は，症候を認めた際にはVTE発症のリスク評価とともに，迅速な検査によって診断が行われ，重症度を考慮した上で，VTEに対する治療と再発の予防策が講じられることにある（**図11-7**）．これらの流れに沿って，DVTとPTEのマネジメントを考えていこう．なお，VTEに関連するCTCAEv4.0の重症度分類を**表11-4**に示す．PTEの重症度分類は後述の**図11-13**にて示す（p222）．

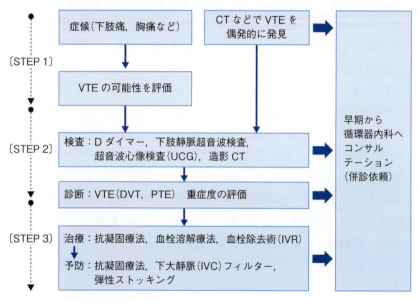

図11-7　VTEのマネジメント

表11-4　CTCAEv4.0

有害事象	重症度（Grade）				
	1	2	3	4	5
血管確保合併症 Vascular access complication	—	機器のずれ，閉塞，漏出，位置の異常；機器の交換を要する	深部静脈血栓または心内血栓；処置を要する（例：抗凝固薬，血栓溶解薬，フィルター，侵襲的処置）	肺塞栓症を含む塞栓症；生命を脅かす	死亡
血栓塞栓症 Thromboembolic event	静脈血栓症（例：表在性血栓症）	静脈血栓症（例：合併症のない深部静脈血栓症）；内科的治療を要する	血栓症（例：合併症のない肺塞栓症（静脈），心内塞栓（動脈）のない血栓症）；内科的治療を要する	生命を脅かす（例：肺塞栓症，脳血管イベント，動脈系循環不全）；循環動態が不安定または神経学的に不安定；緊急処置を要する	死亡

〔有害事象共通用語規準v4.0日本語訳JCOG版より引用〕

DVTのマネジメント

● STEP 1　DVTの症候と発症のリスク評価

・DVTの症候（下肢）は，当該部またはその近傍の疼痛，腫脹（浮腫），圧迫による当該部の疼痛（Lowenberg徴候），足関節の背屈による当該部の疼痛（Homan's徴候）などであるが，いずれもDVTのみに見られる症候ではない．がん患者では，がんの存在そのものがDVT発症のリスク要因となっているため，これらの症候が認められた場合にはDVTの可能性を疑って諸検査が行われることが多い．また，無症状であっても，がんの病状評価などの目的で造影CT検査を行った際に，偶発的に，骨盤内静脈のDVTやPTEが発見されることがある．

・欧米人を対象に研究された「DVTと診断される可能性を評価するスコア表（modified Wells score）」を示す（**表11-5**）．DVTは積極的に疑わないと診断できないことも多いことから，**表11-5**のそれぞれの項目はDVTの診断となる契機を知るうえで参考となろう．

● STEP 2　DVTの検査と診断

〈Dダイマー（D-dimer）値〉

・DVTが疑われた場合には血液検査でDダイマー（血液凝固検査の一項目）の測定が行われる．血液凝固系の亢進に伴って安定化フィブリン（血栓の構成成分）が形成されると血中のDダイマー値が上昇するため，VTE（DVTまたはPTE）の存在を示唆する所見となる（**図11-8**）．しかし，がん患者では，播種性血管内凝固症候群（DIC）や体液貯留（胸水や腹水）によってもDダイマー値が上昇するため，データの解釈には注意が必要である．逆に，血中Dダイマー値の上昇がなければVTEの存在は否定的である．

〈下肢静脈超音波検査・造影CT検査〉

・下肢のDVTが疑われた場合には下肢静脈超音波検査が行われる．超音波によるDVTの検出が困難な部位（骨盤内の静脈など）を調べる場合やPTEの合併が示唆される場合には，頸部～下肢などの撮影範囲で造影CT検査が行われる．下肢静脈超音波検査では，深部静脈の血管内に陰影が認められる．さらに，その静脈は体表からプローブを押し当てても圧力によって虚脱する（"潰れる"）ことがない．これらの所見から静脈内の構造物が血栓であると判断される（**図11-9**）．造影CT検査では，静脈内において造影剤が満たされない中心部分（濃い灰色）と，それを取り囲むような造影剤を含む血流部分（淡い灰色）が一定の範囲において認められる（**図11-10**）．これらの画像検査でDVTが確認された場合には，循環器内科に速やかにコンサルテーション（診療依頼）を行って，専門診療科の視点からの診断と治療の支援を受けることが大切である．

表 11-5 DVT と診断される可能性を評価するスコア表（欧米）modified Wells score

項目		点数
リスク要因	治療を要するがんが存在する (6 か月以内にがんの治療を受けている，または，現在緩和ケアを受けている)	1
	完全麻痺や不全麻痺が存在する，または，最近ギプス固定が行われた	1
	最近，3 日以上にわたって長期臥床が続いている，または，12 週以内に全身麻酔もしくは局所麻酔下で大手術が行われた	1
	DVT の既往がある	1
症候	深部静脈に沿って局所に圧痛を認める	1
	下肢全体に腫脹を認める	1
	下腿腓腹部の腫脹が健常側と比べて 3 cm を超えている （脛骨粗面から 10 cm 尾側で測定※）	1
	症状を伴う下肢に圧痕性の浮腫を認める	1
	表在静脈に側副血行路を認める（静脈瘤ではない）	1
その他	DVT と同等に考えうる，DVT 以外の診断が存在する	−2

該当する項目の点数を合計して，3 段階で評価する．
評価　可能性が高い：≧3　　可能性は中等度：1〜2　　可能性は低い：0

※下腿腓腹部の周囲長．脛骨粗面は下図を参照．

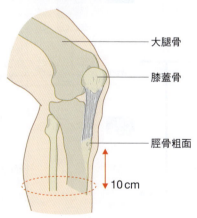

〔Wells PS, et al. (2003). N Engl J Med, 349(13), 1227-1235.〕

〈DVT の診断〉

・症状と DVT 発症のリスク評価，血中 D ダイマー値の測定を経て，画像検査（下肢静脈超音波検査，造影 CT 検査）で DVT と診断されることが多い．

● **STEP 3　DVT の治療と予防**

DVT の治療には，薬物療法（抗凝固療法と血栓溶解療法），外科的血栓除去術などがある．主な予防策には，DVT から PTE への進展予防を目的とした下大静脈フィルターの留置，DVT 再発を予防するための弾性ストッキングの着用がある．

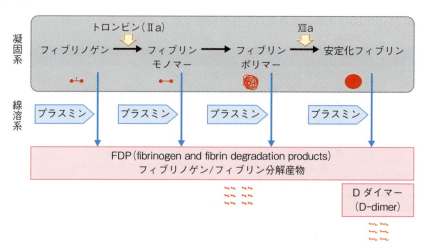

図 11-8　FDP と D ダイマー

凝固系のフィブリノゲンおよびフィブリンは線溶系のプラスミンによって分解されて，分解産物の FDP または D ダイマーが生じる．中でも D ダイマーは，最終的に血栓として固まった状態となった時点の安定化フィブリンが分解されてできた産物である．

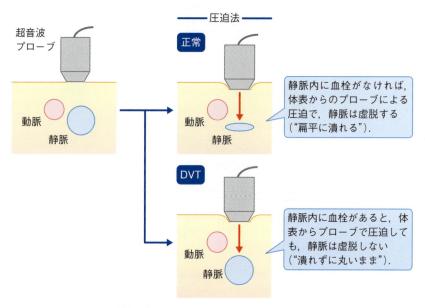

図 11-9　DVT の下肢静脈超音波検査

〈DVT に対する抗凝固療法〉

・抗凝固療法は DVT 治療の主体であり，がん患者に発症した場合においても同様である．本療法の目的は血液凝固系の亢進を抑えて，すでに存在している血栓が増大（悪化）しないようにすることにあり，血栓を溶かすための治療ではない．血栓の溶解は生体内で機能している血液線溶系（主にプラスミン）の作用に期待することになる（**図 11-8**）．

・抗凝固療法の治療計画は，①急性期におけるヘパリンの持続静注，②経口

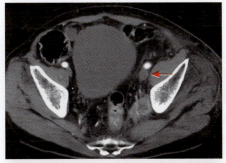

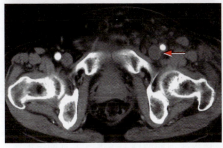

図 11-10　DVT の CT 所見

左腸骨静脈と左大腿静脈に血栓が認められる（←）．
静脈の中心部分はやや濃い灰色（血栓），その周囲は淡い灰色（造影剤を含む血液）を呈している．

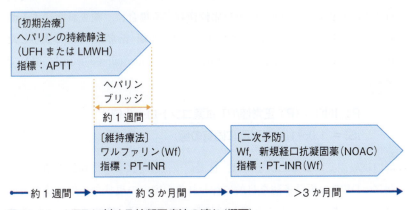

図 11-11　VTE に対する抗凝固療法の流れ（概要）

　抗凝固薬のワルファリン（Wf：warfarin）による維持療法，③血栓消失後における経口抗凝固薬による二次予防（DVT の再発予防）の順に進められるのが一般的である（図 11-11）．

①急性期の DVT に対する抗凝固療法にはヘパリン製剤が用いられる．本剤の血中半減期は短いため，24 時間の持続静注が行われる（MEMO 1）．国内の現状で使用可能なヘパリン製剤は未分画ヘパリン（UFH：unfractionated heparin）であるが，海外のガイドラインでは低分子ヘパリン（LMWH：low-molecular-weight heparin）が推奨されている．凝固検査の活性化部分トロンボプラスチン時間（APTT：activated partial thromboplastin time）が基準値の約 2 倍（1.5〜2.5 倍）程度になるまでヘパリンを漸増投与していくのが一般的で，出血症状や貧血の進行に注意を払いなが

ら施行される．急性期の治療期間は約1週間である．

②DVTの維持療法は，ヘパリンによる抗凝固作用が十分となってきた時点からWfに変更され，凝固検査のPT-INRが2.0(基準値の2倍)程度の薬効を目安に漸増投与していくのが一般的である(MEMO 2)．留意点は，Wfの投与を開始した後に一時的な凝固亢進状態が生じる(血栓が形成されやすくなる)ことである．これはWfによって凝固因子(Ⅱ, Ⅶ, Ⅸ, Ⅹの各凝固因子)だけでなく凝固制御系のプロテインSおよびプロテインCの産生も低下するためである(12章MEMO 2参照)．したがって，ヘパリンからWfへの薬物変更時には両者を併行投与する期間を1週間ほど設けて(ヘパリンブリッジという)，Wfによる凝固亢進状態の時期が生じないようにする必要がある．進行再発がん症例で化学療法が行われる場合においては，抗がん剤とWfとの薬物相互作用によってWfの作用が過剰(PT-INRが著明に延長して出血のリスクが高まる)となるリスクが高い(MEMO 2の表参照)．この場合，UFHの皮下注射で維持療法を行うなどの工夫を要することもある．維持療法の期間はおよそ3か月間である．なお，PT-INRとは，血液凝固検査の一項目であるプロトロンビン時間(PT：prothrombin time)の値を比較検討する場合に，検査試薬による測定差が出ないように検査値と試薬コントロール値(正常値)の比で表示した値のことで，INRは国際標準比(international normalized ratio)の略称である．

$$PT\text{-}INR = (PT\text{正常値}/PT\text{試薬コントロール値})^{ISI}$$
$$ISI = 1.0〜1.4（各試薬に固有の値）$$

③経口抗凝固薬による二次予防は，抗凝固療法などによって血栓が消失した後に，DVTの再発予防を目的に行われる．国内の現状で使用可能な製剤はWfで，維持療法から継続して投与されるのが一般的である．最近では，第Xa因子のみを阻害する抗凝固薬，すなわち，ヘパリン製剤のフォンダパリヌクス(アリクストラ®)や新規経口抗凝固薬(NOAC：novel oral anticoagulants)が開発され，本邦ではNOACのひとつであるエドキサバン(リクシアナ®)がVTEの治療および再発抑制の目的で使用できる(2014年11月現在)．今後は，抗がん剤とWfの薬物相互作用にリスクがある場合も含めて，これらの第Xa因子阻害薬は重要な選択肢となっていくであろう．

・下肢静脈超音波検査で明らかな血栓とまではいえない「モヤモヤ」とした構造物(血栓になる前段階のフィブリン析出物)が捉えられた場合には，Wfのみの抗凝固療法で経過観察とし，その後に弾性ストッキングの装着が検討されることもある．

MEMO 1　ヘパリン製剤

- VTE の治療または予防に用いられるヘパリン製剤には，未分画ヘパリン(UFH)，低分子ヘパリン(LMWH)のダルテパリン(D)とエノキサパリン(E)，フォンダパリヌクス(FPX)がある(表).
- UFH と LMWH の D および E は，天然物質(ブタの小腸粘膜成分)から精製された製剤であるため，一定の分子量ではなく，ある程度の幅がある．一方，FPX は，アンチトロンビン(AT)が結合して活性化される部分のヘパリン構造(硫酸ペンタサッカライド)のみを化学合成した製剤であるために分子量は一定(1,728.08)である(表).
- ヘパリン製剤は AT と結合してその活性を高める．活性化された AT は第 Xa 因子と結合してその活性を抑える．第 Xa 因子は凝固系カスケードの共通経路に位置しているため，第 Xa 因子が阻害されると，外因系および内因系のいずれの反応経路も抑制されて強力な抗凝固作用が得られる(12 章 MEMO 2 参照).

12 章：MEMO 2 p235

- 一方，ヘパリン製剤の中には，第 Xa 因子の阻害作用だけでなく，第 IIa 因子の阻害作用(抗トロンビン作用)を有するものもある．ヘパリン製剤の分子量が約 5,000 を超える UFH では抗トロンビン作用が認められるが，5,000 を下回る LMWH では急速に抗トロンビン作用が弱まり，2,000 付近の FPX ではほとんど認められなくなる(図1)．このように，ヘパリン製剤の分子量が小さくなるほど抗トロンビン作用

表　ヘパリン製剤

製剤	未分画ヘパリン(UFH) (ヘパリン Na)	低分子ヘパリン(LMWH)		硫酸ペンタサッカライド フォンダパリヌクス(FPX) (アリクストラ®)
		ダルテパリン(D) (フラグミン®)	エノキサパリン(E) (クレキサン®)	
剤形	バイアル，シリンジ	バイアル，シリンジ	シリンジ	シリンジ
薬理作用	AT と結合して IIa，Xa の凝固活性を抑制	AT と結合して主に Xa の凝固活性を抑制		AT と結合して Xa の凝固活性を抑制
抗凝固作用	抗 Xa ≒ 抗 IIa	抗 Xa > 抗 IIa		抗 Xa のみ
作用の指標	APTT	有用な検査なし		有用な検査なし
分子量	5,000〜20,000	約 5,000 (2,000〜9,000)	約 4,500 (3,800〜5,000)	1,728.08
血中半減期 投与例	40 分 5〜10 U/kg/時 (24 時間，持続静注)	90 分 75 IU/kg/日 (24 時間，持続静注)	4.5 時間 2,000 IU × 2/日 (皮下注射)	17 時間 2.5 mg × 1/日 (皮下注射)
出血症状	伴いやすい	伴いにくい		伴いにくい
プロタミン 中和効果	あり	部分的(60% 程度)		なし
HIT の合併	あり	ほとんどない		ほとんどない
コスト	安価	高価		特に高価

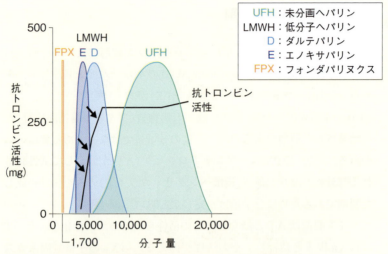

図1 ヘパリン製剤の分子量の分布と抗トロンビン活性
- 天然由来のヘパリン製剤は分子量に幅がある（山型に分布）．一方，化学合成されたFPXの分子量は単一（1728.08）である．
- ヘパリン製剤の抗トロンビン活性は分子量が5,000を下回る付近から低くなる（矢印）．
- LMWHでは抗トロンビン活性が低く，FPXではその活性が認められないことから，これらの薬剤における出血の副作用はUFHに比べて少ないという利点がある．

〔Garcia DA, et al.（2012）．Chest, 141（2 Suppl），e24S-43S.〕

は弱まり，消失する．
- 分子量の大きいUFHにはトロンビン結合部位があり，トロンビンが結合するとその凝固活性が低下して抗Xa作用に抗トロンビン作用も加わるために，薬剤による出血を起こしやすくなるが，分子量が小さいLMWHではトロンビンは結合しにくくなり，さらに分子量の小さいFPXにはトロンビンは結合できないため，第Xa因子のみが抑制される（図2）．
- ヘパリン製剤を開始してから1〜2週間の間に，急速な血小板減少と重篤な動脈および静脈の血栓症が発生し，ヘパリン起因性血小板減少症（HIT：heparin induced thrombocytopenia）と診断されることがある．稀な合併症であるが生命危機に至ることもある．分子量の大きいヘパリン（UFH）ほど合併しやすいことが知られている（表）．
- プロタミンはUFHの薬理作用を中和する製剤であるが，LMWHに対する効果は60％ほどに低下し，FPXに対しては無効である．この中和作用の差もヘパリン製剤の分子量の違いによると考えられている（表）．

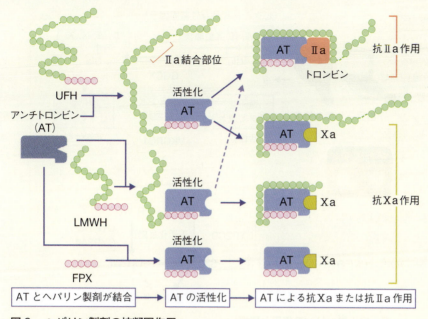

図2　ヘパリン製剤の抗凝固作用
〔Bhagirath VC, et al.（2011）. Semin Hematol, 48(4), 285-294.〕

> **MEMO 2** ワルファリン

- 肝臓におけるビタミンK（VK）の反応経路において，酸化型VKは還元酵素VKORC1*によって活性型の還元型VKとなる（図）．還元型VKは，凝固因子Ⅱ，Ⅶ，Ⅸ，Ⅹが生成される過程の酵素GGCX*の補酵素（酵素機能の発揮に必要な物質）として作用する．すなわち，GGCXはVKが存在しないと酵素として機能できず，これらの凝固因子は生成できない．凝固因子Ⅱ，Ⅶ，Ⅸ，Ⅹはこのような反応経路で生成されることからVK依存性凝固因子ともいわれる．なお，凝固制御系のプロテインSとプロテインCも生成過程にVKを必要とする．
- ワルファリン（Wf：warfarin，ワーファリン®）はVK反応経路の酵素VKORC1を阻害して凝固因子Ⅱ，Ⅶ，Ⅸ，Ⅹの生成を抑制する抗凝固薬である．この作用機序からWfはVK拮抗薬（VKA：vitamin K antagonist）ともいわれる．一方，本剤には凝固制御系のプロテインSとプロテインCの生成を抑制する作用もあるために，本剤を開始した後には，一時的に凝固制御系の低下が強まって相対的な過凝固状態になる点に留意が必要である．また，VTEの原因検索でプロテインSやプロテインCの異常が疑われた場合には，Wfを開始する前に採

＊VKORC1：ビタミンKエポキシド還元酵素サブユニット1（vitamin K epoxide reductase complex subunit 1）
＊GGCX：γグルタミルカルボキシラーゼ（gamma-glutamyl carboxylase）

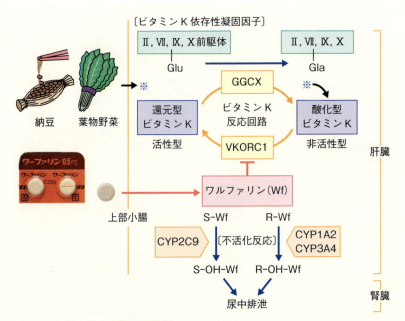

図　ワルファリンの作用と代謝
※納豆，葉物野菜などのビタミンKは，酸化型ビタミンKの形で腸から吸収される．

血検査を行ってこれらの活性などを調べておく必要があることも知っておきたい．

- Wfには光学異性体のS体(S-Wf)とR体(R-Wf)が同量含まれており，S-Wfの凝固活性はR-Wfの約5倍とされている．
- Wfは肝臓の代謝酵素であるチトクロームP450(CYP)で分解されて活性を失うが，CYPで分解される他の薬剤を併用している場合には，Wfの作用に影響が生じやすい(表)．Wfの代謝が遅延して薬効が強まった場合にはPT-INRは目標値よりも高値となって出血のリスクが高まる．一方，Wfの代謝が促進して薬効が弱まった場合にはPT-INRは目標値を下回って十分な抗凝固作用が得られなくなる可能性がある．
- Wfの抗凝固作用には個人差が大きいことも知られている．これはVK反応経路の酵素VKORC1や代謝酵素のCYPの遺伝子にいくつかのパターンがあり，各々の酵素活性に差があるために個人差が生じると考えられている．
- Wfの抗凝固作用は，納豆，緑黄色野菜，青汁などのVKを多く含有する食品の摂取によって低下しやすい．
- このように，Wfは併用薬物との相互作用，個人差，食事内容で薬効が大きく変動することがあるため，お薬手帳やカードの携行に加え，定期的な診察とPT-INRによるモニタリングが必要である．特にWf

表 ワルファリンとの相互作用一覧

	ワルファリンの作用が強まる
抗がん剤	・5-FU（フルオロウラシル）系：5-FU，カペシタビン（ゼローダ®），S1（ティーエスワン®），UFT（ユーエフティ®） ・分子標的薬：ゲフィチニブ（イレッサ®），エルロチニブ（タルセバ®），イマチニブ（グリベック®） ・ホルモン療法薬：タモキシフェン，トレミフェン，フルタミド
抗菌薬	セフェム系，ペニシリン系，マクロライド系，キノロン系，テトラサイクリン系，ST合剤
抗真菌薬	フルコナゾール，イトラコナゾール，ボリコナゾール
解熱鎮痛薬	NSAIDs，アセトアミノフェン
尿酸降下薬	アロプリノール
	ワルファリンの作用が弱まる
制吐剤	アプレピタント（イメンド®）
VK含有製剤，食品	VK製剤，VK含有の総合ビタミン剤，納豆，緑黄色野菜，青汁
輸血製剤	新鮮凍結血漿（FFP）
健康食品	セント・ジョーンズ・ワート（セイヨウオトギリソウ）含有品

主な薬品などを挙げた．詳細は「Warfarin適正使用情報 第3版」（エーザイ株式会社）などを参照のこと．

の作用が過剰となって出血傾向（筋肉内出血，消化管出血，血胸など）を認めた場合には，直ちにVK（ケイツー®）の点滴（Wf作用を中和する）が行われる．肝機能が正常であれば，PT-INRは数時間から6時間で正常化してくることが多い．緊急度が高い場合には新鮮凍結血漿（FFP）の輸注が行われることもある．

〈DVTに対する血栓溶解療法〉

・血栓溶解療法は血液線溶系のプラスミン活性を高めて血管内の血栓を溶かす治療法であるが，大出血（消化管出血や脳出血など）を合併するリスクがある．特にがん患者においては，がん病変の部位（原発巣または転移巣）から出血するリスクも加わる可能性を考慮すると，本療法の適応は極めて限られた状況のみ（PTEの合併があり，循環動態に影響が生じている場合など）となろう．

・患者・家族には，本療法を行った場合と行わなかった場合の有害事象（特に出血に伴って生命危機となる可能性）や予後についての十分な説明と合意が不可欠である．国内の現状でDVTの血栓溶解療法として使用可能な薬剤はウロキナーゼ（UK：urokinase）製剤である（MEMO 3）．

〈下大静脈フィルターの留置〉

・下大静脈フィルターには，下肢または骨盤内の静脈内に発生した血栓に由来する塞栓子を，下大静脈のレベルにおいて阻止する役割がある．DVT

*IVR：interventional radiology（X線による透視撮影や血管造影を用いた手技）

が再発してPTEへと進展するリスクが高い場合などにおいて，IVR*による留置が検討される．一時的留置と永久留置の両者があるが，進行再発がん症例においては永久留置のタイプが用いられることが多い．

〈弾性ストッキングの着用〉
・弾性ストッキングはDVTの再発予防に有効とされている．これは，下腿全体を比較的収縮力の強いストッキングで覆うことで，下腿筋の収縮が高まって静脈還流が促進されるためである．装着の手間や圧迫感，夏には暑さなども加わってくるため，装着の継続が難しくなることもある．必要性の理解や装着法の指導などが大切となる．

MEMO 3　血栓溶解剤

・VTEの治療に用いられる血栓溶解剤には，DVTに対するウロキナーゼとPTEに対するモンテプラーゼ（クリアクター®）がある（表）．いずれの薬剤も，血液線溶系におけるプラスミノーゲンからプラスミンへの反応を促進させるため，プラスミンによる血栓溶解作用が高まる．（12章 MEMO 2 参照）

12章：MEMO 2 p235

・VTEにおいてこれらの薬剤が副作用（主に出血）なく有効に作用するかについては，明確な結論に至っていないのが現状であり，がん患者における適応にあたっては十分慎重な検討を要することになる．

*u-PA：urokinase-type plasminogen activator
*t-PA：tissue plasminogen activator

表　主な血栓溶解剤

製剤	ウロキナーゼ	アルテプラーゼ（アクチバシン®）	モンテプラーゼ（クリアクター®）
本邦の主な適応	末梢動・静脈血栓塞栓症	急性心筋梗塞 急性期の脳梗塞	急性心筋梗塞 急性肺血栓塞栓症
由来物質	ウロキナーゼ型プラスミノーゲン活性化因子（u-PA*）	組織型プラスミノーゲン活性化因子（t-PA*）	
製剤	糖蛋白質（ヒトの尿から分離精製）	糖蛋白質（遺伝子組換え技術）	
分子量	約5.4万	約6.4万	約6.8万
血中半減期	5分	8時間	20分
薬理作用	線溶系におけるプラスミノーゲン→プラスミン反応の促進（プラスミンによる血栓溶解作用が亢進する）		
出血症状	伴いやすい（脳出血など致死的出血のリスクを伴う）		
コスト	安価	高価	

表 11-6　PTE と診断される可能性を予測するスコア表（欧米）

	Wells score		Revised Geneva score	
	項目	点数	項目	点数
誘発因子	PE または DVT の既往	1	年齢＞65 歳	1
			PE または DVT の既往	3
	長期臥床または最近の手術	1.5	1 か月以内の手術または骨折	2
	がんの存在	1.5	活動性を有するがんの存在	2
症候	DVT の症候	3	触診で下肢の深部静脈に疼痛があり，下肢の浮腫が片側性に認められる	4
	心拍数：＞100 拍/分（bpm：beats per minute）	1.5	心拍数：75〜94 bpm	3
			心拍数：≧95 bpm	5
	血痰	1	下肢の疼痛が片側性に認められる	3
			血痰	2
臨床判断	他の疾患よりも PE である可能性が高い	3	—	—
評価	高リスク：≧7，中等度リスク：2〜6，低リスク：0〜1		高リスク：≧11，中等度リスク：4〜10，低リスク：0〜3	

〔欧州心臓病学会（ESC）ガイドライン 2008. Eur Heart J, 29(18), 2276-2315.〕

PTE のマネジメント

● STEP 1　PTE の症候と発症のリスク評価

・PTE の症候は，呼吸困難，胸痛（胸膜炎に類似した比較的鋭い痛み），動悸，失神，頻脈などであるが，いずれも PTE のみにみられる症候ではない．がん患者では，がんの存在そのものが PTE 発症のリスク要因となっているため，これらの症候が認められる場合や DVT が明らかになっている場合には PTE の可能性を積極的に疑って諸検査が行われる．PTE の可能性が考えられる状況下で，血圧低下，低酸素血症，喀血（肺梗塞の疑い）などの生命危機に直結する緊急病態がみられた場合には，循環器内科や救命救急科の応援を直ちに要請しなければならない．

・「PTE の発症を予測するスコア表（Wells score および Revised Geneva score）」は，欧米人を対象とした研究の結果であるが，表 11-6 に掲げられたそれぞれの項目は PTE の診断となる契機を知る上で参考となろう．

● STEP 2　PTE の検査と診断

〈造影 CT 検査・心臓超音波検査〉

・PTE が疑われた場合には，PTE を描出するための条件設定で胸部の造影 CT 検査が行われる（DVT の評価が行われていない場合には腹部・骨盤から下肢までの範囲で撮像される）．PTE は肺動脈の主幹部から分岐する区域枝〜亜区域枝のさまざまな領域において，血管内に造影剤を含む血流（白色調）が欠損した部分（灰色）として認められる（図 11-12）．心臓超音波検査（UCG）では肺動脈圧の上昇，右心負荷の所見（右室の拡大や右室壁

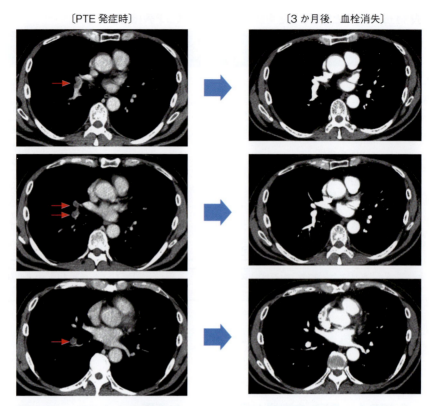

図 11-12　PTE の CT 所見
60 歳代の男性．大腸がん術後の経過観察 CT において PTE が偶発的に発見された．同時に骨盤内リンパ節転移（再発）も見つかり，その腫瘤に腸骨静脈が圧迫されて DVT も発症していた．
肺動脈の分枝に血栓が認められる（→）．抗凝固療法が奏効して，3 か月後の CT で血栓は消失していた．

運動の低下）が主に認められ，重症の場合は左室が右室の拡大によって圧排されている．UCG で血栓が捉えられることは稀である．
・CT 検査で PTE の陰影が確認された場合や UCG で PTE が否定できない場合には，循環器内科に速やかにコンサルテーション（診療依頼）を行って，専門診療科の視点からの診断と治療の支援を受けなければならない．

〈D ダイマー値〉
・PTE が疑われた場合には DVT と同様に血液検査で D ダイマー値の測定が行われる（「DVT」の項，p208 を参照）．PTE においても血中 D ダイマー値が上昇することが多い．血中 D ダイマー値の上昇がなければ PTE の存在は否定的である．

〈BNP 値，TnT 値〉
・PTE に伴う右心内圧の上昇に伴って心室壁の張力が高まると，BNP（脳性ナトリウム利尿ペプチド）が血液中に分泌される．また，右心内圧の上昇に伴って心室壁が圧迫されて心筋虚血が生じると，心筋細胞から TnT（ト

ロポニン T)が血液中に放出される．TnT は心筋梗塞でも上昇するため，数値の解釈には慎重を要する．

〈胸部 X 線検査・心電図〉

- 胸部 X 線検査では肺門部における肺動脈の拡張や心拡大，心電図では洞性頻脈や胸部誘導における陰性 T 波などが認められることがあるが，いずれも PTE の診断を確実にする所見ではない．むしろ，胸部 X 線検査で胸水の貯留がない，心電図で心筋梗塞は否定的であるといった所見が診断を PTE へと絞り込むうえで有用となる．

〈PTE の診断〉

- 症候と PTE 発症のリスク評価，血中 D ダイマー値の測定を経て，画像検査(造影 CT 検査と UCG)で PTE と診断されることが多い．一方，最近の CT 撮像機能の向上に伴って，がんの病状評価のために行った造影 CT 検査において偶発的に PTE が発見される症例も散見されるようになってきた．この場合，外来診療であれば，放射線読影医→主治医→患者・家族へと来院要請の連絡を速やかに行って PTE の治療にあたる必要がある．

〈PTE の重症度評価〉

- PTE では，塞栓子による肺動脈の血流障害が悪化するほど PTE は重症化する．すなわち，PTE の重症度は，肺動脈の血流障害の程度に伴う症候(肺血管抵抗の上昇，右室機能障害，ショック状態)から，非広範型(non-massive)，亜広範型(submassive)，広範型(massive)の 3 型に区分される(図 11-13)．なお，PTE の発症過程は，急性(約 2 週間まで)，亜急性(2〜6 週間)，慢性(6 週間以降)に分類され，がん患者において発症する PTE のほとんどは急性または亜急性の発症である．

● STEP 3　PTE の治療と予防

- PTE に対する治療には，重症度に応じた循環動態の管理と薬物療法(抗凝固療法と血栓溶解療法)，IVR による血栓除去術などがある．PTE の重症度が高いほど死亡リスクも高いため，原疾患(がん)の進行度も十分考慮して PTE の治療方針を早急に決定する必要がある．
- PTE は DVT を原因として発症することが多いため，DVT 発症時における下大静脈フィルターの留置は PTE への進展を予防する方法の 1 つとなる．

〈PTE に対する抗凝固療法〉

- PTE に対する抗凝固療法は DVT の場合(「DVT に対する抗凝固療法」の項を参照)とほぼ同様である(図 11-11，p211)．

〈PTE に対する血栓溶解療法〉

- PTE に対する血栓溶解療法の考え方は DVT の場合(「DVT に対する血栓溶解療法」の項を参照，p217)とほぼ同様である．国内の現状で PTE の血栓溶解療法に使用可能な薬剤は組織型プラスミノーゲン活性化因子(t-

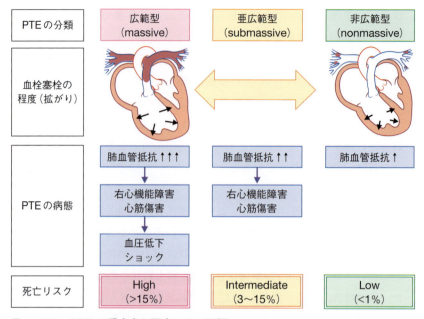

図 11-13　PTE の重症度と死亡リスク評価

PA：tissue plasminogen activator）製剤のモンテプラーゼ（クリアクター®）である（MEMO 3）.

MEMO 3

患者・家族への情報提供

・進行再発固形がんの治癒は困難であるため，DVT を発症した場合には，がんの存在による DVT のリスクが生涯続くことになる．したがって，再発予防を目的とした Wf を中止するのは原則として難しいことを患者・家族に説明する必要がある．その一方で，Wf 投与下では抗がん剤治療の選択肢が狭まることもある（MEMO 2 の表，p218）ため，原疾患の予後，Wf を中止した場合に VTE が再発するリスク，食事制限による QOL（生活の質）の低下などを患者・家族とともによく相談して，その後の治療およびケアにおいて何を優先していくかを総合的に判断していく場面もあろう．

・PTE は突然に発症して重篤化することがある．縦隔に腫瘍病変（胚細胞腫やがんのリンパ節転移）が存在する場合には，血流障害に伴って PTE を発症する可能性もあるだろう．がんの終末期において食事摂取不良に伴う脱水と長期臥床が続いた場合にも PTE による急変のリスクが想定される．がん診療において PTE の発症リスクを高い確度で予測することは難しいが，DVT が発見されたときだけでなく，これらのような状況が考えられた場合においても，PTE を発症する可能性についての情報を患者・家族に伝えておきたい．

参考文献

- Lyman GH, Khorana AA, Kuderer NM, Lee AY, Arcelus JI, Balaban EP, Clarke JM, Flowers CR, Francis CW, Gates LE, Kakkar AK, Key NS, Levine MN, Liebman HA, Tempero MA, Wong SL, Prestrud AA, Falanga A; American Society of Clinical Oncology Clinical Practice. (2013). Venous thromboembolism prophylaxis and treatment in patients with cancer: American Society of Clinical Oncology clinical practice guideline update. J Clin Oncol, 31(17), 2189-2204.
- Tan M, van Rooden CJ, Westerbeek RE, Huisman MV. (2009). Diagnostic management of clinically suspected acute deep vein thrombosis. Br J Haematol, 146(4), 347-360.
- Torbicki A, Perrier A, Konstantinides S, Agnelli G, Galiè N, Pruszczyk P, Bengel F, Brady AJ, Ferreira D, Janssens U, Klepetko W, Mayer E, Remy-Jardin M, Bassand JP; ESC Committee for Practice Guidelines (CPG). (2008). Guidelines on the diagnosis and management of acute pulmonary embolism: the Task Force for the Diagnosis and Management of Acute Pulmonary Embolism of the European Society of Cardiology (ESC). Eur Heart J, 29(18), 2276-2315.
- 循環器病の診断と治療に関するガイドライン（2008年度合同研究班報告）．肺血栓塞栓症および深部静脈血栓症の診断，治療，予防に関するガイドライン（2009年改訂版）．

第12章 播種性血管内凝固症候群
DIC：disseminated intravascular coagulation

- 播種性血管内凝固症候群（DIC）とは，がんの進行や敗血症などの重症疾患に基づいて全身臓器に多数の微小血栓が形成される結果，血流障害に伴う虚血症状が生じ，さらに凝固因子と血小板の高度減少などによって出血症状が生じる病態の総称である．
- 「播種性」とは微小血栓を形成する部位が全身の広い範囲に及んでいることを意味し，「血管内凝固」とは血管の中では通常固まることのない血液が固まって血栓を形成する病態のことである．
- DICは，高度に進行した固形がん，急性白血病，敗血症といった重症度の高い疾患に合併し，腎機能の低下や精神症状に加え，大出血の可能性も高まることから，急変するリスクが高い．
- DICの病態は複雑であるため，患者・家族の病状理解が進みにくい場面も多い．虚血症状，出血症状，急変のリスクとその際の対応については必要に応じて繰り返し説明をして早期から情報共有をしておきたい．そして，症状に気づいた場合には速やかに医療者へ連絡できる体制づくりに努めたい．

病態生理

- DICはいくつかの段階を経て発症する（図12-1）．これらの病態を理解するために，血小板と血液凝固線溶系に関する全般的事項をMEMO 1に示した．

MEMO 1

- DICには原因となる疾患が必ずあり，それらを総称して基礎疾患という．がん領域におけるDICの主な基礎疾患は，固形がん，急性白血病，敗血症である（表12-1）．いずれの疾患においても常にDICを伴っているわけではなく，それぞれの疾患の悪化や治療によるがん細胞の大量崩壊（急性白血病に対する化学療法後）などの過程でDICを併発してくることがある（表12-2）．
- 基礎疾患によって血液中の凝固系が過剰に亢進した状態になると，全身のさまざまな臓器における細い血管内で血液の凝固がはじまり，多数の微小血栓（毛細血管よりやや径の大きい細小血管レベルで形成される非常に小さな血栓）が形成される．その結果，臓器の血流障害が生じて虚血症状が出現する．

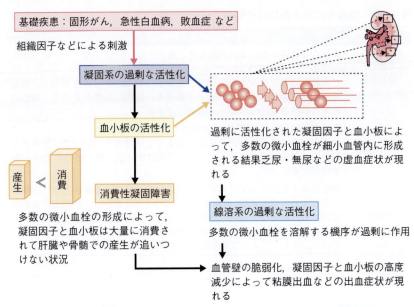

図 12-1　DIC の病態

表 12-1　DIC の原因となる疾患（基礎疾患）

基礎疾患	頻度(%)	例
固形がん	40	胃がん，肺がん，乳がん，前立腺がんなど
急性白血病	15	APL（急性前骨髄球性白血病）50% AML（急性骨髄性白血病）15% AMoL（急性単球性白血病）10% など
敗血症	15	緑膿菌，ブドウ球菌など
産科疾患	5	常位胎盤早期剝離，羊水塞栓症，妊娠高血圧症候群など
肝・膵疾患	4	劇症肝炎，重症膵炎など
アレルギー	4	アナフィラキシーショックなど
血管疾患	2	大動脈瘤，Kasabach-Merrit 症候群（巨大血管腫）など
血管内溶血	2	ABO 不適合輸血など
その他		広範囲の外傷，広範囲の熱傷，急性呼吸促迫症候群（ARDS） 溶血性尿毒症症候群（HUS），長期体外循環，毒蛇咬傷など

- 多数の微小血栓が短期間に形成されると，凝固因子と血小板は急速かつ大量に消費され，肝臓や骨髄での産生が追いつかず，その結果，著しい血小板減少と凝固因子不足が生じて出血症状がもたらされる．このような病態を消費性凝固障害という．
- 微小血栓が多発したことによって，これらを溶解しようとする機序，すなわち線溶系が過剰に亢進した状態も加わって，出血症状はさらに強まる．
- これらの病態からわかるように，DIC は重症化すると生命危機に直結するため，早期に診断を行って直ちに治療につなげることが何より肝要である．

表12-2 各疾患における DIC の特徴

基礎疾患	特徴
固形がん	広汎な骨転移または骨髄浸潤を伴う進行がん（胃がん，肺がん，前立腺がんなど）で合併しやすい． がん細胞は単球やマクロファージを介して組織因子などを放出し，凝固系を過剰に活性化させる．次いで線溶系が過剰に活性化されて，凝固優位または線溶優位の DIC となる傾向がある．
急性白血病	急性前骨髄球性白血病（APL）が最も DIC を合併しやすい． 白血病細胞からは，凝固系を活性化させる組織因子に加えて，アネキシンⅡなどの線溶系を活性化させる因子も放出され，線溶優位の DIC となる傾向が強い．
敗血症	細菌感染が重症化して，循環血液中に細菌が存在する状態となり，細菌を貪食する免疫系細胞（単球やマクロファージ）を介して組織因子などが放出され，凝固系が活性化される．加えて，細菌処理過程で活性化した好中球によって血管内皮細胞が障害されることも DIC の誘因と考えられている．これらによって凝固優位の DIC となる傾向が強い．

> **MEMO 1** 血管内における血小板系と血液凝固線溶系

- 血液には，血管内で固まらないようにするシステムと，主に血管外で固まろうとするシステムが共存している．後者が血管の中で作動してしまうと血栓が生じてしまう（血栓形成作用）ため，前者によってそれを防ぎ（抗血栓作用），両者でバランスをとっている（図）．血栓とは，凝固因子の活性化反応によって生成されたフィブリンと血小板が接着して一塊となったもののことである．
- 血栓形成作用と抗血栓作用のバランスは，血小板が関与する系統（血小板 vs. 血管内皮細胞の力関係）と，凝固因子が関与する系統（凝固系

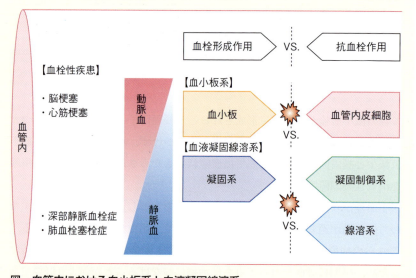

図　血管内における血小板系と血液凝固線溶系

vs. 凝固制御系/線溶系の力関係)に区分される．両者のバランスが崩れて前者が優位になったときには血栓が形成されやすくなり(血栓傾向に傾く)，後者が優位になったときには出血が生じやすくなる(出血傾向に傾く)．

- 血小板が関与する系統は主に動脈が作用の場で，血小板と血管内皮細胞(血管の内壁を構成している細胞)が関与する．動脈系血栓症の代表疾患は心筋梗塞や脳梗塞である．抗血小板作用を持つアスピリンが予防薬として用いられ，血栓を溶解するためにウロキナーゼ(UK：urokinase)や組織型プラスミノーゲン活性化因子(t-PA：tissue plasminogen activator)が使用される．
- 凝固因子が関与する系統は主に静脈が作用の場で，血液凝固線溶系が関与する(詳細は MEMO 2)．深部静脈血栓症や肺血栓塞栓症が代表疾患である．凝固系を抑制するワルファリンなどが予防薬として用いられる．

MEMO 2 p235

症候

- 進行度の著しい固形がん症例，急性白血病や敗血症の症例では，初期診察の段階で積極的に DIC の有無が評価される(図 12-2)．
- 早期の DIC では出血などの症状を伴わずに潜在していることも多いため，

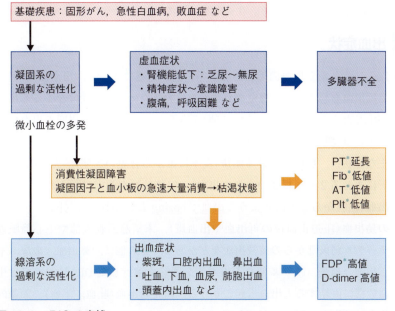

図 12-2　DIC の症状

＊PT：プロトロンビン時間
＊Fib：フィブリノゲン
＊AT：アンチトロンビン
＊Plt：血小板数
＊FDP：フィブリン分解産物

表 12-3 　DIC に伴う虚血症状

臓器	症候
中枢神経	軽度の精神症状（見当識障害）→ 昏迷 → 昏睡
腎臓	乏尿（軽症の尿細管不完全壊死）→無尿（腎皮質壊死）
消化管	腹痛（腸管虚血）→ 吐血，下血
肝臓	ビリルビン値の上昇 → 黄疸 → 肝不全
肺	呼吸困難 → 急性呼吸不全

　DIC の存在を疑うところから診察が始まることもしばしばである．つまり，「この疾患のこの状態であったら DIC を併発しているかもしれない」ということである．その後，DIC が進行すると，虚血症状と出血症状を伴って顕在化してくる．このように，明らかな虚血症状や出血症状を伴わず検査値のみが異常値を示す段階を DIC 準備状態（pre-DIC），症状が明らかとなってきた段階を顕性 DIC（overt DIC）という．

・DIC の存在が疑われた場合には，問診や身体所見で出血症状の有無がチェックされ，血算と凝固検査を含む採血検査が行われる．

虚血症状

・DIC による血液凝固系の過剰亢進によって，生体内では微小血栓が多発して，主要臓器の血流は著しく低下する．その結果，腎臓では乏尿や無尿，中枢神経では意識障害などの虚血症状が生じる（表 12-3）．虚血症状は臓器症状といわれることもある．
・臓器の虚血状態が進行すると，組織の細胞が死滅（壊死）して腎不全などの機能不全状態となる．これが全身臓器に及ぶと多臓器不全（MOF：multiple organ failure）となり，生命危機に陥る．

出血症状

・DIC による消費性凝固障害と線溶系の過剰亢進によって，出血傾向（通常では出血を起こさない程度のわずかな外力または外力を受けなくても出血が生じたうえに止血しにくい状態）をきたし，さまざまな程度の出血症状が生じる（表 12-4，図 12-3）．
・主な症状は，皮膚における紫斑（皮下に拡がる青黒いアザ），点状出血（皮下に生じる 2 mm 程度の小さな出血），口腔粘膜や歯肉に見られる浸出性出血（粘膜からしみ出すような出血で oozing といわれる），採血部位からの易出血（圧迫止血後の再出血や出血斑），末梢静脈刺入部や中心静脈カテーテル刺入部からの持続出血などがある．その他に，鼻出血，血尿，不正出血，血便，タール便などもある．著しく進行した DIC においては生命危機に直結する大出血も起こりうる．消化管出血（吐血，下血），頭蓋内出血，肺出血，喀血などである．

表12-4 DICに伴う出血症状

出血部位	症候，所見
皮膚	紫斑（皮下に拡がる青黒いアザ） 点状出血（皮下に生じる2mm程度の小さな赤い出血斑） 採血部位からの易出血（圧迫止血後の再出血や出血斑）
刺入デバイス	IVH刺入部やドレーンチューブ挿入部からの持続出血
口腔・咽頭粘膜，歯肉など	浸出性出血（粘膜面からにじみ出すような出血．機械的刺激なしで生じる） 口腔内出血，歯肉出血（咀嚼やブラッシングなどによる軽度の刺激で出血）
尿路	血尿
子宮・腟	不正出血
気道	鼻出血，血痰，喀血，肺胞出血
消化管	吐血・タール便（上部消化管），血便・下血（下部消化管）
体腔内	血性胸水，胸腔内出血，血性腹水，腹腔内出血
頭蓋内	脳出血，くも膜下出血，急性硬膜下出血
腫瘍	腫瘍出血

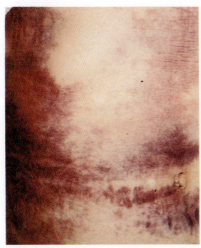

紫斑

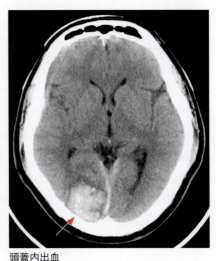

頭蓋内出血

図12-3 DICに伴う出血症状

症状の観察

・入院患者においては，DICの病態を思い起こして，虚血症状と出血症状の観察を経時的に行うことが不可欠である．虚血症状では，尿量減少，精神症状や意識レベルなどに注意する．出血症状では，体幹・四肢，口腔内の観察に加えて，末梢静脈ルートなどの刺入部の状態に注意を向けることも重要である．便や尿の性状にも留意したい．赤褐色や黒色の便，褐色尿などがみられた場合には，水洗せずに医療者に連絡するように説明を行っておきたい．また，末梢静脈ルートの確保が困難となって中心静脈ライン

表 12-5　DIC における主な血算・凝固検査値の異常

- 血小板数とフィブリノゲン値の急速低下（消費性凝固障害）
- アンチトロンビン（AT）値の低下（消費性凝固障害）
- FDP 値または D-dimer 値の上昇（線溶系の過剰亢進）
- ヘモグロビン値の低下（出血傾向による貧血）
- DIC 準備状態では TAT*値（凝固系の亢進），PIC*値（線溶系の亢進）の上昇

DIC 診断基準は巻末付表 4（p295）を参照

*TAT：トロンビン-アンチトロンビン複合体
*PIC：プラスミン-α_2プラスミンインヒビター複合体

からの投与の確保が必要となった場合には，濃厚血小板や新鮮凍結血漿の輸血を行った直後に中心静脈の穿刺が行われることがある．その後においては皮下出血から血腫を形成することがあるかもしれない．一定の期間は，刺入部位を中心とした腫脹や疼痛の有無を観察することが大切である．

- DIC における出血症状をできるだけ防ぎ，早期に発見するためには，患者・家族との協力も大切であり，そのためには日常におけるセルフケアが必要となる（Note 1）．

Note 1　p242
DIC の出血傾向に対するセルフケアの例

検査と診断

- 採血検査では主に血算と凝固検査で異常が認められる（**表 12-5**）．DIC が切迫して日単位で数値の変動がありうると予想された場合には，採血が頻回に行われることがある．臓器障害は，腎機能（BUN, Cre, eGFR）や肝機能（T-Bil, AST, ALT）で明らかになるであろう．大出血が疑われた場合には緊急で CT 検査などが行われる．
- 緊急で臨時の採血指示が出た場合には，正確な採血と十分な圧迫止血に留意したい（Note 2）．

Note 2　p243
DIC における採血時の注意点

- DIC はひとつの検査所見から直ちに診断できるわけではない．これは，DIC の病態が複雑で経時的変化も著しいからである．加えて，原疾患や薬剤による検査値の異常を伴うこともある（**表 12-6**）．したがって，DIC の診断は身体所見と複数の検査所見から構成される診断基準を用いて慎重に行われる．
- DIC の診断基準は国内外にいくつか存在する．例えば，旧厚生省の特定疾患血液凝固異常調査研究班（1988 年），国際止血血栓学会（ISTH：International Society of Thrombosis and Haemostasis, 2001 年），日本救急医学会（2007 年）からの診断基準である（**付表 4〜6**, p295〜298）．最近では ISTH によって複数の診断基準を統一した国際的なガイドライン（2013 年）も示されている．いずれの診断基準においても，その要点は，基礎疾患の存在，消費性凝固障害の検査所見である血小板数の減少とプロトロンビン時間（PT）の延長，線溶系の過剰亢進の検査所見である FDP 値の上昇を骨

表 12-6　DIC の診断に影響を与える検査値の異常

患者の状況	検査値の異常と機序
化学療法後の骨髄抑制	血小板数[Plt]低値 ：骨髄における Plt 産生の抑制による
ワルファリンの内服中	PT 延長 ：ビタミン K 依存性凝固因子 II, IX, VII, X の肝臓における産生抑制による
肝硬変の合併	Plt 低値，PT 延長，Fib 低値 ：著しい肝機能低下に伴う凝固因子全般の産生低下による
体腔液（腹水/胸水）の貯留	FDP 高値（軽度） ：体液腔内におけるフィブリン産生とそれに伴う線溶系の亢進による
血栓症（深部静脈血栓症）の存在	FDP，D-dimer 高値 ：血栓形成に伴う線溶系の亢進による

表 12-7　DIC 診断基準の概要

項目	所見
基礎疾患	存在する
臨床症状	虚血症状，出血症状
検査成績	血小板数：低下，FDP 値：上昇， フィブリノゲン値：低下，プロトロンビン時間：延長， SFMC*値：上昇，D-dimer 値：上昇，TAT 値：上昇，PIC 値：上昇
短期間での再評価	病態進展によって数日内に下記項目のスコアが増加（悪化） 血小板数の低下またはフィブリノゲン値の低下または FDP 値の上昇

実際にはスコア化された点数の合計で DIC を判定する（詳細は付表 4, p295 を参照）．

*SFMC：可溶性フィブリンモノマー複合体（soluble fibrin monomer complex）

表 12-8　DIC 重症度分類（CTCAEv4.0）

有害事象	重症度（Grade）				
	1	2	3	4	5
播種性血管内凝固 Disseminated intravascular coagulation	―	検査値異常はあるが出血なし	検査値異常および出血がある	生命を脅かす；緊急処置を要する	死亡

〔有害事象共通用語規準 v4.0 日本語訳 JCOG 版より引用〕

　子として，スコア（各項目に設定された点数）の合計によって DIC を判定することにある．加えて，短期間のうちに検査を繰り返して得られるスコアの時間的推移も DIC 判定のうえで重視されている（**表 12-7**）．
・CTCAEv4.0 による DIC の重症度評価では，Grade 2 が DIC 準備状態，Grade 3 が顕在化した DIC，Grade 4 が DIC によって重度の虚血症状または出血症状を伴った状態に相当する（**表 12-8**）．
・DIC には進行速度，血液凝固系と線溶系の過剰亢進の偏りから，以下のような病型が知られている．

表 12-9 凝固優位型 DIC と線溶優位型 DIC

DIC の傾向	基礎疾患	症状の傾向	検査の傾向
凝固優位型	敗血症	・虚血症状 乏尿 意識障害 など	AT ↓ TAT ↑
	固形がん (進行/再発)		
線溶優位型	急性白血病 (APL など)	・出血症状 紫斑 粘膜出血 など	FDP ↑ D-dimer ↑ Fib ↓ PIC ↑

● **慢性 DIC**

- 急性白血病や敗血症を基礎疾患とする DIC は，日単位，時には時間単位で急速に進行することがほとんどである（急性 DIC ということもある）が，固形がんを基礎疾患とする DIC では，週単位，時に月単位で緩徐に進行することがあり，これを慢性 DIC という．
- 慢性 DIC では，DIC による凝固因子および血小板の消費亢進と，それらを補うための肝臓や骨髄での産生が均衡した状態にあり，検査所見では，血小板値，フィブリノゲン値，FDP 値が比較的一定の値を保ちながら推移する．がんが進行して終末期に向かうとともに DIC も悪化することが多い．

● **凝固優位型 DIC と線溶優位型 DIC**

- DIC は凝固系と線溶系の両者の過剰亢進が混在して進行する．そのいずれの病態が主体となっているかによって，凝固優位型（線溶抑制型）と線溶優位型（線溶亢進型），そしてその中間の型（線溶均衡型）に区分される（表 12-9）．
- 凝固優位型 DIC は凝固系の過剰亢進が主体で，敗血症が基礎疾患となることが多く，腎機能障害，意識障害などの虚血症状が主体である．線溶優位型 DIC は線溶系の過剰亢進が主体で，急性白血病（特に，急性前骨髄球性白血病：APL），広範な骨転移から骨髄浸潤に進展した胃がんなどが基礎疾患となることが多く，出血症状が主体である．固形がんでは，病勢が進行した時期に DIC を合併することが多く，両者の症候が併存するパターンとなりやすい．

治療

- DIC または DIC の疑いと診断された時点で，直ちに治療が開始または追加される（図 12-4）．DIC の治療は，基礎疾患の治療，抗凝固療法，補充療法（血液製剤と輸血）の 3 者が基本となるが，抗凝固療法や補充療法のみ

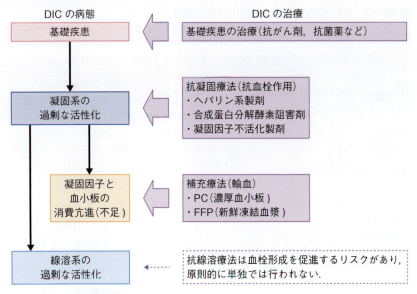

図12-4　DICの治療

では DIC に対する効果は不十分で，基礎疾患に対する治療が最も重要で不可欠である．いずれの治療も静脈内投与で行われ，種類が多くなるため，その管理は重要となる（Note 3）.

Note 3　p244
DICにおける末梢静脈ルートの管理

- 治療を開始した後も診察と採血検査が頻回に行われ，DIC の重症度と治療効果が評価される．
- 採血が頻回になると「輸血量が多いのは採血が多いからではないのか？」という主旨の質問が患者・家族から寄せられることもある．採血は必要最小限に限っていること，DIC から離脱できるまでは短期間での病状把握が必要であることを説明して，理解を得ることに努めたい．

基礎疾患の治療

- DIC の原因となっている基礎疾患に対しては，薬物療法による全身治療が主として行われる．例えば，がんに対しては抗がん剤治療，敗血症に対しては抗菌薬療法が行われる．膿瘍が存在する場合には状況に応じてドレナージが施行されることもある．

抗凝固療法

- DIC における血液凝固系の過剰亢進を抑制することを目的とした薬物療法である．
- 抗凝固療法に用いられる薬剤は，ヘパリン系製剤，合成蛋白分解酵素阻害剤，凝固因子不活化製剤の3種類がある（表12-10）.
- ヘパリン系製剤と合成蛋白分解酵素阻害剤およびアンチトロンビン製剤には，活性化された凝固因子が有するプロテアーゼ活性（蛋白分解酵素とし

表 12-10　DIC の抗凝固療法に用いられる薬剤

分類		一般名	商品名
ヘパリン系製剤	未分画ヘパリン（UFH*）	ヘパリンナトリウム	ヘパリン Na
	低分子ヘパリン（LMWH*）	ダルテパリンナトリウム	フラグミン ダルテパリン Na
	ヘパリン類	ダナパロイドナトリウム（DS*）	オルガラン
合成蛋白分解酵素阻害剤		ガベキサートメシル酸塩（GM*）	エフオーワイ（FOY） レミナロン
		ナファモスタットメシル酸塩（NM*）	フサン（FUT）
凝固因子不活化製剤	アンチトロンビン（AT*）	乾燥濃縮人アンチトロンビンⅢ	ノイアート アンスロビン P
	トロンボモジュリン（TM*）	トロンボモデュリンα	リコモジュリン

＊UFH：unfractional heparin
＊LMWH：low molecular weight heparin
＊DS：danaparoid sodium
＊GM：gabexate mesilate
＊NM：nafamostat mesilate
＊AT：antithrombin
＊TM：thrombomodulin

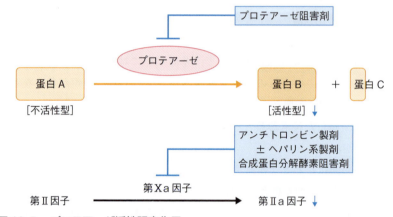

図 12-5　プロテアーゼ活性阻害作用

ての作用）を阻害する作用がある（図 12-5）．プロテアーゼ阻害作用が，活性化した凝固因子を不活化する抗凝固作用となって，凝固カスケード反応全体が抑えられる．特に，第Ⅹa因子はカスケードの中心に位置しているため，その活性を阻害（不活化）する作用は重要となる（図 12-6，MEMO 2）．

・凝固因子不活化製剤は，体内に生理的に存在して抗凝固作用を有する物質を，ヒト血漿からの分離精製や遺伝子組換え技術で製剤化したものである．

治療 235

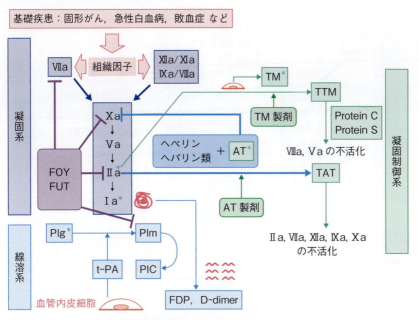

図 12-6　DIC における抗凝固療法の作用部位

* Ⅱa：トロンビン
* Ⅰa：フィブリン
* TM：トロンボモジュリン
* AT：アンチトロンビン
* Plg：プラスミノーゲン

MEMO 2　血液凝固線溶系の反応

・血液凝固線溶系は凝固系，凝固制御系，線溶系の3系統の力関係の上に成り立っているといえよう（図1）．凝固系は血液を固めようとする力（血栓を形成しようとする力），凝固制御系は血液が固まらないようにする力（血栓を形成させない力），線溶系は固まった血液を溶かそうとする力（血栓を溶かそうとする力）である．すなわち，正常の血管内

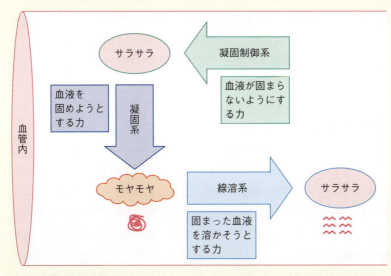

図1　血液凝固線溶系

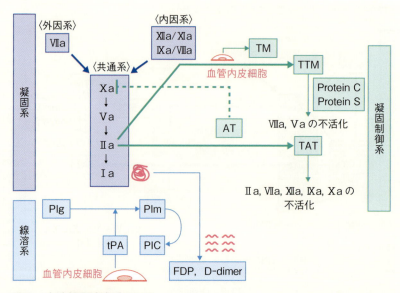

図2 血液凝固線溶系の反応

では，凝固制御系の力で血液のサラサラが保たれ，たとえ凝固系が作働して血栓が形成されかけてモヤモヤ（凝固系反応の最終産物であるフィブリンが産生されて血液中に網状に見え始めている状態のたとえ）が出現してきても，線溶系の力で溶かされて再びサラサラの状態となる．

・血管内における凝固系，線溶系，凝固制御系の概要（**図2**）と，それぞれの構成因子と検査項目を示した（**表**）．

凝固系の活性化　がん細胞から放出される組織因子（TF：tissue factor）などによって凝固系の活性化が始まる．凝固系の反応は上流から下流に向かって連鎖的に各凝固因子が活性化（例：第X因子ではX→Xa）し，最終的にフィブリノゲン（I）からフィブリン（Ia）が産生される．これら一連の反応は凝固カスケード反応*といわれる．小文字のaはその凝固因子が活性化された（activated）ことを意味している．フィブリンは細かい糸状で，これを丸めた毛玉状のモヤモヤしたものができてくる．

＊カスケード：階段式に流れ落ちる滝のような反応系という意味

線溶系の作働　血管内で形成され始めたフィブリンは血栓の材料となってしまうため，これを溶かす線溶系が直ちに作働する．血管内皮細胞から産生された組織型プラスミノーゲン活性化因子（t-PA）によってプラスミノーゲン（Plg）がプラスミン（Plm）となり，フィブリンはこのPlmによって分解され，フィブリン分解産物（FDP）やさらに分解の進んだDダイマー（D-dimer）となる．これで血管内における血栓形成の危険が回避される．

凝固制御系の作働　トロンボモジュリン（TM）やアンチトロンビン

表　血液凝固線溶系の反応にかかわる因子と検査

系	主な構成因子	主な検査
凝固系	血液を固めようとする力（血管内：血栓形成作用，血管外：止血作用）	
	凝固因子 Ⅶ，Ⅻ，Ⅺ，Ⅸ，Ⅷ，Ⅹ，Ⅴ，Ⅱ，Ⅰ．（各凝固因子が活性化するとaが付く） TF：組織因子（Ⅲ） Ca^{2+}：カルシウムイオン PL：リン脂質	PT：プロトロンビン時間 APTT：活性化部分トロンボプラスチン時間 Fib：フィブリノゲン
凝固制御系	血液が固まらないようにする力（抗血栓作用）	
	AT：アンチトロンビン TM：トロンボモジュリン Protein C：プロテイン C Protein S：プロテイン S	AT：アンチトロンビン TM：トロンボモジュリン TAT：トロンビン－アンチトロンビン複合体 TTM：トロンビン－トロンボモジュリン複合体 プロテインC活性 プロテインS活性
線溶系	固まった血液を溶かそうとする力（血栓溶解作用）	
	Plg：プラスミノーゲン Plm：プラスミン t-PA：組織型プラスミノーゲン活性化因子	FDP：フィブリン分解産物 D-dimer：D ダイマー PIC：プラスミン－αプラスミンインヒビター複合体

（AT）は，凝固カスケード反応の過程で産生されたトロンビン（Ⅱa）や第Ⅹa因子をはじめとする活性化凝固因子を不活化させる．この過程も血管内における血栓形成を抑制する力として働いている．

● ヘパリン系製剤

- 未分画ヘパリン（UFH），低分子ヘパリン（LMWH），ヘパリン類*のダナパロイドナトリウム（DS）の3種類がある（表 12-11）．
- 主な薬理作用は第Ⅹa因子の阻害による抗凝固作用である．いずれの薬剤もアンチトロンビン（AT）と結合し，凝固系カスケード反応の中心的役割を果たしている第Ⅹa因子を阻害することによって凝固系の過剰亢進を抑制する．
- DICでは，凝固系の過剰亢進によってATが消費されるとその活性も低下する．ヘパリン系製剤の効果はATとの結合によって十分得られることから，AT活性値が70%以下（基準値：100 ± 30%）の状態ではアンチトロンビン製剤の投与が行われることがある．ただし，ヘパリン系製剤とアンチトロンビン製剤の併用によって抗凝固作用が高まる一方で，出血のリスクも増大する点に留意が必要である．
- ヘパリン系製剤の投与に伴う出血のリスクは，本剤が第Ⅱa因子（トロンビン）に対する阻害作用（抗トロンビン作用）を有するためである．UFH，LMWH，DSの順に後者ほど出血のリスクは低い．これは薬理作用が後者

*ヘパリン類はヘパリノイドまたはヘパリン類似物質ともいう．

表12-11 ヘパリン系製剤

	未分画ヘパリン(UFH) ヘパリンNa	低分子ヘパリン (LMWH) フラグミン®	ダナパロイドナトリウム (DS) オルガラン®
薬理作用	アンチトロンビン(AT)と結合して第Ⅱa因子,第Xa因子の凝固活性を抑制.	ATと結合して主に第Xa因子の凝固活性を抑制.	ATと結合して主に第Xa因子の凝固活性を抑制.
抗凝固作用	抗Xa ≒ 抗Ⅱa	抗Xa ＞ 抗Ⅱa	抗Xa ≫ 抗Ⅱa
分子量	12,000〜15,000	5,000	5,000
半減期	40分	90分	20時間
投与例	5〜10 U/kg/時 (24時間, 持続静注)	75 IU/kg/日 (24時間, 持続静注)	1,250 U×2/日 (静注)
出血症状	伴いやすい	伴いにくい	伴いにくい
HIT※	合併あり※	伴うことはほとんどない	伴うことはほとんどない
調製注意	抗ヒスタミン剤との混注は禁	抗ヒスタミン剤との混注は禁	単剤調製
コスト	安価	高価	高価

※ヘパリン起因性血小板減少症(HIT:heparin induced thrombocytopenia)

ほど第Xa因子の阻害に絞られ,出血時の止血作用において重要な役割を担う第Ⅱa因子に対する阻害作用が少なくなるためである.
・UFHとLMWHの血中半減期は短い(約1時間)ため,持続点滴静注となるが,DSの血中半減期は長い(約20時間)ため,1日2回の静注でよい.
・DSは腎排泄型の薬剤ゆえ,腎機能障害(血清クレアチニン値≧2 mg/dL)を伴う症例に対しては投与量が相対的に過剰となり,出血のリスクが懸念されるため,1回投与量の減量または投与間隔の延長などが考慮される.

● **合成蛋白分解酵素阻害剤**

・ガベキサートメシル酸塩(GM, FOY)およびナファモスタットメシル酸塩(NM, FUT)の2種類がある(表12-12).
・両薬剤とも主に膵臓から消化管中に分泌されるトリプシンなどの蛋白分解酵素(プロテアーゼ)の阻害作用(急性膵炎に対する薬効)と,活性化された凝固因子のプロテアーゼ活性の阻害作用がある.
・両薬剤ともATに結合することなく(AT活性とは無関係に),第Xa因子を主に阻害することによって凝固系の過剰亢進を抑制する.第Ⅱa因子(トロンビン)に対する阻害作用(抗トロンビン作用)がないため,ヘパリン系製剤のような出血のリスクが高くない点は長所とされている.
・両薬剤ともに以下のような難点がある.
 ・溶解濃度に制限があるため,輸液量が1,000 mL/日ほど増えてしまう.
 ・溶解できる輸液バッグの種類が限られている.
 ・配合不可の薬剤が多いために単剤溶解を余儀なくされ,輸液ルートを単独で確保する必要がある.

表 12-12 合成蛋白分解酵素阻害剤

	ガベキサートメシル酸塩(GM) (FOY, エフオーワイ®)	ナファモスタットメシル酸塩(NM) (FUT, フサン®)
薬理作用	アンチトロンビン(AT)とは無関係に第Ⅱa因子(トロンビン), 第Xa因子の凝固活性を抑制. 抗プラスミン(Plm)作用. トリプシン, カリクレインなどの蛋白分解酵素の活性を中和(急性膵炎).	
分子量	417	540
半減期	1分	10分
投与例	20〜39 mg/kg/日 (24時間, 持続静注)	0.06〜0.2 mg/kg/時 (24時間, 持続静注)
出血症状	伴いにくい	伴いにくい
末梢血管痛	あり(血管炎を伴う)	あり(血管炎を伴う)
電解質異常	伴いにくい	高K血症, 低Na血症
調製	単剤調製 100 mgを50 mL以上に溶解	単剤調製 10 mgを1 mL以上の5%ブドウ糖液に溶解
コスト	比較的高価	比較的高価

表 12-13 凝固因子不活化製剤

	アンチトロンビン(AT)製剤 (ノイアート®, アンスロビン®P)	トロンボモジュリン(rTM)製剤 (リコモジュリン®)
薬理作用	ヘパリン/ヘパリン類と結合してⅡa, Xaをはじめとする複数の活性化凝固因子を抑制.	Ⅱaとの結合によってプロテインCを活性化してVa, Ⅷaの凝固活性を抑制. 高濃度でⅡaの凝固活性も抑制.
分子量	65,000	52,000
半減期	60時間	α相:4時間 β相:20時間
投与例	1,500 U/日(点滴静注) AT活性≦70%で使用	380 U/日(点滴静注)
調製注意	単剤使用	単剤使用
コスト	高価	高価

- ・半減期が短い(< 10分)ため, 持続点滴静注を要する.
- ・末梢静脈血管からの投与では血管痛やその周囲の炎症性腫脹などを伴ってくることがある(Note 3).
・FUTは高カリウム(K)血症を合併することがあるため, DICによる腎障害を合併している場合には, 高K血症が高度となりうるリスクに注意が必要である.

Note 3 p244
DICにおける末梢静脈ルートの管理

● 凝固因子不活化製剤

・アンチトロンビン(AT)製剤および遺伝子組換え型トロンボモジュリン(rTM)製剤が該当(表12-13)し, いずれも体内に生理的に存在している物質に由来する.
・AT製剤(ノイアート®, アンスロビン®P)は, ヒト血漿から分離精製された血漿分画製剤である. 本剤はDICに伴って血中のAT活性が70%以下に低下した状況で単剤またはヘパリン系製剤との併用で使用され, 複数の

表12-14 補充療法（輸血）

	濃厚血小板（PC）	新鮮凍結血漿（FFP）
適応	DICにおいて血小板数が急速に5万/μL未満へと低下して出血症状を認める場合．慢性DICはPC輸血の適応ではない．	凝固検査においてPTまたはAPTTが延長[*]している場合．凝固検査においてフィブリノゲン値が低下（<100 mg/dL）している場合．
投与目標	重篤な活動性出血：≧5万/μL 出血傾向：≧約2〜3万/μL	生理的止血効果を得るための凝固因子活性最小値：正常値の20〜30% フィブリノゲン値≧100 mg/dL
半減期	3〜5日	6〜120時間
投与例	PC 10単位/日，3回/週	FFP 4〜6単位/日，連日〜隔日
薬価（2014年4月時点）	79,478円/10単位	8,955円/120 mL（1単位）

※ PT延長：INR 2.0以上または20%以下，APTT延長：≧基準上限の2倍以上または25%以下．

活性化凝固因子が不活化される．本剤とヘパリン系製剤との併用においては抗凝固作用が増強されて出血のリスクが高まるために注意が必要である（ヘパリン系製剤の項を参照）．

・rTM製剤（リコモジュリン®）は，トロンボモジュリンの抗凝固作用において重要な部分（アミノ酸498残基）を遺伝子組換え技術によって大量産生させた製剤である．本剤の投与によってトロンビン（第Ⅱa因子）がプロテインCを活性化し，次いでプロテインSの力も借りて第Ⅴa因子と第Ⅷa因子が不活化され，抗凝固作用となる．本剤の血中濃度が高まるとトロンビンの直接阻害も生じるとされている．本剤は単剤使用が原則である．ヘパリン系製剤や合成蛋白分解酵素阻害剤との併用では本剤の作用が増強されて，出血のリスクが高まる可能性がある．本剤の投与期間は6日間が原則とされている（臨床試験で施行された投与期間に相当）．連日投与によって本剤の血中濃度は上昇傾向にあるため，6日間を超えた投与においては，トロンビンの直接阻害に伴う出血のリスクに注意が必要である．

補充療法（輸血）

・DICから離脱するまでの期間において，血小板や凝固因子の高度低下に伴う大出血のリスクを考慮して，濃厚血小板（PC）[*]，新鮮凍結血漿（FFP）[*]の輸注が適宜行われる（**表12-14**）．貧血の進行に対しては濃厚赤血球（RCC）の輸注が行われる．

*PC：platelet concentrate
*FFP：fresh frozen plasma

予後

- 基礎疾患が軽快しなければ DIC からの離脱は難しく，予後は不良である．すなわち，基礎疾患に対する治療の選択肢が限界となった時点で DIC を合併していた場合，その制御は不可能であり，症状緩和を主体とした緩和ケア（BSC*）のみの方針とならざるを得ない．これは，積極的な治療から対症療法へと治療方針が大きく変わることを意味している．

- DIC の進行が速い場合には，半日または1日単位で病状が変化して急速に生命危機に陥ることもあるため，患者・家族（特に家族）には，直面している厳しい状況に関する情報提供が逐次行われ，大出血などによる急変の可能性が高まってきていること，およびその際の対応，すなわち DNR または DNAR* の選択肢も含めた診療の方向性について話し合い，合意形成を進めることが求められる．

*BSC：best supportive care.

*DNR：Do Not Resuscitate（心肺蘇生を行わない），DNAR：Do Not Attempt Resuscitation（心肺蘇生を望まない）．

参考文献

- 青木延雄, 長谷川淳. (1988). DIC 診断基準の『診断のための補助的検査成績, 所見』の項の改訂について. 厚生省特定疾患血液凝固異常症調査研究班, 平成4年度研究報告集. 37-41.
- 日本血栓止血学会学術標準化委員会DIC 部会. (2009). 科学的根拠に基づいた感染症に伴うDIC 治療のエキスパートコンセンサス. 日本血栓止血学会誌, 20(1)：77-113.
- Wada H, Thachil J, Di Nisio M, Mathew P, Kurosawa S, Gando S, Kim HK, Nielsen JD, Dempfle CE, Levi M, Toh CH; The Scientific Standardization Committee on DIC of the International Society on Thrombosis Haemostasis. (2013). Guidance for diagnosis and treatment of DIC from harmonization of the recommendations from three guidelines. J Thromb Haemost, 11, 761-767.
- Levi M, Ten Cate H. (1999). Disseminated intravascular coagulation. New Engl J Med, 341(8), 586-592.
- Meier J, Henes J, Rosenberger P. (2014). Bleeding and coagulopathies in critical care. New Engl J Med, 370(22), 2152-2153.

> **Note 1 ■ DIC の出血傾向に対するセルフケアの例**

・DIC の出血傾向に対してそれを防ぐための明確な基準などはないが，日常生活の中での留意事項に加え，転倒や外傷にも十分注意を払う必要性を説明しておきたい．

　食事　粘膜への過剰な負担を避けるという点から，軟らかい食材，熱くない飲料などの配慮を行いたい．

　口腔ケア　ブラッシングでは軟らかい歯ブラシを用いる．舌苔除去などで過度な粘膜擦過を行わないなどの注意も必要である．

　肛門の清潔　排便後は肛門を温水で穏やかに洗浄し，軟らかいトイレットペーパーを用いるなどして過度の擦過刺激を与えない工夫を行っておきたい．特に痔核からの出血には留意しておく必要がある．

　便秘　粘膜出血をきたしやすい状態ゆえ，粘膜に直接刺激を与える坐薬や浣腸は控え，酸化マグネシウム製剤や少量の腸管刺激系経口薬（ラキソベロン®など）にとどめておきたい．

　転倒転落　DIC による全身状態の悪化や精神神経症状，出血による貧血の進行，持続点滴などによる自由度の低下から生じる不眠，輸液量の増大による低ナトリウム血症などにより，転倒転落のリスクはきわめて高くなっている．ポータブルトイレへの移動や入浴・シャワーの際などにおいては細心の注意が求められる．

Note 2 ■ DICにおける採血時の注意点

- 凝固検査用の採血管(いわゆる"黒スピッツ")には,少量の抗凝固剤(3.2%クエン酸液)が含まれている.必要な血液検体量(2 mL 用であれば1.8 mL)が注入できるように真空仕様となっているが,スピッツに記された白線に検体量が一致しているかをすばやく確認し,採血管内で検体が凝固しないように,直ちに4～5回穏やかに転倒混和する必要がある.これは正確な検査値を得るために必要な手技である(図).
- 採血部位の圧迫止血が十分に行われているかを確認することも大切である.全身状態の低下や点滴ルートが多い体勢などのために,患者自身による用手的圧迫が困難なことも多い.必要に応じて止血バンドを用いるなどの工夫にも配慮したい.

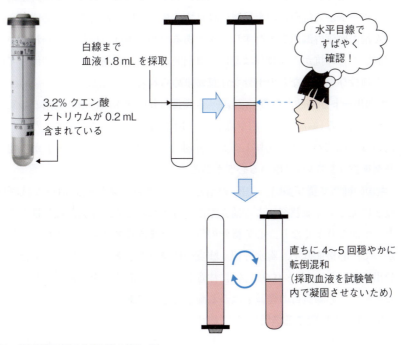

図　凝固検査採血試験管の取り扱い

Note 3 ■ DIC における末梢静脈ルートの管理

・DIC の治療の基本となる基礎疾患の治療，抗凝固療法，輸血のほとんどが静脈内投与で行われるため，以下のような点を踏まえた静脈ルートの管理が必要となる．

血管痛と血管外漏出が生じやすい DIC による血小板や凝固因子の減少に伴って血管壁が脆弱となり，加えて多くの静脈内投与が行われるため，末梢静脈ルートは血管外漏出が生じやすい状況となっている．特に，FOY などの合成蛋白分解酵素阻害剤の点滴が開始されると，これらの薬剤の高濃度調製や投与期間の長期化が原因となって，血管壁の障害による血管痛，血管外漏出に伴う炎症性腫脹などが生じてくることがある．末梢静脈刺入部を中心とした観察においては，出血の有無に加えて，点滴刺入部から中枢側の血管に沿った疼痛や腫脹についても入念に観察する必要がある．また，本剤の投与ルートから抗がん剤を静脈内投与する場合には，血管の脆弱部位から抗がん剤が血管外漏出をきたすリスクがあるため，本剤の投与が行われている同側肢からの抗がん剤投与は避け，対側肢から別の点滴ルートを確保して抗がん剤投与を行うなどの十分な注意が求められる．

点滴ルートが複数となりやすい 合成蛋白分解酵素阻害剤は他剤との配合変化が生じる（輸液バッグ内や点滴ルート内で混濁する）ことが多いため，本剤のみを輸液バッグに溶解し，かつ単独の点滴ルート（側管ルートから他の薬剤を投与しない）で用いる必要がある．

点滴の種類や量が多い DIC の治療においては，基礎疾患治療と抗凝固療法に加えて輸血製剤による補充療法も行われるため，静脈内投与量が全体としてかなり多くなり，心肺機能の負荷が高まるリスクも想定される．したがって，心機能低下，胸水貯留，肺炎の併発などがある場合においては，水分出納（イン・アウトバランス）に注意しつつ，輸血速度を通常より遅くするなどして，心肺負荷の軽減をはかる配慮も必要である．

点滴ルートに関する情報提供 病状により若干の相違はあるが，末梢静脈点滴では複数のルート確保が必要となって精神的負担は高まる．血管痛が生じる薬剤や出血傾向が強まるリスクのある薬が含まれていることも多い．患者・家族がこれらについての理解と納得が進むよう，逐次情報提供ができるとよい．

第13章 悪性腫瘍に伴う高カルシウム血症
HCM：hypercalcemia of malignancy

- 悪性腫瘍に伴う高カルシウム血症（HCM：hypercalcemia of malignancy*）とは，悪性腫瘍が原因で血中のカルシウム（Ca）濃度が基準値を超えて高値となった状態のことである．
- HCMは意識障害や高度の口渇から発見されることが多いが，緩徐に出現してきた場合には症状に乏しいこともあるため，進行再発がん患者に対しては定期的な血清Ca濃度の測定が求められる．
- 低アルブミン血症を伴っている場合には，補正式を用いて血中Ca濃度を正確に評価する必要がある．
- HCMの初期治療では，生理食塩液の大量輸液と，ビスホスホネート製剤のゾレドロン酸などの薬物療法が行われる．治療期間中は，心肺機能，腎機能，血中Ca濃度の推移などについての経時的な評価が不可欠である．
- 進行がんにおいてHCMを合併した症例の生存期間はおよそ数か月とされることから，緩和ケアの視点を重視した治療の選択肢についても家族を交えて慎重に検討されることがある．

＊MAH：malignancy-associated hypercalcemiaということもある．

病態生理

- HCMの病態を理解するために，生体内におけるCa調節機構の概要をMEMO 1に示した．
- HCMは悪性腫瘍の10～20％に合併するとされ，発症機序から4つのタイプに分類される．実際は，悪性腫瘍に伴う液性高Ca血症（HHM：humoral hypercalcemia of malignancy）と局所骨溶解性の高Ca血症（LOH：local osteolytic hypercalcemia）がほとんどである（表13-1）．

MEMO 1

表13-1 悪性腫瘍に伴う高Ca血症の分類

- ■悪性腫瘍に伴う液性高Ca血症
  （HHM：humoral hypercalcemia of malignancy）
- ■局所骨溶解性の高Ca血症
  （LOH：local osteolytic hypercalcemia）
- ■活性化ビタミンD産生に伴う高Ca血症※
- ■副甲状腺ホルモン産生に伴う高Ca血症※

※両者の発生頻度は稀である

MEMO 1 生体内におけるCa調節機構の概要

- 副甲状腺ホルモン(パラサイロイドホルモン，PTH：parathyroid hormone)は，甲状腺の中に存在する小さな副甲状腺で産生されるホルモンで，生体内のカルシウム(Ca)の調節にかかわっている．主に骨と腎のPTH受容体を介して，血中Ca濃度を上昇させる方向に作用する(図, 表).
- PTHの骨および腎に対する作用，すなわち，破骨細胞による骨吸収，腎尿細管におけるCaの再吸収，腎尿細管におけるビタミンDの活性化がバランスをとって血中Ca濃度が保たれている．血中Ca濃度が上昇するとPTHの分泌は抑制されて骨と腎への作用が低下し，血中Ca濃度が低下するとPTHの分泌は促進されて骨と腎への作用が強まる．

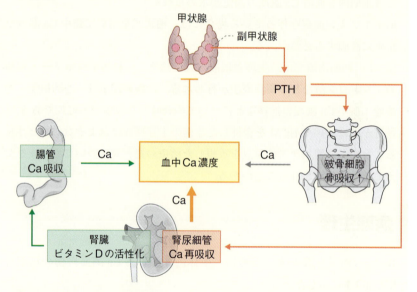

図　PTHのホルモン作用部位

表　PTHのホルモン作用

破骨細胞による骨吸収
PTHが骨に存在する破骨細胞に作用すると，破骨細胞が活性化して骨吸収が亢進し，血中Ca濃度が上昇する一因となる．
腎尿細管からのCaの再吸収
PTHが腎の尿細管に作用すると，尿細管からのCaの再吸収が亢進して，血中Ca濃度が上昇する一因となる．
腎尿細管におけるビタミンDの活性化
PTHが腎の尿細管に作用すると，ビタミンDの活性化反応も促進される〔$25(OH)D_3 \rightarrow 1,25(OH)_2D_3$〕．活性化ビタミンD〔$1,25(OH)_2D_3$〕が増加すると，腸管からのCa吸収が高まって，血中Ca濃度が上昇する一因となる．

悪性腫瘍に伴う液性高 Ca 血症（HHM）

- HHM（humoral hypercalcemia of malignancy）は腫瘍細胞から放出された PTHrP（parathyroid hormone related protein, 副甲状腺ホルモン関連蛋白）が，全身性に作用して引き起こされた高 Ca 血症のことである．HHM は HCM の約 80％ を占め，その原因疾患は，食道がん，肺がん，頭頸部がん（いずれも病理組織型が扁平上皮癌），腎細胞がん，悪性リンパ腫（特に，成人 T 細胞白血病/リンパ腫*）などである．

HHM の発症機序 PTHrP は PTH（副甲状腺ホルモン）に類似した蛋白で，PTH 受容体を介して全身性に作用する（図 13-1）．PTHrP は腫瘍細胞から循環血液中に分泌された後，破骨細胞による骨吸収と腎尿細管における Ca の再吸収を亢進させる（腎におけるビタミン D の活性化作用は生じない点が PTH と異なる）．加えて，PTHrP は腫瘍細胞から制限なく分泌されるために，正常時のホルモン作用のような制御が効かない．この無制御な PTHrP の作用によって，全身の骨に存在する破骨細胞の骨吸収と腎臓からの Ca 再吸収はともに高度に亢進して，著明な高 Ca 血症に至る（図 13-2，図 13-3）．

* 成人 T 細胞白血病/リンパ腫：adult T-cell leukemia/lymphoma（ATLL）．ヒト T 細胞白血病ウイルス（HTLV-Ⅰ：human T-cell leukemia virus-Ⅰ）が T リンパ球に感染することによって発症する特殊なリンパ腫．

局所骨溶解性の高 Ca 血症（LOH）

- LOH（local osteolytic hypercalcemia）は多発骨転移の病変部に存在する腫瘍細胞から分泌された OAF（osteoclast activating factor, 破骨細胞活性化因子）が，その周囲の骨に作用して引き起こされた高 Ca 血症のことである．LOH は HCM の約 20％ を占め，その原因疾患は，乳がんや前立腺がんなどの多発骨転移や多発性骨髄腫である．

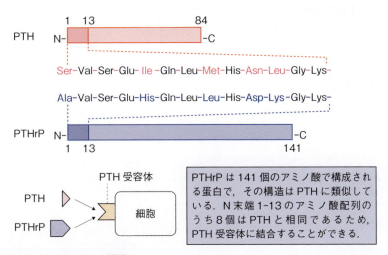

図 13-1　PTHrP の構造

LOH の発症機序 骨転移(浸潤)病変部の腫瘍細胞またはその周囲を取り囲む間質系細胞群からは TNF-α，MIP-1α，RANKL(ランクル) などのサイトカイン(OAF と総称される)が分泌され，これらを介して腫瘍細胞の近傍に存在する破骨細胞の成育や機能が亢進して，病変局所における骨吸収作用が高まる．この病態が全身骨で多発的に生じると高 Ca 血症に至る(図 13-2，図 13-3，MEMO 2)．

MEMO 2

・HHM と LOH では，腫瘍細胞から分泌される PTHrP や OAF の作用によって，破骨細胞の骨吸収や腎尿細管からの Ca 再吸収が亢進する．その結果，骨から血中に Ca が多く流入し，やがて血中 Ca 濃度が上昇して高 Ca 血症となる．これに続いて，血中 Ca 濃度を上昇させる悪循環が加わって，高 Ca 血症は悪化の一途をたどる(図 13-4)．

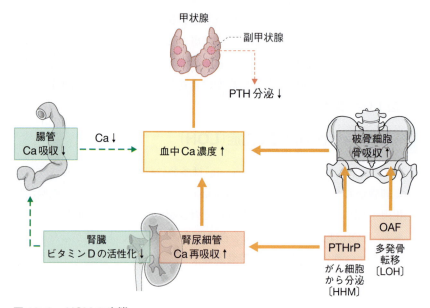

図 13-2　HCM の病態

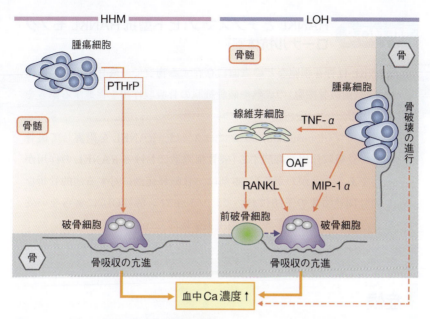

図 13-3　HCM における破骨細胞の病態
破骨細胞は複数の吸盤で骨の上を這うような形態で存在し，骨の主成分のハイドロキシアパタイト（カルシウムとリンからなる）を貪食する．この働き（骨吸収）が亢進すると高Ca血症となる．

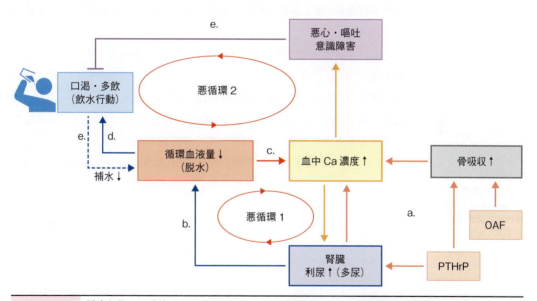

悪循環1	腫瘍細胞から分泌される PTHrP や OAF の作用によって，破骨細胞の骨吸収や腎尿細管からの Ca 再吸収が亢進して，高 Ca 血症となる(a)．高 Ca 血症によって腎臓からの尿排泄が促進されて多尿となる(b)．多尿によって血液は濃縮され，高 Ca 血症は悪化する(c)．
悪循環2	多尿が持続して循環血液量が減少すると，口渇と多飲（飲水行動）が生じるが(d)，高 Ca 血症の進行に伴って，消化器症状（食欲不振，悪心・嘔吐）や意識障害が出現すると，飲水行動が困難となり，水分補給量が減少して(e)，高 Ca 血症はさらに悪化する．

図 13-4　HCM における血中 Ca 濃度上昇の悪循環

> **MEMO 2** RANKLとデノスマブ(ヒト型抗RANKLモノクローナル抗体薬)
>
> - RANKLは骨芽細胞などの表面に存在する物質で,破骨細胞の前段階の細胞(前破骨細胞)の成熟や破骨細胞の骨吸収作用を促進する働きをしている.
> - デノスマブ(denosumab,ランマーク®)は,RANKLを阻害して破骨細胞の骨吸収作用を抑制する(破骨細胞系におけるRANKLの作用が重要であることがわかる).本剤は,骨転移症例に対する病的骨折などの骨関連事象の予防において,ゾレドロン酸(ZOL)に劣らない効果を示している(第14章「脊髄圧迫症候群」,p263参照).

症候

- HCMでは,高Ca血症の程度に応じて,尿量増加と脱水に関連する症状(多尿,口渇,多飲,倦怠感),消化器症状(便秘,食欲低下,悪心・嘔吐),中枢神経症状(さまざまな程度の意識障害)が出現する(図13-5).症状が軽度の場合は,多尿,口渇,食欲低下,倦怠感,便秘程度であるが,進行とともに意識障害や腎機能障害が加わり,消化性潰瘍などを合併することもある.
- 進行再発がん症例で意識障害を認めた場合には,脳転移,脳血管障害,低血糖,低ナトリウム(Na)血症などの病態が想定され,同時に高Ca血症の可能性も考慮されて血中Ca濃度の測定が行われる.
- HCMは,高Ca血症をきたす他の疾患(主に原発性副甲状腺機能亢進症[*]

[*]原発性副甲状腺機能亢進症:副甲状腺に発生した腺腫(良性腫瘍)からPTHが慢性的に過剰産生されて高Ca血症を呈する疾患

[*]ULN(upper limits of normal):施設基準値上限.血清Ca濃度のULNは,およそ10.2 mg/dL

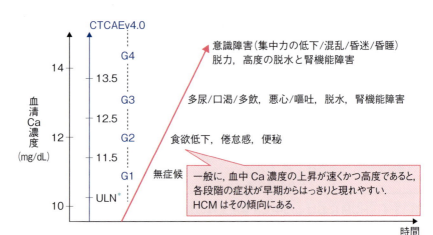

図13-5 高Ca血症の症候

などの良性疾患）と比べて，高Ca血症の症状が強く現れることもある．これは，HCMでは血中Ca濃度の経時的上昇が比較的速く，血中Ca濃度も高い傾向にある（平均的に血清Ca濃度が12 mg/dLを超える）ためである．

検査

- HCMの採血検査では，血中Ca濃度の上昇とそれに関連する内分泌検査（PTH，ビタミンD）で異常値が認められる．腎機能（BUN*，Cre*，eGFR*）が異常値を示すこともある．高Ca血症によって，副甲状腺からのPTHは抑制され，活性型ビタミンDも低下する．HHMでは血中PTHrP値が高値となる（表13-2）．高Ca血症の心電図ではQT間隔の短縮が認められるが緊急性はない．

*BUN：血中尿素窒素（blood urea nitrogen）
*Cre：クレアチニン
*eGFR：推算糸球体濾過量

血中Ca濃度には2通りの検査値がある

- 血中Ca濃度の検査値には，一般の生化学検査で測定される血清Ca濃度と，血液ガス分析器で測定できる血漿イオン化Ca（Ca^{2+}）濃度の2通りがある（表13-3）．
- 血液中のカルシウム（Ca）には，アルブミン（Alb）などと結合しているCaと，他の物質と結合せずに遊離型の2価イオンとして存在するCa^{2+}があ

表13-2　HCMにおける主な検査値の異常

■血清Ca濃度（または，血漿Ca^{2+}濃度）の上昇
　＞ ULN*：血清Ca濃度＞ 10.5 mg/dL，血漿イオン化Ca（Ca^{2+}）濃度＞ 1.3 mmol/L
■BUN上昇，Cre上昇，eGFR低下（腎機能障害）
■内分泌検査：血中PTH値の低下，活性型ビタミンD〔1,25(OH)$_2$D$_3$〕値の低下
■血中PTHrP値：HHMでは高値，LOHでは上昇なし

※それぞれの医療施設における基準上限値（ULN）を超えた値．
PTHおよびPTHrPの測定ではIntact-PTHおよびIntact-PTHrP*が選択されるのが一般的である．

*Intact（インタクト）：それぞれの物質の「完全な型」のみを測定する方法で，腎機能障害の影響を受けず，より正確な数値として示すことができる．

表13-3　血清Ca濃度と血漿イオン化Ca濃度

血清Ca濃度
- 基準値：8.8〜10.2 mg/dL
- 採血：一般の生化学スピッツ（血清スピッツ）
- 低アルブミン血症（血清Alb値＜ 4.0 g/dL）では補正Ca濃度で評価
　血清補正Ca濃度[mg/dL]＝血清実測Ca濃度[mg/dL]＋（4.0－血清Alb値[g/dL]）

血漿イオン化Ca（Ca^{2+}）濃度
- 基準値：1.12〜1.29 mmol/L（2.24〜2.58 mEq/L）
- 採血：血液ガスキット，ヘパリン含有スピッツ
- 血液ガスキットに静脈血を採取し，血液ガス分析器で測定が可能

単位換算例：血清Ca濃度 10 mg/dL ＝ 2.5 mmol/L ≒ 血漿Ca^{2+}濃度 1.25 mmol/L（2.5 mEq/L）

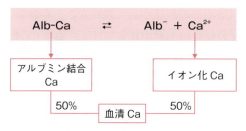

図 13-6　血中 Ca の動態

る．簡潔に捉えると，Alb と結合している Ca（Alb-Ca）と Ca^{2+} はともに約 50％の比率で平衡状態にある（図 13-6）．血清 Ca 濃度は血液中における Alb-Ca と Ca^{2+} の総和を測定して得られた値であるのに対し，血漿 Ca^{2+} 濃度は後者のみを測定した値である．

● 血清 Ca 濃度

- 血清 Ca 濃度は一般生化学検査で容易に測定できるが，低 Alb 血症が存在すると，Alb-Ca が減って測定値に十分反映されず，検査室で測定された血清 Ca 濃度（実測値）は真の値よりも低くなってしまう．そこで，低 Alb 血症による Alb-Ca の減少分を考慮した補正式を用いて得られた値（補正値）で評価する必要がある（図 13-7）．血清 Ca 濃度 の補正式を以下に示す．

> 補正血清 Ca 濃度[mg/dL] ＝
> 実測血清 Ca 濃度[mg/dL] ＋（4.0 － 血清 Alb 値[g/dL]）

- 補正式は低 Alb 血症（血清 Alb 値 ＜ 4.0 g/dL）を伴う場合に用いられる．低 Alb 血症が存在しないときは補正は不要である．このように，血清 Ca 濃度を正しく評価するためには，血清 Alb 値も同時に測定する必要がある．採血検査のオーダリングセット項目中に「Ca」がある場合には「Alb」も含まれるようにしておきたい（Note 1）．

> **低 Alb 血症**　HCM を合併するがん症例は病勢の進行が著しいことが多く，悪液質（体内における蛋白異化が亢進して Alb も失われる），胸水や腹水などの体液貯留（循環血液から体腔液中に Alb が移行してしまう），食事摂取量の減少などによってしばしば低 Alb 血症を伴っている点に留意しておきたい．

● 血漿イオン化 Ca（Ca^{2+}）濃度

- 血漿イオン化 Ca（Ca^{2+}）濃度は血液ガス分析器で測定できる．採血した静脈血の一部を凝固しないうちに手早く血液ガス分析キットに分注して測定する（図 13-7）．
- 生物学的活性を有するのは Ca^{2+} であることから，血漿 Ca^{2+} 濃度を測定する方が血中 Ca の状態をより正確に評価することができる．測定値の補正は不要である．

Note 1　p262
血清カルシウム濃度の補正計算例

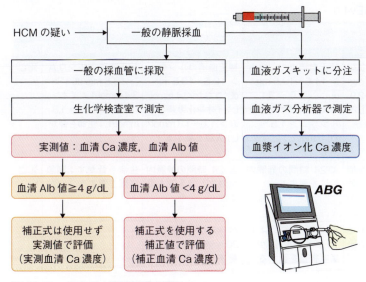

図 13-7　血中 Ca 濃度測定の流れ

診断

- 血中 Ca 濃度が施設基準上限値(ULN：upper limits of normal)を超えると高 Ca 血症である．目安は，血清 Ca 濃度＞ 10.5 mg/dL，血漿イオン化 Ca(Ca^{2+})濃度＞ 1.3 mmol/L である．
- HCM を症状から診断するのは難しいことが多い．高 Ca 血症の症状が進行再発がんにおける一般的な身体症状と類似するからである．進行再発がん症例の経過観察においては，「高 Ca 血症を合併してくるかもしれない」ことを念頭において，定期的な血中 Ca 濃度のチェックが求められる．そして，検査データで高 Ca 血症が明らかとなった際には，詳しい問診を行うと患者の症状が明らかになることがある．例えば，最近の日常生活の変化について家族に質問すると，「最近よく水を欲しがるようになった」「お小水に行く回数が増えた」「会話中にぼんやりしている」などの回答が得られることがある．
- CTCAEv4.0 による高 Ca 血症の重症度(Grade)は，血清 Ca 濃度または血漿 Ca^{2+} 濃度で評価される(表 13-4)．それぞれの重症度に対応した症状は症例ごとに多様であるが，概要を以下に示す(図 13-5，p250)．
  　軽度(Grade 1〜2)　Grade 1 程度では無症候，Grade 2 においても便秘，食欲低下，倦怠感程度のことが多い．
  　中等度(Grade 3)　悪心・嘔吐，多尿・口渇・多飲が加わる．
  　高度(≧ Grade 4)　脱力，さまざまな程度の意識障害(見当識障害/昏迷/昏睡)が加わる．

表 13-4　HCM に関連する CTCAEv4.0

有害事象	重症度（Grade）				
	1	2	3	4	5
高カルシウム血症 Hypercalcemia	補正血清カルシウム＞ULN[*]〜11.5 mg/dL；＞ULN〜2.9 mmol/L；イオン化カルシウム＞ULN〜1.5 mmol/L	補正血清カルシウム＞11.5〜12.5 mg/dL；＞2.9〜3.1 mmol/L；イオン化カルシウム＞1.5〜1.6 mmol/L；症状がある	補正血清カルシウム＞12.5〜13.5 mg/dL；＞3.1〜3.4 mmol/L；イオン化カルシウム＞1.6〜1.8 mmol/L；入院を要する	補正血清カルシウム＞13.5 mg/dL；＞3.4 mmol/L；イオン化カルシウム＞1.8 mmol/L；生命を脅かす	死亡
脱水 Dehydration	経口水分補給の増加を要する；粘膜の乾燥；皮膚ツルゴールの低下	＜24時間の静脈内輸液を要する	≧24時間の静脈内輸液または入院を要する	生命を脅かす；緊急処置を要する	死亡
体重減少 Weight loss	ベースラインより5〜＜10%減少；治療を要さない	ベースラインより10〜＜20%減少；栄養補給を要する	ベースラインより≧20%減少；経管栄養またはTPNを要する	—	—
意識レベルの低下 Depressed level of consciousness	注意力の低下	鎮静；刺激に対する応答の低下；身の回り以外の日常生活動作の制限	覚醒困難	生命を脅かす	死亡
急性腎不全 Acute kidney injury	クレアチニンが＞0.3 mg/dL増加；ベースラインの1.5〜2.0倍に増加	クレアチニンがベースラインの＞2〜3倍に増加	クレアチニンがベースラインよりも＞3倍または＞4.0 mg/dL増加；入院を要する	生命を脅かす；人工透析を要する	死亡

（有害事象共通用語規準 v4.0 日本語訳 JCOG 版より引用）

[*] ULN（upper limits of normal）：施設基準上限値

治療

- 高 Ca 血症が判明した時点から直ちに初期治療が開始され，経時的に全身状態を評価しながら，原疾患の治療（抗がん剤治療など）が検討される（図 13-8，表 13-5）．
- 初期治療の基本は，生理食塩液の大量輸液と薬物療法によって脱水を補正し血中 Ca 濃度を是正することである（図 13-9，詳細は後述）．これらの治療によって高 Ca 血症の悪循環を断ち切ることもできる．
- Ca 含有量の多い食品（牛乳，ヨーグルト，チーズなどの乳製品，小魚などの骨を含む食品），Ca やビタミン D を含むサプリメントや栄養食品の摂取を控える指導を行うこともある．
- 高 Ca 血症に対する初期治療はあくまで対症療法であり，根本的な治療は原疾患の治療である．初期治療の効果と全身状態を総合的に評価して，原疾患に対する治療方針が決定される．
- 原疾患に対する治療が奏効すれば，その後の高 Ca 血症の再燃は抑えられるが，奏効しなければ高 Ca 血症はしばしば再燃する．そして，初期治療

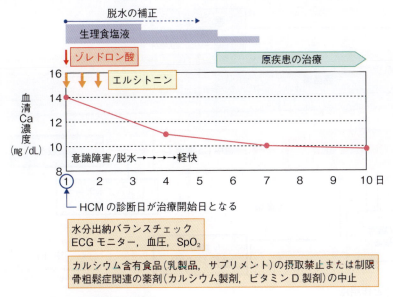

図 13-8 高 Ca 血症の治療(例)

表 13-5 高 Ca 血症に対する初期治療(例)

薬剤	投与法		副作用
輸液(脱水補正,Ca の排泄促進) ・生理食塩液	24 時間持続 点滴静注	200〜300 mL/時	うっ血性心不全
利尿剤(Ca の排泄促進) ・フロセミド 適宜	静注	—	脱水 低カリウム血症
カルシトニン製剤 (骨吸収の抑制,Ca の排泄促進) ・エルシトニン® 40 単位×2 回/日	点滴静注	1〜2 時間	発赤,悪心 過敏反応(稀)
ビスホスホネート製剤(骨吸収の抑制) ・ゾレドロン酸 4 mg(100 mL)	点滴静注	15 分以上	悪寒,発熱 腎機能障害

と同様の治療をくり返し行っても,その効果は原疾患の進行とともに減弱し,高 Ca 血症の制御が効かない状態となってしまう.
・原疾患に対する治療の選択肢がない状況においては,患者・家族にその現状を説明し(意識障害を伴っている場合には患者自身の理解や意思表示が不明確であることが多く,家族への説明が主体となる),高 Ca 血症に対する初期治療を行わずに緩和ケア(BSC)の方針となることもある.高 Ca 血症における意識障害は多幸感を伴うとされているが,疼痛などの苦痛の悪化を伴っていないかを患者の表情(眉間のしわなど)から随時評価することを忘れてはならない.

高 Ca 血症の初期治療

● 生理食塩液の大量輸液で脱水を補正する

・脱水の補正を主な目的として速やかに生理食塩液の大量輸液が開始され

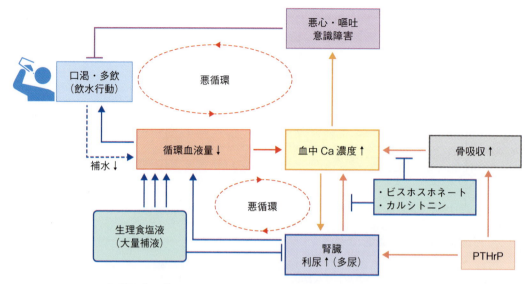

図 13-9　HCM の初期治療と作用点

表 13-6　細胞外液輸液製剤の電解質組成

細胞外液輸液製剤（商品名）	電解質(mEq/L)			
	Na⁺	K⁺	Cl⁻	Ca²⁺
生理食塩液	154	—	154	—
リンゲル液	147	4	156	4.5
乳酸リンゲル液®（ラクテック®注など）	130	4	109	3
酢酸リンゲル液®（ヴィーン®F など）				

※糖加製剤も同様

る．輸液量は脱水の程度に応じて決定される（平均的に 5〜6 L/日）．脱水の補正によって血中 Ca 濃度は 1〜2 mg/dL 程度低下することが期待できる．

・生理食塩液は血管内への容量補充に適し，尿とともに失われたナトリウムを補充する役割もある．さらに，ナトリウムイオン（Na⁺）には腎臓の糸球体から排泄された Ca が尿細管から再吸収されるのを抑える働きもあるため，高 Ca 血症の輸液に適している（**図 13-9**）．

・生理食塩液は電解質の組成分類において細胞外液製剤に属し，その中で Ca 成分を含有しないのは生理食塩液のみである．他の細胞外液製剤には少量ではあるが Ca イオンが含まれるため，高 Ca 血症の輸液には適さない（**表 13-6**）．

・生理食塩液の大量輸液では点滴速度が速くなるため，循環血液量への過負荷が生じないように水分出納バランスのチェックを含めた循環・呼吸・尿量の管理が必要である．輸液速度が 200〜250 mL/時程度であれば時間尿量は 100〜150 mL/時程度が目安である．意識障害を伴うときは導尿留置カテーテルも必要となる．

・全身状態が低下している場合や，心臓，肺，腎臓に機能障害を伴っている

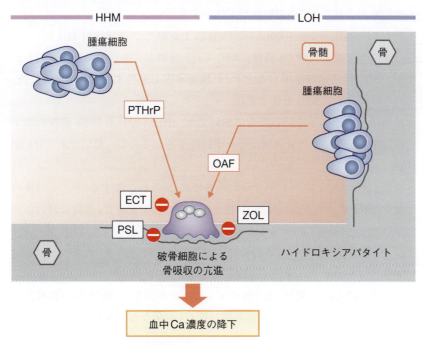

図13-10　HCMにおける薬物療法

場合には，輸液の容量負荷によって，うっ血性心不全，呼吸不全，体腔液（胸水や腹水）の増加などを合併するリスクが高まる．
- ループ利尿剤（フロセミドなど）は，腎臓からCaを排出させる効果を期待して，高Ca血症に対する治療薬のひとつとして投与されることもあったが，ビスホスホネート製剤（後述）の進歩によって，現在はほとんど使用されなくなった．初期治療の早期から利尿剤を併用すると脱水を助長させてしまうため注意が必要である．水分出納バランスを調節するために利尿剤を選択するという状況はありうる．

薬物療法の主体はゾレドロン酸だが即効性はない

- 薬物療法の主な目的は，複数の薬剤を適時用いて，腫瘍細胞の関与によって過剰に活性化された破骨細胞の骨吸収作用を抑制して血中Ca濃度を是正することである．用いられる薬剤は，ビスホスホネート製剤（BP：bisphosphonate）ではゾレドロン酸（ZOL：zoledronate），カルシトニン製剤ではエルカトニン（ECT，エルシトニン®），そして副腎皮質ステロイド剤（PSL，プレドニゾロン）である（図13-10）．

〈ゾレドロン酸（ZOL）〉
- ZOLは破骨細胞の骨吸収を強力に抑制するビスホスホネート製剤（BP）である（**MEMO 3**）．
- BPによる骨吸収抑制作用：生体内に投与されたBPは骨に結合する．破骨細胞が骨吸収の際にこのBPを細胞内に取り込むと，細胞の機能障害や

細胞死が誘導されて骨吸収作用が低下する．
- 投与例：ZOL 4 mg(100 mL)を15分以上かけて点滴静注(1日1回)．その後は重症度と血清Ca濃度に応じて，1週間ごとを目安に投与が行われる．ZOLは急速静注(5分など)で腎機能障害を併発することがあるため，投与時間(15分以上)を遵守する．
- 腎機能障害を伴っている場合においても，HCMでは血中Ca濃度の降下作用を優先して，用量調節は行わずに投与されるのが一般的である(**Note 2**)．

> **Note 2** p262
> 腎機能障害に伴うZOLの減量基準

- ZOLに即効性はない(効果が現れるまでに2〜3日を要する)が，その後の血中Ca濃度の降下作用は強力(投与後7〜10日で血清Ca濃度は最低値となる)で，効果持続期間も長い(2〜4週間)．HCMに対してZOL 4 mg/日を投与した場合の血清Ca濃度の正常化率は，投与後4日目45％，7日目83％，10日目88％である．
- ZOLの副作用は，発熱(炎症性サイトカインの産生)，顎骨壊死(歯科治療中でリスクが高まる)，腎機能障害，低Ca血症などである．

MEMO 3　ビスホスホネート製剤の比較

- ビスホスホネート製剤(BP)はピロリン酸(2つのリン酸が結合した物質)の骨格を有し，骨のハイドロキシアパタイトと結合する(図)．
- BPの薬理学的な特徴は構造式の側鎖(R'とR'')で決定される．すなわち，R'側鎖は骨吸収抑制力，R''側鎖は骨ハイドロキシアパタイトへの結合力に関与している．骨粗鬆症で用いられるBPと比べて，高Ca血症やがんの骨転移に対して用いられるBPの骨吸収抑制作用ははるかに強力である(表)．

図　ビスホスホネート製剤の分子構造

ハイドロキシアパタイト　　ピロリン酸(二リン酸)　　ビスホスホネート

表　ビスホスホネート製剤の比較

商品名[1]	ダイドロネル	アレディア	テイロック	ボナロン	ゾメタ
一般名	エチドロン酸	パミドロン酸	アレンドロン酸		ゾレドロン酸
R'	CH_3	$NH_2(CH_2)_2$	$NH_2(CH_2)_3$		N-N-CH_2（イミダゾール環）
R"	OH	OH	OH		OH
力価[2]	1	100	1,000		$>100,000$
投与法	経口	点滴静注 500 mL/5 時間	点滴静注 500 mL/4 時間	点滴静注 経口	点滴静注 100 mL/15 分
主な適応症	骨粗鬆症	HCM, 骨転移[3]	HCM	骨粗鬆症	HCM, 骨転移

1 商品名は先発品名のみを表示．
2 力価はラットの実験による比較値．
3 乳がんの骨転移のみに適応．

〈エルカトニン（ECT）〉

・ECT（elcatonin, エルシトニン®）はウナギ（eel）由来のカルシトニン製剤（CT：calcitonin）である．ヒト由来よりもサケまたはウナギ由来のほうが薬理効果が高く，合成ペプチドとして製剤化されている（**MEMO 4**）．

・ECT の主作用：ECT にはカルシトニン受容体に結合して破骨細胞の骨吸収を抑制する作用と，腎からの Ca 排泄を促進させる作用が知られている．

・投与例：ECT 40 単位＋生理食塩液 100 mL を 1〜2 時間で点滴静注（1 日 2 回）．本剤は電解質を含まない溶液（5％ブドウ糖液など）に希釈すると薬剤が容器の内壁に付着してしまうため，電解質を含む溶液（生理食塩液など）で希釈する必要がある．また，本剤は溶液に希釈した後は不安定となるため，溶解希釈後は速やか（1 時間以内など）に使用する．

・ECT は 2〜3 日間の連続投与が一般的である．ただし，数日間の繰り返し投与によってエスケープ現象（カルシトニン受容体が減少して薬理効果が一定期間認められなくなる現象）を生じることが知られているため，再投与が必要な場合は 1 週間ほどの休薬期間が検討される．

・ECT は即効性である（6 時間後から効果が発現）が，血中 Ca 濃度の降下作用は弱く（降下度は 1 mg/dL 程度），効果持続時間も短い（24 時間）．これらの薬理学的特徴から，ZOL の効果が発現してくるまでの数日間における役割が大きい．

・ECT は異種ペプチドであるため，悪心や顔面紅潮（いずれも数％の頻度），アナフィラキシー（稀）を合併する可能性に注意が必要である．

・CT と BP の併用で血中 Ca 濃度の降下度が高まり，低 Ca 血症にまで至ってしまうこともあるため，治療期間中は血中 Ca 濃度のモニタリングを綿密に行う必要がある．

> **MEMO 4** カルシトニン製剤とヒトカルシトニン

- サケやウナギ由来のカルシトニンは，ほ乳類のカルシトニンと比べて破骨細胞に対する骨吸収抑制作用がはるかに高く，腎尿細管からのCa排泄作用も示されることから，合成ペプチドとして製剤化されている（表）．
- ヒトのカルシトニンは甲状腺の傍濾胞細胞で産生される．血中Ca濃度が上昇すれば分泌が亢進し，血中Ca濃度が低下すれば分泌も低下するが，甲状腺の摘出などで体内産生が消失しても，Ca調節には大きな影響を与えないため，ホルモンとしての本質的な役割は明確になっていない．

表 カルシトニン製剤とヒトカルシトニンの比較

商品名	エルシトニン	カルシトラン	ヒトカルシトニン
一般名	エルカトニン	サケカルシトニン	
アミノ酸	30個	32個	32個
分子量	約3,400	約3,400	約3,600
比活性※	6,000	7,000	1
投与法	点滴静注 筋注	筋注	製剤化されていない
主な適応症	HCM 骨粗鬆症における疼痛	骨粗鬆症における疼痛	

※比活性：各薬剤とほ乳類カルシトニンにおける実験比較．

〈副腎皮質ステロイド剤〉

- 破骨細胞の骨吸収作用を抑制する作用があるとされている．
- プレドニゾロン30〜60 mg/日の連日投与などが行われてきたが，ビスホスホネート製剤が進歩した現在において，本剤の役割は少なくなってきた．
- 原疾患が悪性リンパ腫の場合には，リンパ腫細胞に対する直接的な制御という意義が多少あるかもしれない．

予後

HCMの予後は不良である．HHMにおいては化学療法などで腫瘍が制御されなければ，PTHrPの過剰分泌は無制限に継続してしまう．実際，PTHrPを過剰産生する腫瘍に対する化学療法の効果は乏しいことが多く，その場合，高Ca血症の初期治療の効果もしばしば一時的である．

参考文献

- Stewart AF. (2005). Clinical practice. Hypercalcemia associated with cancer. N Engl J Med, 352(4), 373-379.
- Clines GA, Guise TA. (2005). Hypercalcaemia of malignancy and basic research on mechanisms responsible for osteolytic and osteoblastic metastasis to bone. Endocr Relat Cancer, 12(3), 549-583.
- Chiang AC, Massagué J. (2008). Molecular basis of metastasis. N Engl J Med, 359(26), 2814-2823.

Note 1 ■ 血清カルシウム濃度の補正計算例

血清カルシウム(Ca)濃度を測定した2症例を示す(表).症例1と症例2では,実測血清Ca濃度(検査室で測定された値)がともに9.6 mg/dLで,高Ca血症ではないように見えるが,補正式を用いて計算すると,症例2は高Ca血症であることがわかる.

〔症例1〕:血清Alb値は4.2 g/dL(≧ 4.0 g/dL)で低Alb血症ではないため,実測血清Ca濃度に対する補正は不要で,9.6 mg/dLでよい.

〔症例2〕:血清Alb値は2.0 g/dL(< 4.0 g/dL)で低Alb血症を伴っているため,実測血清Ca濃度は補正する必要がある.

補正血清Ca濃度 = 9.6 + (4 − 2.0) = 11.6(> 10.5)mg/dLで高Ca血症である.

表 血清カルシウム濃度の補正計算例

検査項目	症例1	症例2
血清Alb値(g/dL)	4.2	2.0 ↓
実測血清Ca濃度(mg/dL)	9.6	9.6
補正血清Ca濃度(mg/dL)	9.6	11.6 ↑

Note 2 ■ 腎機能障害に伴うZOLの減量基準

HCMにおいて腎機能障害を伴っていても,ZOLは減量せずに投与されるが,骨転移症例に対するZOLの長期投与(3〜4週間隔)では,クレアチニンクリアランス(Ccr)に応じた減量基準が設けられている(表).

表 腎機能障害に伴うZOLの減量基準

Ccr(mL/分)	> 60	≧ 50	≧ 40	< 40
ZOL推奨投与量(mg/日)	4.0	3.5	3.3	3.0
	通常量	減量		

本基準は骨転移症例に対してZOLの長期投与を計画した場合において適用される.

第14章 悪性腫瘍に伴う脊髄圧迫症候群
MSCC：malignant spinal cord compression

- 悪性腫瘍に伴う脊髄圧迫症候群（MSCC）* とは，脊髄周囲に浸潤した腫瘍などによって脊髄が圧迫され，疼痛とともに運動障害や感覚障害などの神経障害を伴う病態の総称である．
- 本症候群の主な原因疾患は肺がんや乳がんなどで，主に椎体に転移した腫瘍が硬膜外腔へ進展して脊髄を圧迫すると，血管浮腫や虚血状態が生じて疼痛や筋力低下が出現し，病状が進行すれば不可逆的な運動麻痺に至る．したがって，本症候群が疑われた場合には脊椎のMRI検査を行って早期発見に努めることが肝要である．
- 本症候群の診断後は，直ちにデキサメタゾンによる浮腫の軽減と疼痛に対する治療が開始される．そして，運動麻痺に至る前に脊髄圧迫を解除する治療計画を急ぐ必要がある．
- 本症候群を発症した症例の予後は原疾患（がん）の種類や治療歴によってかなり異なることから，予測される予後および患者・家族の意向を踏まえて，総合的に整形外科手術，放射線療法などの治療方針が決定される．

＊転移性硬膜外脊髄圧迫症候群（MESCC：metastatic epidural spinal cord compression）ともいわれる．

病態生理

脊椎と脊髄

MSCCの病態を理解するために，脊椎（いわゆる背骨）と脊髄（神経の幹）に関する解剖の概略を振り返ってみよう．

- 頸椎から腰椎までの脊椎は椎体・椎弓・棘突起によって構成され，これらの骨に囲まれた管腔部分が脊椎管である．脊髄は脊椎管の中で周囲を骨で保護されるように存在し，さらに髄膜で覆われている．髄膜は内側（脊髄側）から外側に向って軟膜・くも膜・硬膜の三層構造で，軟膜は脊髄の表面を被っている．くも膜は硬膜の内面（脊髄側）に緩やかに張り付くように存在し，その内側にはくも膜下腔があり脳脊髄液で満たされている．硬膜は最も硬い線維性の被膜である．この硬膜と脊椎骨までの空間が硬膜外腔で，血管や脂肪組織が含まれている（図14-1）．
- 脊髄の頭側から尾側にかけての各レベル（高位）からは2種類の神経根が分

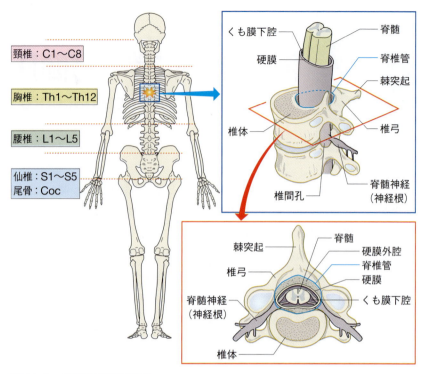

図14-1　脊椎と脊髄の構造

枝する．脊髄の両側前方から分枝する前根(運動シグナルの出力)と脊髄の両側後方から分枝する後根(痛みなどの知覚シグナルの入力)である．両者は脊椎管内で合流して脊髄神経となり，椎間孔*を経て末梢神経となってそれぞれの器官に至る(図14-1).

・脊椎は頭側から尾側方向に，頸椎(C1〜8，8個)，胸椎(Th1〜12，12個)，腰椎(L1〜5，5個)，仙椎(S1〜5，5個)，尾骨(Coc，3〜6個)の順に配列している*．それぞれのレベル(高位)から分枝する左右31対の脊髄神経から続く末梢神経の感覚枝は，頸神経(8対)，胸神経(12対)，腰神経(5対)，仙骨神経(5対)，尾骨神経(1対)で，それぞれが支配する皮膚の知覚領域が決まっている．その範囲を皮膚分節(dermatome，デルマトーム)という(図14-2).ある皮膚分節から尾側の知覚が障害されていた場合には，その皮膚分節の上縁に相当する脊髄レベル付近に障害(転移性腫瘍など)があると推定することができる(図14-6，図14-7，p268).

*脊椎が積み重なってできる隙間で，脊椎管の左右側面に開口している．

*C：Cervical spine, Th：Thoracic spine, L：Lumbar spine, S：Sacral bone, Coc：Coccygeal bone

MSCCの病態

・MSCCは主に脊椎に転移した腫瘍によって発症することから，骨転移を伴いやすい肺がんや乳がんなどで合併の頻度が高まる(表14-1).原発不明がんにおけるMSCCの合併にも注意しておきたい．

・腫瘍が脊髄を圧迫するまでの経路は主に2通りである(図14-3).ひとつ

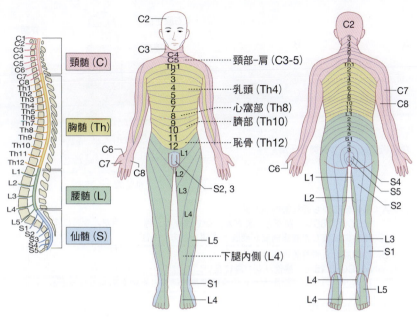

図 14-2　皮膚分節(デルマトーム)

表 14-1　全国骨腫瘍登録一覧表(平成 23 年度)

骨転移の原発腫瘍別頻度
(日本，2006〜2010)

原発腫瘍	頻度
肺がん	25%
乳がん	14%
腎がん	11%
前立腺がん	7%
肝がん	7%
原発不明がん	6%
大腸がん	5%
甲状腺がん	4%
胃がん	4%
⋮	⋮

約 80%

MSCC の原発腫瘍別頻度
(欧州，2005〜2010)

原発腫瘍	頻度
原発不明がん	24%
肺がん	22%
乳がん	18%
前立腺がん	17%
腎がん	8%
⋮	⋮

約 90%

遠隔転移を伴うがん症例の約 30% に脊椎転移が認められ，そのうちの 10〜20% に MSCC が合併する
〔国立がん研究センター(編)：日本整形外科学会骨軟部腫瘍委員会 全国骨腫瘍登録一覧表(平成 23 年度)より引用〕

は椎体に転移した腫瘍が硬膜外腔へ進展した場合(MSCC の 85%)で，原疾患は肺がん，乳がん，前立腺がん，原発不明がんなどである．**表 14-1** に列挙されたがんに伴う MSCC はこのパターンである．脊椎領域別の発症頻度は頸椎 10%，胸椎 70%，腰椎 20% で，胸椎が最も多い．もうひとつは脊椎近傍のリンパ節腫脹が拡大して椎間孔から脊椎管内の硬膜外腔へと浸潤した場合(MSCC の 15%)で，原疾患は主に悪性リンパ腫である．いずれの場合においても，硬膜外腔へ進展した腫瘍によって，その部位に

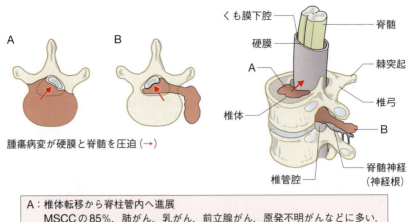

腫瘍病変が硬膜と脊髄を圧迫（→）

A：椎体転移から脊柱管内へ進展
　MSCCの85%．肺がん，乳がん，前立腺がん，原発不明がんなどに多い．椎体に転移した腫瘍病変が硬膜と脊髄を前方から圧迫．

B：椎間腔から脊柱管内へ進展
　MSCCの15%．悪性リンパ腫に多い．椎体近傍のリンパ節腫大からの直接浸潤．硬膜と脊髄を前側方から圧迫．

図14-3　MSCCの進展パターン

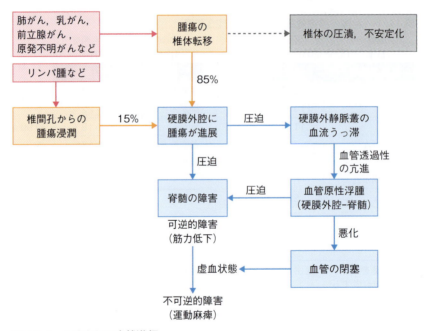

図14-4　MSCCの病状進行

存在する血管（硬膜外静脈叢）が圧迫されて血流がうっ滞し，さらに血管透過性が亢進して硬膜外腔から脊髄にかけて浮腫が生じる（血管原性浮腫）．腫瘍と浮腫による圧迫によって脊髄の神経機能は障害され，さらに血管の圧迫閉塞に伴う虚血状態が続くと神経機能は不可逆的な機能不全に陥る（図14-4）．

・椎体から硬膜外腔へと進展した腫瘍は脊髄を前方（腹側）から圧迫するた

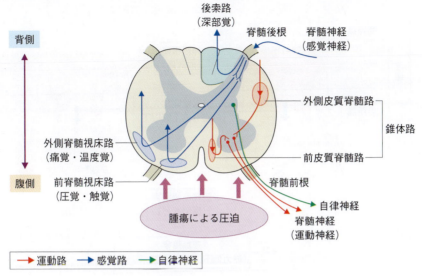

図14-5　MSCCにかかわる脊髄の主な神経伝導路

め，脊髄の前皮質脊髄路や脊髄前根（運動路）が障害されて運動障害が出現する．脊髄視床路の圧迫は局所付近の疼痛の発生にかかわっている．脊髄後根は背側（後方）にあるため，神経症状は感覚障害よりも運動障害が主体となることが多い（図14-5）．

・椎体転移に伴って骨破壊が進行すると，椎体が圧潰（圧迫骨折）し，その際に突出した骨片によってMSCCが急速に悪化することもある．

症状と画像検査

さまざまなタイプの疼痛と神経症状が出現する

　腫瘍による脊髄の圧迫・浮腫や椎体の骨破壊などによって，さまざまなタイプの疼痛と神経症状が出現する．さらに，脊椎の不安定性（脊椎の整列性*の歪み）が悪化して，体動時痛，歩行困難，姿勢の悪化（円背や側弯）などが生じ，日常生活活動（ADL）の障害をきたすこともある（図14-6，図14-7）．

*アラインメント（alignment）

　疼痛　脊椎局所の疼痛に加えて，関連痛，神経根痛（放散痛）などが混在する．局所の疼痛は椎体転移に伴う骨破壊と脊髄の圧迫に伴って椎体病変の部位にほぼ一致して発生する．病変部位による疼痛を大まかに区分すれば，胸椎では背部痛，頸椎では頸部痛，腰椎では腰痛である．これらはMSCCに特有の症状ではなく一般的な疼痛として自覚される．関連痛とは，発痛部位から離れた非発痛部位に局所痛に類似した疼痛が自覚されることである．神経根痛とは，脊髄の前根が圧迫を受けて，鋭く刺すような痛みが皮膚分節（図14-2，p265）に沿って末梢方向に放散する疼痛のことである．胸椎転移

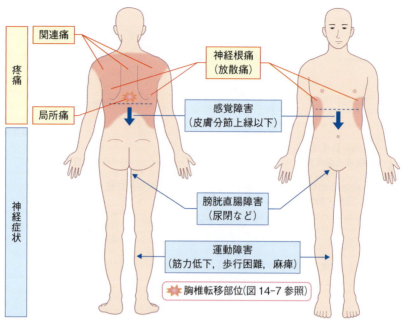

図 14-6　MSCC の症候（例：胸椎転移に伴う MSCC）

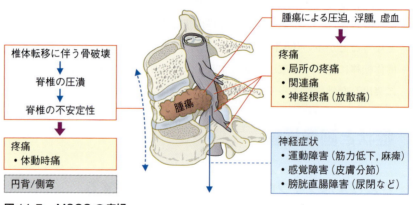

図 14-7　MSCC の症候

の場合，関連痛は肩甲骨間および両側の肩に生じ，神経根痛は両側の側胸部から前胸部付近に生じる．これらの疼痛は，いきみ，咳嗽，くしゃみといった脊柱管の内圧が上昇するような動作を契機として突発痛（一時的に急激に悪化する疼痛）となることがある．

神経症状　脊髄前方からの腫瘍の圧迫によって，運動障害が先行し，続いて感覚障害が出現し，自律神経障害の膀胱直腸障害はやや遅れて出現する．運動障害は筋力低下で発症し，進行すると麻痺に至る．実際，胸椎病変から発症した MSCC の神経症状の主体は両下肢の筋力低下に伴う歩行障害で，進行すると両下肢の運動麻痺（対麻痺）に至り，麻痺の出現からおよそ 24 時間以上を経過すると不可逆的障害となってしまう．感覚障害は皮膚分節に一

症状と画像検査

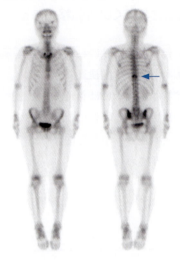
【骨シンチグラフィー】

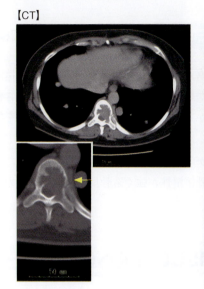
【CT】

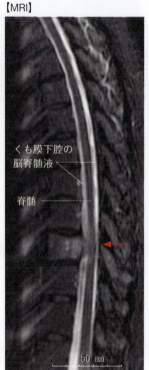
【MRI】

くも膜下腔の脳脊髄液

脊髄

> 症例：40歳代，女性．主訴：背部痛
> 骨シンチグラフィー：主としてTh10にRI集積（←）
> CT：Th10の骨は溶解し，転移病変が脊柱管内へ進展（←）
> MRI：Th10の転移病変は脊髄を圧迫し始めている（←）
> 病理：乳腺に腫瘤を触知し，生検にて浸潤性乳管癌と診断
> 診断：進行乳がん（多発骨転移）

図14-8　MSCCの画像所見

致した感覚鈍麻として認められ，膀胱直腸障害は尿閉から発生してくることが多い．

画像検査ではMRI検査が重視される

　MRI検査ではMSCCの病状を詳細に捉えることができるため，MSCCが疑われた場合にはMRI検査が直ちに行われる．椎体転移によるMSCCでは，椎体骨の破壊，脊髄の圧迫，くも膜下腔の狭小化（腫瘍塊が硬膜を脊髄方向に圧迫してその部分のくも膜下腔が狭まる）などが認められる．MSCCは1か所とは限らない点にも留意して画像検査が進められる．CT検査では，椎体骨の破壊の程度や腫瘍の進展がある程度わかるほか，他の骨転移の状況も把握できる．骨シンチグラフィーでは全身の骨転移が明らかとなる（MEMO 1）．これらの画像を総合して，MSCCまたはそのリスクが高い部位を検出することができる（図14-8）．なお，単純X線検査では椎体の圧迫骨折（圧潰）は確認できても腫瘍の椎体転移は判然としないことが多い．

MEMO 1

> **MEMO 1** 骨シンチグラフィーで検出されにくい骨転移もある

成人における骨シンチグラフィーでは，傷害された骨において造骨反応が起こっている部分が陽性となる．骨転移の多くは本検査によって明らかとなるため，全身の骨転移の概況を把握するためには有用な検査である．しかし，早期の骨転移で溶骨反応の段階にある場合には，造骨反応が乏しいために検出されにくい．また，腎細胞がんや多発性骨髄腫では骨溶解性が強く造骨反応が乏しいために検出されにくい．

MSCC 診断へのアプローチ

ここでは，椎体転移から発症した MSCC を例に，診断までのプロセスを考えてみることにしよう．MSCC が処置されることなく経過した場合の症状は，疼痛から神経症状へと進行するのが一般的で，運動麻痺が出現した時点から遡ると，神経症状は2か月前，疼痛は3か月前からそれぞれ出現していることが多い（これらは平均的な数値で，時間または日単位で極めて急速に出現してくることもある）．MSCC に対しては，こうした症状の時間経過をふまえた診断アプローチが大切である（図 14-9）．いくつかの場合に分けて考えてみよう．

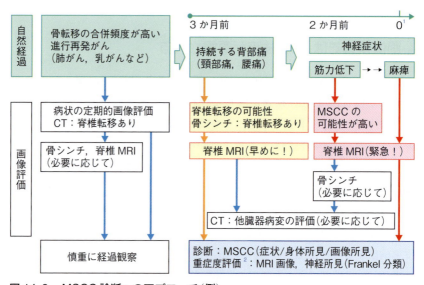

図 14-9 MSCC 診断へのアプローチ（例）
1 運動麻痺出現時をゼロとした時間スケール．
2 重症度評価は表 14-2，表 14-3 を参照．

無症状の時点で気づかれることがある

　進行再発がんでは，薬物療法の効果判定などを目的に CT 検査による画像評価が定期的に行われる．その際に脊椎転移が判明すれば，改めて疼痛や神経所見の有無が確認され，必要に応じて骨シンチグラフィーや脊椎の MRI 検査が追加される．転移が椎体内に留まっていれば MSCC としての緊急性は低く，慎重な経過観察が継続される（表 14-2）．

疼痛や神経症状から MSCC の診断へ

疼痛が持続する場合　脊椎に沿った疼痛が週単位を超えて持続する場合には，骨シンチグラフィーによって骨転移の有無が評価されるであろう．同検査で脊椎転移が判明した場合には，早期に脊椎の MRI 検査が施行され，MSCC の診断となることがある．

神経症状（運動障害）が認められる場合　疼痛に加えて神経障害，特に下肢の筋力低下や歩行困難が出現してきた場合には，MSCC を発症している可能性が高く，即日に脊椎の MRI 検査が施行され，多くの場合 MSCC の診断となるだろう．

がんの診断が確定していない段階で発症することもある

　例えば，「背部痛で整形外科を受診．鎮痛剤で軽快しないため MRI 検査を行ったところ，脊椎の多発骨転移と診断され，総合病院の内科を紹介受診．

表 14-2　MSCC の重症度分類（MRI 画像）

Grade	MRI 画像所見[*]
0	椎骨転移のみで，硬膜外腔への進展は認められない
1	くも膜下腔に腫瘍の進展を認めるが，脊髄の変形はない
1a	硬膜に浸潤しているが変形はしていない
1b	硬膜の変形を認めるが，脊髄には接していない
1c	硬膜は変形し脊髄に接しているが，脊髄の圧迫は認められない
2	脊髄の圧迫を認めるが，くも膜下腔は確認できる
3	脊髄の圧迫を認め，くも膜下腔は確認できない

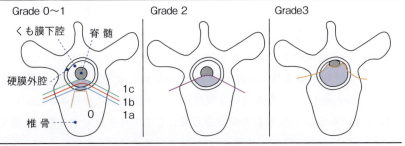

※最も重度な部分を図に示す体軸（axial）断面の T_2 強調画像で評価する
〔Bilsky MH, et al.（2010）. J Neurosurg Spine, 13（3）, 324-328.〕

表14-3 Frankel（フランケル）分類
脊髄損傷における運動障害および感覚障害の程度を評価する方法

区分	脊髄の損傷レベル以下※における機能障害の程度
A	運動機能および感覚機能の完全消失（完全麻痺）
B	運動機能は完全消失（完全麻痺） 感覚機能のみがある程度保存されている
C	感覚機能と運動機能はある程度認められるが，運動機能に実用性はない
D	感覚機能は保持されている 運動機能は低下しているが実用性はある
E	感覚機能と運動機能はいずれも正常

※図14-6（p268）に示す神経障害の範囲に相当
〔Frankel HL, et al.(1969). Paraplegia, 7(3), 179-192.〕

原発巣の精査を行っている間に下肢の筋力低下が出現してきた」などである．多くの場合，直ちに脊髄圧迫部位に対する整形外科手術が施行（除圧）され，搔爬した腫瘍片で病理診断が行われる．

診断と重症度分類

- MSCC の診断は身体所見（**図14-6**，p268）と画像所見（**図14-8**，p269）から行われる．
- MSCC の重症度分類は，MRI 画像に基づいた基準が示されている（**表14-2**）．本分類の Grade 2〜3 では腫瘍による脊髄圧迫の所見が認められているため，速やかな治療が求められる．神経障害（運動障害および感覚障害）の重症度は脊髄損傷の際に用いられる Frankel 分類※を用いて評価されることが多い（**表14-3**）．なお，本症候群に対する CTCAEv4.0 の重症度分類は設けられていない．関連する症候の重症度（Grade）分類を**表14-4**に示す．

＊Tokuhashi Score（徳橋スコア）の1項目にも含まれている（表14-6, p274）

予後の推定

- MSCC は原疾患がかなり進行した状況で合併してくることが多いため，治療方針を決定する際には予後の推定が重要となる（**図14-10**）．実際，MSCC の診断となった症例に対しては，骨転移を有する進行再発がんであるという認識の下に，神経症候（Neurological），がんの状態（Oncological），脊椎の不安定性（Mechanical instability），全身状態や合併症（Systemic disease）といった多角的な視点※から，病状評価と予後の推定が行われる（**表14-5**）．本症候群の病状を点数化して予後を推定する方法も開発され，Tokuhashi Score（徳橋スコア）は世界的に用いられているツールのひとつである（**表14-6**）．

＊それぞれの頭文字をとって NOMS と略される．

表14-4 CTCAEv4.0

有害事象	重症度(Grade)				
	1	2	3	4	5
背部痛 Back pain 腫瘍疼痛 Tumor pain 神経痛 Neuralgia	軽度の疼痛	中等度の疼痛；身の回り以外の日常生活動作の制限	高度の症状がある；身の回りの日常生活動作の制限	—	—
神経根炎 Radiculitis	軽度の症状がある	中等度の症状がある；身の回り以外の日常生活動作の制限；内科的治療を要する	高度の症状がある；身の回りの日常生活動作の制限	生命を脅かす；緊急処置を要する	死亡
上肢筋力低下 下肢筋力低下 Muscle weakness upper limb/lower limb	症状がある；患者の自覚はあるが，診察では明らかではない	症状がある；診察にて明らか；身の回り以外の日常生活動作の制限	身の回りの日常生活動作の制限；活動不能/動作不能	—	—
錐体路症候群 Pyramidal tract syndrome	症状がない；臨床所見，または検査所見のみ；治療を要さない	中等度の症状がある；身の回り以外の日常生活動作の制限	高度の症状がある；身の回りの日常生活動作の制限	生命を脅かす；緊急処置を要する	死亡
尿閉 Urinary retention	尿路カテーテル/恥骨上カテーテル/間欠的カテーテルの留置を要しない；多少の残尿があるが排尿できる	尿路カテーテル/恥骨上カテーテル/間欠的カテーテルの留置を要する；薬物治療を要する	待機的な外科的処置/IVRによる処置を要する；罹患腎の腎機能または腎体積の大幅な低下	生命を脅かす；臓器不全；緊急の外科的処置を要する	死亡

(有害事象共通用語規準 v4.0 日本語訳 JCOG 版より引用)

表14-5 MSCC症候群の予後を推定する因子

因子	予後良好	予後不良
原発腫瘍[1]	乳がん(14か月)，前立腺がん(12か月)	肺がん(6か月)
脊椎転移の数	単発～数か所程度	多発
他の臓器転移	なし	あり
歩行	可能(補助具の有無を問わず)	不可能
神経障害	きわめて軽度	重度の筋力低下(特にFrankel A/B)
放射線治療歴[2]	なし	あり(照射後の再発)

1 原発腫瘍：( )内は平均生存期間を示す．
2 放射線治療歴：MSCCに対する放射線治療の有無．

・客観的な予後の推定と多角的病状評価(NOMS)を治療に生かすためには，整形外科，神経内科，放射線科，腫瘍内科，緩和ケアチームなどによる合同カンファレンス(キャンサーボード)の開催が求められよう．これらのプロセスとともに，患者・家族らの要望を十分踏まえて治療方針が決定される．

治療

MSCCでは脊髄圧迫部位の浮腫の軽減と鎮痛を目的とした対症療法が即刻開始される．次いで，病状評価と予後予測などから総合的に判断された治

*KS：Karnofsky（カルノフスキー）Score
*PS：付表1（p291）
Frankel分類：表14-3（p272）

表14-6　転移性脊椎腫瘍の予後予測（Tokuhashi Score）

評価項目	点数
全身状態（PS：performance status）*	
不良（PS：KS* 10～40%，ECOG 3～4）	0
中等度（PS：KS 50～70%，ECOG 2）	1
良好（PS：KS 80～100%，ECOG 0～1）	2
脊椎以外に存在する骨転移の数（画像検査）	
≧3	0
1～2	1
0	2
椎体骨転移の数（画像検査）	
≧3	0
1～2	1
0	2
主要臓器への転移（肺，肝，脳，腎）	
切除不可能	0
切除可能	1
転移なし	2

評価項目	点数
がんの原発巣	
肺，食道，胃，膵臓，膀胱，骨肉腫	0
肝臓，胆囊，原発不明	1
その他	2
腎臓，子宮	3
直腸	4
甲状腺，乳腺，前立腺	5
麻痺の状態	
完全（Frankel* A，B）	0
不完全（Frankel C，D）	1
なし（Frankel E）	2

合計スコア（最大15点）	予後予測
0～8点	＜6か月
9～11点	≧6か月
12～15点	≧1年

療方針に基づいて，脊髄圧迫部位に対する治療または緩和ケア（BSC：best supportive care）が行われる．前者においては，その後の症状を考慮しながら，骨折予防と病変の拡大抑制そしてQOLの維持・改善を目的としてゾレドロン酸（ZOL，ゾメタ®）または抗RANKL*抗体薬のデノスマブ（Dmab，ランマーク®）の投与，放射線療法では外照射，放射性核種ストロンチウム89（^{89}Sr）製剤（メタストロン®）を用いた内照射，脊椎の不安定性に対する椎体形成術などの治療が考慮される（図14-10）．

*RANKL：receptor activatior of NF-kappaB ligand

診断直後から局所浮腫と疼痛に対する治療が行われる

・MSCCと診断された直後から，局所の浮腫と疼痛を緩和するために，副腎皮質ステロイド剤と鎮痛剤が用いられる．
・副腎皮質ステロイド剤は抗浮腫作用が最も強いデキサメタゾン（DEX）が選択され，本症候群の診断後から直ちに投与が開始される．投与量の目安はDEX 16 mg/日である．本剤によって硬膜外腔と脊髄に生じた浮腫は軽減され，それとともに疼痛や神経症状の進行も緩和されることが多い．その後，本剤は病変部に対する治療の介入（整形外科手術や放射線療法）とともに漸減・中止されるのが一般的である．放射線療法では照射の開始後から数日間ほどにわたって照射部位に浮腫を伴うことがあり，この反応を抑制するためにもDEXは有効である．本剤の副作用は急性胃炎，胃潰

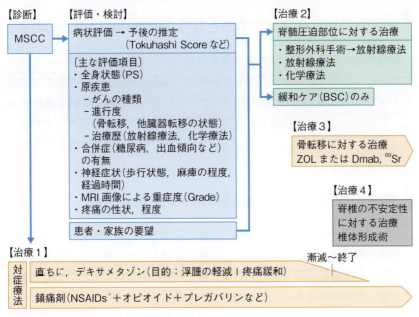

図 14-10　MSCC に対する治療の流れ（例）

＊NSAIDs：非ステロイド系抗炎症薬

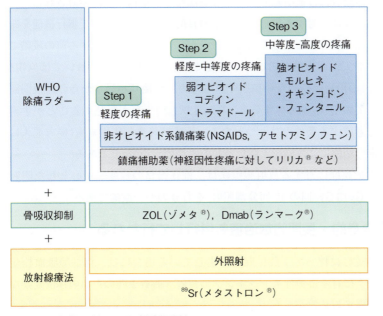

図 14-11　骨転移に対する疼痛緩和療法

瘍，不眠，糖尿病や高血圧の悪化などであり，適宜処方が行われるだろう．
・MSCC の疼痛に対しては，がん性疼痛のステップラダー方式に従った鎮痛剤の投与が行われる．神経因性疼痛に対してはプレガバリン（リリカ®）などの鎮痛補助薬の使用も積極的に検討される（**図 14-11**）．

病状次第では緩和ケアのみとならざるを得ないこともある

　全身状態が不良で推定予後もかなり限られている症例においては，MSCCに対する専門的な治療を行っても全身状態の改善が見込めない，または治療の介入によって状態をさらに悪化させてしまうことが懸念される場合がある．その場合には，疼痛緩和を主体とした緩和ケアのみとならざるを得ないことが多い．あらゆる痛み(total pain)に対するケアがより一層大切となる場面である．

脊髄圧迫部位に対する治療は集学的に行われる

・MSCCの脊髄圧迫部位に対する治療には，整形外科手術，放射線療法，両者の順次併用療法，化学療法が主な選択肢となる．例えば，乳がん，肺がん，前立腺がんなどで，一定の予後と放射線療法の効果が期待できる場合は，整形外科手術後に当該部位を照射野に含む放射線療法が行われる．悪性リンパ腫や胚細胞腫などで，長期予後が期待できて抗がん剤の効果が得られる場合には化学療法，予後は限られるが放射線療法の効果が期待できる場合には放射線照射の単独療法などが症例ごとに検討される．

・本症候群に対する整形外科手術の目的は，除圧によって歩行機能を維持し疼痛を緩和することである．したがって，完全麻痺に至る前の段階で治療の介入が考慮されることが必要である．，固形がんにおいては原疾患(がん)の治癒は望めない病期であるため，術後リハビリからの回復期間を含めてのQOLを考慮すると，6か月以上の生存が見込めることが手術適応を考慮する条件のひとつとなる．術式は後方除圧固定術(後方進入による椎弓切除による除圧と腫瘍掻爬および固定術)などである．

・本症候群に対する放射線療法は，椎体転移の病変を中心とした照射野に30 Gy(3 Gy/回の10回分割照射)を行うのが一般的である．

全身的・長期的な治療も併行して行われる

・MSCCに伴って下肢に麻痺を生じている場合には，深部静脈血栓症のリスクに対する弾性ストッキングの装着，褥瘡予防のための体位変換などに配慮する必要がある．

・原疾患に対して抗がん剤治療の効果が期待できる場合には，MSCCに対する整形外科的手術の後に継続して行われることがある．抗がん剤の投与が放射線療法の期間と重なる場合には，有害反応が強まる可能性があるため，投与量の変更などを慎重に検討する必要がある．

・ZOL(ゾメタ®)またはDmab(ランマーク®)の投与は，骨吸収の亢進(腫瘍の骨転移に伴う破骨細胞の活性化)を抑制して，骨痛の軽減および病的骨折の予防を目的とする長期的な対策である(MEMO 2の図)．

MEMO 2

*PMMA：polymethyl methacrylate（ポリメチルメタクリレート）

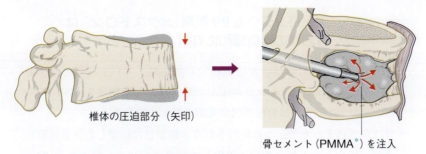

図 14-12　骨セメントによる経皮的椎体形成術（percutaneous vertebroplasty）

- 放射性核種のストロンチウム 89（^{89}Sr）製剤（メタストロン®）は，多発骨転移に対する疼痛緩和を目的とした放射線療法のひとつとして選択される．骨転移に伴う局所の疼痛には放射線の外照射が行われるが，骨痛が複数個所におよぶ場合には本剤による内照射も考慮される（MEMO 2）．
- 椎体形成術は，脊椎の圧潰（圧迫骨折）に伴って脊椎の不安定性が高まり，外固定を行っても体動時の疼痛が持続する場合や歩行が困難となってQOL が損なわれている場合において考慮される．予後も勘案して骨セメントの注入などの方法で行われる（図 14-12）．

患者・家族への情報提供

- MSCC で自覚される背部痛は，「重いものを持ったせいで背中が痛い」などのように，しばしば日常的な疼痛として自覚されるため，医療者も「MSCC に関連性のある疼痛」という認識をもちにくく，診断遅延の要因のひとつとも考えられている．脊椎転移が明らかになっている症例においては，外来治療の際などに「最近，背部痛/頸部痛/腰痛が続いていませんか？」，「咳やいきみで痛みが増すことはありませんか？」，痛みの症状があればさらに「足に力が入りにくい，歩きにくいことはありませんか？」という問いかけができれば，MSCC を早期に発見する一助となる．
- 麻痺症状が出現すると患者・家族はしばしば強い焦燥と不安を抱く．MSCC が疑われた時点から，麻痺が出現する可能性，麻痺が出現してきた場合の緊急性，治療の選択肢について，患者・家族と医師を含めた医療チームがあらかじめ話し合える機会を積極的に設けていく必要がある．

> **MEMO 2** ストロンチウム89製剤（メタストロン®）は骨転移の疼痛緩和に有用

- ストロンチウム（Sr）は，骨の主成分であるハイドロキシアパタイト$Ca_{10}(PO_4)_6(OH)_2$のカルシウム（Ca）元素に類似した動態を示す．ストロンチウム89（^{89}Sr）は放射性同位元素のひとつである．
- 骨に取り込まれた^{89}Srから放出されるβ線が骨に転移した腫瘍細胞および活性化された破骨細胞を障害して骨痛の緩和が，得られる（図）．腫瘍の縮小効果までは得られないが，鎮痛効果が得られた場合には，およそ3か月に1回の投与で継続される．ゾメタ®との併用で鎮痛効果が高まることが示されている．
- 本剤は放射性医薬品であるため，放射線科（核医学）の管理の下で投与が行われる．管理基準において，一施設において一定期間内に本剤を投与できる症例数が決められているため，施行にあたっては関係部門との協力体制が必要である．
- 本剤の投与にあたって身体的に留意すべき点は，一時的な疼痛の悪化と血球減少（特に血小板減少）である．一時的な疼痛の悪化の頻度は15％程度とされている．疼痛緩和とは逆の症状であるため，よく説明を行っておく必要がある．血小板減少は本剤単独または抗がん剤との併用やDIC（播種性血管内凝固症候群）の合併によって生じる可能性がある．がんが骨転移から骨髄浸潤（胃がんなど）にまで進展してい

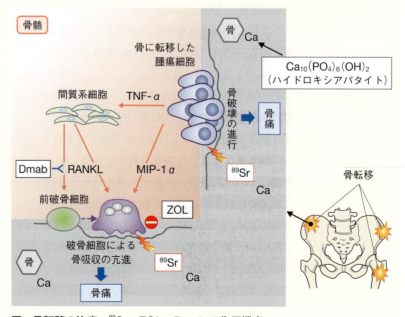

図　骨転移の治療：^{89}Sr，ZOL，Dmabの作用機序

る場合には，骨髄機能が潜在的に低下していることがある．DICでは，凝固異常に伴って血小板が消費されているために血小板低下が著しくなることもありうる．したがって，本法の施行前にはDICの合併がないことを確認し，投与後は血小板値の推移には特に注意しておく必要がある．
- 本剤は外来で投与されることが多いため，投与から1週間は体内の^{89}Srが主として尿から排泄されることや，排泄処理の方法などを患者・家族によく説明しておく必要がある．（製薬会社ウェブサイト上の情報やパンフレットも有用である．）

参考文献

- NICE by the National Collaborating Centre for Cancer (2008). Metastatic spinal cord compression: Diagnosis and management of patients at risk of or with metastatic spinal cord compression.
http://www.nice.org.uk/guidance/cg75
- Cole JS, Patchell RA. (2008). Metastatic epidural spinal cord compression. Lancet Neurol, 7(5), 459-466.
- Laufer I, Rubin DG, Lis E, Cox BW, Stubblefield MD, Yamada Y, Bilsky MH. (2013). The NOMS framework: approach to the treatment of spinal metastatic tumors. Oncologist, 18(6), 744-751.
- 中根実(監訳)．(2013)．がんの痛み―アセスメント・診断・管理．第11章「転移性硬膜外脊髄圧迫」，pp.118-123，メディカル・サイエンス・インターナショナル．

第15章 頭蓋内圧亢進症
ICH：intracranial hypertension

- 頭蓋内圧亢進症（ICH：intracranial hypertension）とは，脳や髄膜の病変または全身性の代謝異常などによって頭蓋内圧（ICP：intracranial pressure）が正常域を超えて上昇した状態のことである．ICH が重度になると，脳ヘルニアをきたして生命危機となりうる（**図 15-1**，**表 15-1**）．固形がんにおける ICH の原因の多くは転移性脳腫瘍またはがん性髄膜炎であることから，これらを原疾患とした ICH について考えていくことにしよう．

病態と症候

- 頭蓋内は硬い頭蓋骨に覆われた空間（約 1,500 mL）であることから，その中に存在する脳（80%），脳脊髄液（CSF）（10%），血液（10%）の容積和は常にほぼ一定を保たねばならない．これをモンロー・ケリーの法則（Monro-

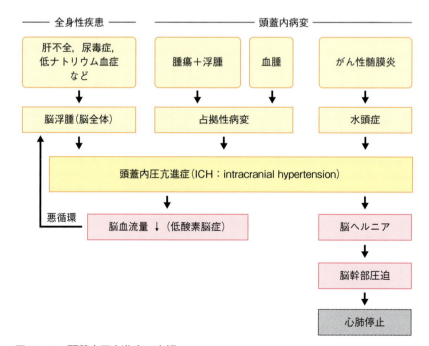

図 15-1　頭蓋内圧亢進症の病態

表15-1 頭蓋内圧亢進をきたす主な原因

区分		主な原因
頭蓋内病変	占拠性病変	腫瘍(転移性脳腫瘍，原発性脳腫瘍) 限局性浮腫(脳腫瘍に随伴) 出血/血腫(くも膜下，硬膜下，硬膜外，脳内) 膿瘍(嫌気性菌，真菌など)
	髄液の循環障害	水頭症(がん性髄膜炎に合併など)
	炎症	がん性髄膜炎 感染性髄膜炎/脳炎(ヘルペスウイルスなど)
全身性疾患	代謝障害	肝性脳症，尿毒症，低ナトリウム血症
	血流障害	低酸素脳症(ショック，呼吸不全，DICなど)

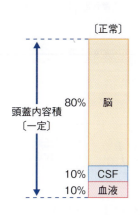
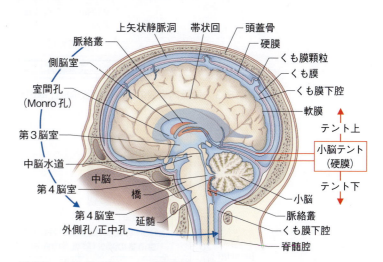

図15-2 頭蓋内の解剖
脳は小脳テント(硬膜)によってテント上の大脳とテント下の小脳に区分されている．テント下はテント上に比べて狭い空間であることがわかる．

Kellie doctrine)という(図15-2)．

頭蓋内容積＝脳容積＋頭蓋内の脳脊髄液量＋頭蓋内の血液量＝一定

- 例えば，頭蓋内に転移性脳腫瘍のような占拠性病変*(SOL：space-occupying lesion)が出現すると，脳脊髄液(CSF：cerebrospinal fluid)は頭蓋外の脊髄腔へと移動して減少し，SOLがさらに増大すると頭蓋内の血液量も減少して容積和を一定に保とうとする．これらの代償作用(緩衝作用)によってICPは何とか正常範囲にとどまる(図15-3および図15-4の〔A〕)．しかし，SOLがさらに増大すると代償作用はもはや限界となってICPは急速に上昇し始め，頭痛，悪心・嘔吐，乳頭浮腫(眼底所見)，意識障害などの症候が出現する(図15-3および図15-4の〔B〕)．
- ICPの亢進はSOL以外の要因によっても生じる．例えば，がん性髄膜炎ではCSFの過剰産生や循環障害(がん病変によって中脳水道などの狭い流

*腫瘍やそれに随伴する浮腫または血腫などは，頭蓋内においてある程度の空間を占める病変を形成することから，占拠性病変といわれる．

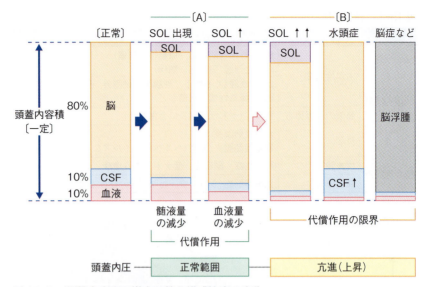

図15-3　頭蓋内病変の増大に伴う構成比率の変化

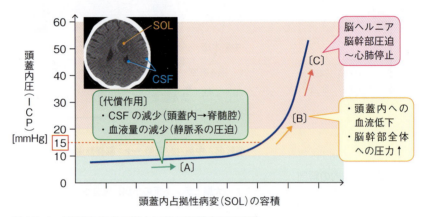

図15-4　頭蓋内病変の増大に伴う頭蓋内圧の変化
ICP値＞15 mmHgがICHの基準ではあるが，ICPを実測するためにはセンサーを脳室内などに留置する必要があり，これは頭部外傷などの緊急治療時に用いられる侵襲的な処置である．
〔Ropper AH. (2012). N Engl J Med, 367(8), 746-752.〕

路が閉塞する）によって頭蓋内のCSF量が増加して脳室が拡大する（水頭症）．また，肝不全，尿毒症などの代謝異常においては，体外に排泄されない老廃物が神経毒となって脳全体に浮腫が生じる．

・ICHがさらに高度になると，頭蓋内への血液流入が妨げられて低酸素脳症が生じ，意識障害が悪化する．脳ヘルニアが迫ってくると，徐脈，血圧上昇，呼吸数の減少（Cushing徴候）が認められることがある．やがて，脳は高度のICHに耐えきれずに脳ヘルニアが生じ，これによって脳幹部が直接圧迫されて生命危機に陥る（図15-4の〔C〕）．以下にICHにかかわるいくつかの病態を示す．

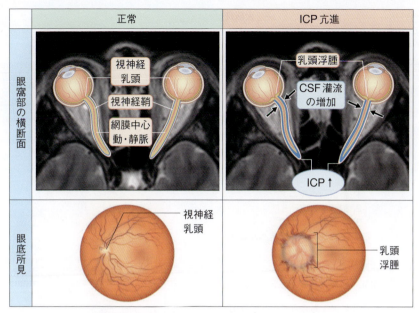

図 15-5　ICP 亢進による乳頭浮腫(うっ血乳頭)

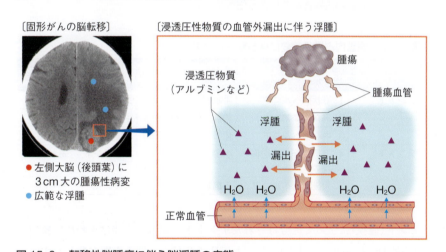

図 15-6　転移性脳腫瘍に伴う脳浮腫の病態
〔Eichler AF, et al. (2011). Nat Rev Clin Oncol, 8(6), 344-356.〕

乳頭浮腫(うっ血乳頭)

　ICP が亢進すると，視神経鞘中のくも膜下腔への CSF 流入量が増加して視神経鞘内の圧が高まり，網膜中心静脈の血流がうっ滞して，両側の眼底の視神経乳頭部に浮腫が生じる．これが乳頭浮腫(うっ血乳頭)である(図 15-5)．

脳浮腫

　転移性脳腫瘍では病変の周囲に広範な浮腫が生じ，腫瘍と浮腫の両者が SOL となって ICP の亢進をきたす．血管構造が粗雑な腫瘍血管からは浸透圧物質が血管外に漏出して浮腫が生じると考えられている(図 15-6)．小脳

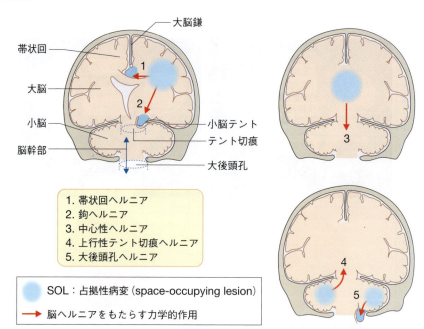

図 15-7　頭蓋内占拠性病変に伴う脳ヘルニア

表 15-2　頭蓋内占拠性病変に伴う脳ヘルニア

責任病巣の存在部位	脳ヘルニアの種類	責任病巣によってヘルニアとなる部位	切痕/嵌頓部	脳幹部*の圧迫
テント上*	1. 帯状回ヘルニア	帯状回	大脳鎌	なし
	2. 鉤ヘルニア	鉤回, 海馬回	小脳テント	あり
	3. 中心性ヘルニア	側頭葉内側部(両側)	小脳テント	あり
テント下*	4. 上行性テント切痕ヘルニア	小脳上部	小脳テント	あり
	5. 大後頭孔ヘルニア	小脳扁桃	大後頭孔	あり

＊テント上/下：責任病巣が小脳テントの上または下にあるという意味
＊脳幹部：中脳/橋/延髄

　テント(硬膜)によって区分けされたテント下の頭蓋内空間はきわめて狭いため(図 15-2, p281)，小脳転移では ICH の症候が早期から顕在化しやすい．

脳ヘルニア

　ICH が高度になると，圧力から逃れられる方向(テント切痕や大後頭孔)へ向って脳が圧出してしまう．これが脳ヘルニアである．脳ヘルニアにはいくつかのパターンがあり，多くは脳幹部を圧迫して心停止などをおこす(図 15-7, 表 15-2)．

検査と診断

・がんの日常診療において，転移性脳腫瘍やがん性髄膜炎を原疾患とする ICH の診断は，一般的症候(頭痛，悪心・嘔吐，乳頭浮腫)から行われる．乳頭浮腫(うっ血乳頭)の初期は視力への影響がほとんどないために自覚症

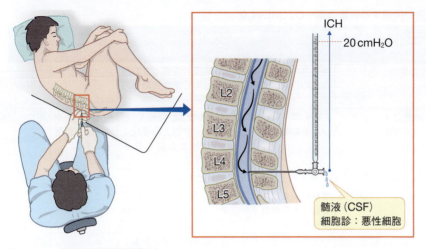

図 15-8　腰椎穿刺（髄液検査）
〔Straus SE, et al.（2006）. JAMA, 296（16）, 2012-2022.〕

状は乏しいが，眼底検査で容易に確認できるため，必要に応じて眼科にコンサルテーション（診療依頼）が行われる．眼底では，視神経乳頭部の腫大，網膜静脈の拡大と蛇行，乳頭周囲の出血斑（急速進行の場合）などが認められる（図 15-5, p283）.

- がん性髄膜炎が疑われて腰椎穿刺による髄液検査が行われた場合には，髄液圧から ICP 亢進の有無が推定される（図 15-8）．髄液圧の異常高値は $> 20\,cmH_2O$*（側臥位）が目安である．ただし，腰椎穿刺を施行する前に留意しておくべき点がある．ICH が高度の場合には，本検査による CSF の流出に伴って脊髄圧が下降して，脳ヘルニアを誘導してしまうリスクがある．したがって，あらかじめ CT または MRI による画像検査を行って腫瘍や浮腫の程度，水頭症の有無などを確認しておく必要がある．また，DIC（播種性血管内凝固症候群）でみられるような血小板減少や凝固異常を合併している場合には，穿刺によって血腫が形成されて神経を障害するリスクもありうる．ICH に関連する CTCAEv4.0 の重症度分類を表 15-3 に示す．

＊単位換算〔$(cmH_2O)=1.36 \times (mmHg)$〕により $20\,cmH_2O ≒ 15\,mmHg$ である．

頭蓋内圧亢進症のマネジメント

- ICH に対する根本的な解決法は原疾患の治療である．転移性脳腫瘍またはがん性髄膜炎を原疾患とした場合の対症療法としては，ベッド角 30° 程度による頭部挙上（頭部から心臓への静脈還流が低下すると ICP は亢進してしまうため），低酸素血症に留意した酸素投与（低酸素血症によって ICP は亢進してしまうため），デキサメタゾンまたはベタメタゾン*（浮腫対策）などがある．同時に，患者・家族への説明も速やかに，そして詳細に行う

＊デキサメタゾンとベタメタゾンはいずれも抗浮腫作用の強い長時間作用型（> 24 時間）の副腎皮質ステロイド剤で，力価は同等である．

表 15-3　頭蓋内圧亢進に関連する有害事象　CTCAEv4.0

有害事象	重症度（Grade）				
	1	2	3	4	5
頭痛 Headache	軽度の疼痛	中等度の疼痛；身の回り以外の日常生活動作の制限	高度の疼痛；身の回りの日常生活動作の制限	―	―
嘔吐 Vomiting	24時間に1～2エピソードの嘔吐	24時間に3～5エピソードの嘔吐	24時間に6エピソード以上の嘔吐；TPNまたは入院を要する	生命を脅かす；緊急処置を要する	死亡
	5分以上間隔が開いたものをそれぞれ1エピソードとする				
視神経乳頭浮腫 Papilledema	症状がない；視野欠損がない	症状のある視力低下；中心部20°を外れて存在する視野欠損	顕著な視野欠損（0.5未満，0.1を超える）	罹患眼の失明（0.1以下）	―
外転神経障害 Abducens nerve disorder	症状がない；臨床所見または検査所見のみ；治療を要さない	中等度の症状がある；身の回り以外の日常生活動作の制限	高度の症状がある；身の回りの日常生活動作の制限	―	―
水頭症 Hydrocephalus	症状がない；臨床所見または検査所見のみ；治療を要さない	中等度の症状がある；治療を要さない	高度の症状または神経障害がある；治療を要する	生命を脅かす；緊急処置を要する	死亡
脳脊髄液漏 Cerebrospinal fluid leakage	開頭術後：症状がない；腰椎穿刺後：一過性の頭痛；体位変換のケアを要する	開頭術後：中等度の症状がある；内科的治療を要する； 腰椎穿刺後：継続する中等度の症状がある；ブラッドパッチを要する	高度の症状がある；内科的治療を要する	生命を脅かす；緊急処置を要する	死亡
認知障害 Cognitive disturbance	軽度の認知障害；作業/学業/日常生活に支障がない；特別な教育/器具は要さない	中等度の認知障害；作業/学業/日常生活に支障があるが，自立した生活は可能；専門職員による短時間の定期的ケアを要する	高度の認知障害；作業/学業/日常生活に重大な障害	―	―
洞性徐脈 （心拍数＜60回/分） Sinus bradycardia	症状がなく，治療を要さない	症状があり，内科的治療を要する	重症で医学的に重大；内科的治療を要する	生命を脅かす；緊急処置を要する	死亡

（有害事象共通用語規準 v4.0 日本語訳 JCOG 版より引用）

ことが求められる．ICH の高度化によって脳ヘルニアに至った場合には即時的な急変がありうるからである．

転移性脳腫瘍・がん性髄膜炎

最近の傾向

- 中枢神経への転移（転移性脳腫瘍またはがん性髄膜炎）の頻度が高い固形がんは原発性肺がんと乳がんである（表15-4）．悪性黒色腫（メラノーマ）は本邦での症例数は少ないが，脳転移をきたしやすい．いずれもがんが進行して終末期に近くなるほど発症頻度が高まる傾向にある．一方，最近では

表15-4　脳転移・がん性髄膜炎の頻度が高いがん（日本）

●脳転移[1]

原発部位	頻度(%)
肺がん	52
乳がん	9
直腸がん	5
腎がん	5
結腸がん	5
胃がん	5
︙	︙

●がん性髄膜炎[2]

原発部位	頻度(%)
肺がん	42
乳がん	39
胃がん	9
その他	9

〔1. Report of Brain Tumor Registry of Japan (1984-2000) 12th Edition. (2009). Neurol Med Chir, 49(Suppl)PS1-S96.／2. Waki F, et al. (2009). J Neurooncol, 93(2), 205-212.〕

表15-5　転移性脳腫瘍・がん性髄膜炎の症候と検査

病態		転移性脳腫瘍	がん性髄膜炎
腫瘍の存在	症候	運動麻痺，言語障害，視野障害，めまい，歩行障害，精神状態の変化，痙攣発作	複視，対光反射の減弱，四肢の疼痛，感覚障害，運動障害，精神状態の変化，頭痛（髄膜刺激症状），痙攣発作
	検査	頭部CT，MRI（造影）	腰椎穿刺（髄液検査），MRI（造影）
頭蓋内圧亢進症（ICH）	症候	・一般的症候：頭痛，悪心/嘔吐，乳頭浮腫（眼底），意識障害 ・脳神経症状：外転神経麻痺（複視）など ・脳ヘルニアの切迫症候（Cushing 徴候）：徐脈，血圧上昇，呼吸数の減少	
	検査	眼底検査	

分子標的薬などの薬物療法の進歩に伴って、頸部以下の転移巣の制御が良好であっても、脳転移の出現で再燃してくる症例も散見されるようになってきた．

症候と検査

・転移性脳腫瘍およびがん性髄膜炎の症候と検査を表15-5にまとめた．いずれも腫瘍の存在に関連する事項とICHに関連する事項に区分される．

予後の推定

・一般に、固形がんにおける転移性脳腫瘍またはがん性髄膜炎の予後は不良であることが多いため、治療を選択する前には予後についての考察が行われ、その上で治療法が選択される．一般に精度の高い予後の予測は難しく、症例ごとに総合的に考える必要がある．以下のツールはその一助となろう．固形がんの脳転移症例を対象としたGraded Prognostic Assessment（GPA）は、年齢、全身状態（KPS*），脳転移巣の数、脳転移以外の転移を指標としてスコア化し予後を予測する方法である（図15-9）．原疾患ごとにスコア化したDiagnosis-Specific Graded Prognostic Assessment

＊Karnofsky（カルノフスキー）Performance Status. 全身状態の指標で，数値が大きいほど全身状態が良好．詳細は**付表1，p291**を参照．

＊National Comprehensive Cancer Network（全米総合がん情報ネットワーク）

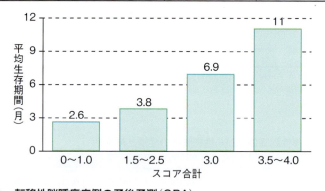

図15-9　転移性脳腫瘍症例の予後予測（GPA）
〔Sperduto PW, et al. (2008). Int J Radiat Oncol Biol Phys, 70(2), 510-514.〕

（DS-GPA）も開発されている（**表15-6**）．がん性髄膜炎ではNCCN*ガイドラインにおいて予後良好群と不良群の区分が示されている（**表15-7**）．

治療法の選択

- 固形がんにおける脳転移またはがん性髄膜炎の病態に基づく治療の選択肢を図15-10に示した．推定予後がきわめて限られている場合には，症状緩和に努めるのみにとどまることが多い．脳転移に伴う浮腫の軽減にはデキサメタゾンまたはベタメタゾンがきわめて有効である．1回8mgの1日2回投与を目安に，症状を観察しながら連日投与を継続する．高血糖，胃炎，高血圧，口腔内カンジダ症などの副作用に留意が必要である．頭痛が強い場合にはオピオイド製剤をはじめとする鎮痛剤が用いられる．また，難治性の水頭症に対してはVPシャント*の造設（皮下埋設カテーテルを介してCSFを脳室から腹腔内へ導いて減圧効果を得る）が検討されることがある．これらの緩和的対策が無効で苦痛が強い場合には，家族と医療者間の十分な話し合いのうえで鎮静（セデーション）が選択されることもあろう．

- 一方，全身状態が良好で一定の生存期間が予測される場合には，必要に応じてデキサメタゾンによる脳浮腫対策を行いつつ，手術療法（腫瘍摘出術），放射線療法（SRS*などのラジオサージェリーや全脳照射）の選択肢について脳神経外科および放射線治療科とのカンファレンスが進められる．また，全身化学療法による奏効が期待できる場合には選択の余地はある

*VPシャント：ventriculoperitoneal shunt（脳室腹膜シャント）．

*SRS：stereotactic radiosurgery（定位放射線治療）．

表 15-6 転移性脳腫瘍症例の予後予測：疾患別(DS-GPA)

● 原発性肺がん(NSCLC, SCLC)

予後因子	スコア		
	0	0.5	1
年齢(歳)	＞60	50〜60	＜50
KPS(%)	＜70	70〜80	90〜100
脳転移以外の転移	あり	—	なし
脳転移巣の個数	＞3	2〜3	1

スコア合計	平均生存期間(か月)
0〜1.0	3.0
1.5〜2.0	5.5
2.5〜3.0	9.4
3.5〜4.0	14.8

● 乳がん

予後因子	スコア				
	0	0.5	1	1.5	2.0
年齢(歳)	≧60	＜60	—	—	—
KPS(%)	≦50	60	70〜80	90〜100	—
Subtype	Basal	—	LumA	HER2	LumB

スコア合計	平均生存期間(か月)
0〜1.0	3.4
1.5〜2.0	7.7
2.5〜3.0	15.1
3.5〜4.0	25.3

● 腎細胞がん

予後因子	スコア		
	0	1	2
KPS(%)	＜70	70〜80	90〜100
脳転移巣の個数	＞3	2〜3	1

スコア合計	平均生存期間(か月)
0〜1.0	3.3
1.5〜2.0	7.3
2.5〜3.0	11.3
3.5〜4.0	14.8

● 消化管がん

予後因子	スコア				
	0	1	2	3	4
KPS(%)	＜70	70	80	90	100

スコア合計	平均生存期間(か月)
0〜1	3.1
2	4.4
3	6.9
4	13.5

〔Sperduto PW, et al. (2012). J Clin Oncol, 30(4), 419-425.〕

表 15-7 がん性髄膜炎症例の予後予測(NCCN ガイドライン)

予後不良(poor risk)	予後良好(good risk)
全身状態が不良(KPS＜60%)	全身状態が良好(KPS≧60%)
重度の神経障害を伴っている	重度の神経障害が存在しない
治療の選択肢がほとんどなく，全身への転移が進行している	全身への転移は軽度である
大きな脳転移を伴っている	奏効を期待しうる抗がん剤治療が選択肢として存在する
脳症を伴っている	

〔Nabors LB, et al. (2014). J Natl Compr Canc Netw, 12(11), 1517-1523.〕

が，中枢神経系に転移した腫瘍に対する効果は得られにくいことが多い．血液がんにおいて頻用される抗がん剤の髄腔内投与(IT：intrathecal chemotherapy, いわゆる髄注)の効果も固形がんにおいては乏しい．血液がんではMTX, Ara-C, PSLの3剤併用投与*がしばしば行われるが，

*MTX：methotrexate(メトトレキサート), Ara-C：cytosine arabinoside(シタラビン), PSL：prednisolone(プレドニゾロン)

＊WBRT：whole-brain radiotherapy

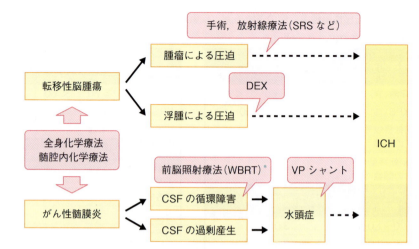

図15-10　転移性脳腫瘍・がん性髄膜炎に対する治療の選択
全身状態などから予後を推定したうえで治療法が選択される．

　固形がんに対するAra-CやPSLの抗腫瘍効果はほとんど期待できないため，MTXの単独投与が選択される．

参考文献

- Le Rhun E, Taillibert S, Chamberlain MC. (2013). Carcinomatous meningitis: Leptomeningeal metastases in solid tumors. Surg Neurol Int, 4(Suppl 4), S265-288.
- 中根実（監訳）. (2013). がんの痛み, 第1版. 第7章 腫瘍の進行と疼痛―脳転移, pp71-72, 第15章 がんの初期治療―放射線療法, pp144-146, メディカルサイエンスインターナショナル.
- Stocchetti N, Maas AI. (2014). Traumatic intracranial hypertension. New Engl J Med, 370(22), 2121-2130.
- Suh JH. (2010). Stereotactic radiosurgery for the management of brain metastases. New Engl J Med, 362(12), 1119-1127.

付録

付表1 全身状態の指標(PS：performance status)

ECOG* grade	
グレード	定義
0	・全く問題なく活動できる. ・発病前と同様の日常生活が制限なく過ごせる.
1	・肉体的な激しい活動は制限されるが，歩行は可能. ・軽作業や座位の作業は可能. 例：軽い家事，事務作業.
2	・歩行可能. 自分の身の回りのことは全てできるが，作業はできない. ・日中の50%以上はベッドの外で過ごす.
3	・限られた自分の身の回りのことしかできない. ・日中の50%以上をベッドか椅子で過ごす.
4	・全く動けない. ・自分の身の回りのことは全くできない. ・完全にベッドか椅子で過ごす.
5	・死亡

※ ECOG：Eastern Cooperative Oncology Group

Karnofsky* score	
スコア	定義
100	・正常な状態 ・自他覚症状がない
90	・通常の活動ができる ・軽度の自他覚症状がある
80	・通常の活動に努力が必要 ・中等度の自他覚症状がある
70	・自分の身の回りのことはできる ・通常の活動や活動的な仕事はできない
60	・時に介助は必要だが，自分でやりたいことの大部分はできる
50	・かなりの介助と頻繁な医療介入が必要
40	・活動にかなりの障害があり，特別なケアや介助が必要
30	・高度に活動が障害され，入院が必要 ・死が迫った状態ではない
20	・非常に重篤で入院が必要 ・死が迫った状態ではない
10	・死が迫っている ・死に至る経過が急速に進行している
0	・死亡

※ Karnofsky：カルノフスキー

付表2 敗血症診断のための補助的指標（日本版敗血症診療ガイドライン）

全身的指標
発熱（深部温＞38℃）
低体温（深部温＜36℃）
心拍数（＞90/分，または年齢の基準値よりも＞2SD：標準偏差）
頻呼吸（＞20/分）
精神状態の変化
著明な浮腫または体液増加（24時間で＞20 mL/kg）
高血糖（血糖値＞120 mg/dL，ただし非糖尿病患者）

炎症反応の指標
白血球増多（WBC＞12,000/μL）
白血球減少（WBC＜4,000/μL）
白血球数正常で未熟型白血球＞10％
CRP（＞2.0 mg/dL[※]）
PCT（＞0.5 ng/mL，重症敗血症＞2.0 mL/ml）
IL-6（重症敗血症＞1,000 pg/mL[※]）

循環動態の指標
低血圧（成人では収縮期血圧＜90 mmHg もしくは平均血圧＜70 mmHg，または収縮期血圧 40 mmHg 以上の低下，小児では年齢基準値よりも 2SD 以上の低下）

臓器障害の指標
低酸素血症（PaO_2/FiO_2＜300）
急な尿量減少（尿量＜0.5 mL/kg/時）
Cr の上昇（＞0.5 mg/dL）
凝固異常（PT-INR＞1.5 または APTT＞60秒）
イレウス（腸蠕動音の消失）
血小板数減少（＜100,000/μL）
高ビリルビン血症（T-Bil＞4mg/dL）

臓器灌流の指標
高乳酸血症（＞2 mmol/dL）
毛細血管再充満時間の延長，またはまだらな皮膚

※参考値：測定法により異なる
・WBC（white blood cell）：白血球数
・CRP：C反応性蛋白
・PCT：プロカルシトニン
・IL（interleukin）：インターロイキン
・PaO_2/FiO_2＝動脈血酸素分圧/吸入酸素濃度
・Cr：クレアチニン
・PT-INR：プロトロンビン時間
・APTT：活性化部分トロンボプラスチン時間
・T-Bil：総ビリルビン

〔日本集中治療医学会 Sepsis Registry 委員会．（2013）．日本版敗血症診療ガイドライン．日集中医誌，20，124-173．〕

付表3　FN の抗菌薬選択フロー（FN 診療ガイドライン）
3-a　FN 患者に対する初期治療（経験的治療）

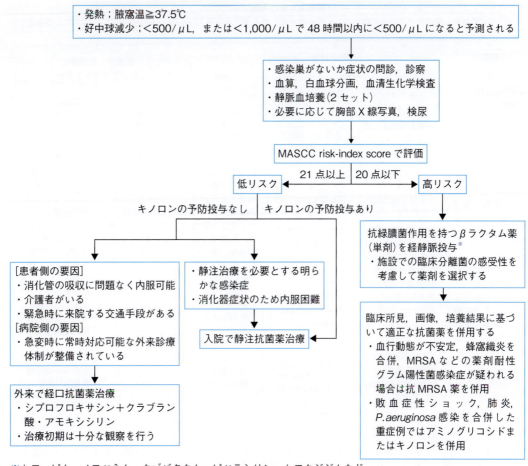

※セフェピム，メロペネム，タゾバクタム・ピペラシリン，セフタジジムなど
〔日本臨床腫瘍学会（編）．（2012）．発熱性好中球減少症（FN）診療ガイドライン．南江堂．〕

3-b　FN患者に対する経験的治療開始3〜4日後の再評価

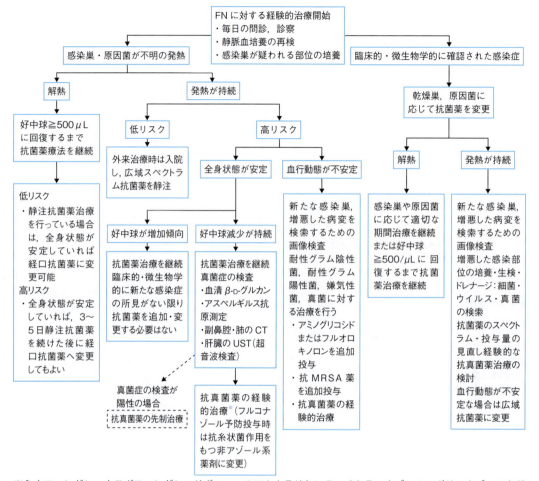

※ミカファンギン，カスポファンギン，リポソーマルアムホテリシンB，イトラコナゾール，ボリコナゾールなど
〔日本臨床腫瘍学会（編）．（2012）．発熱性好中球減少症（FN）診療ガイドライン．南江堂．〕

付表4 DIC 診断基準（旧厚生省研究班，1988年）

DIC 判定項目			スコア
Ⅰ. 基礎疾患		あり	1
		なし	0
Ⅱ. 臨床症状	1) 出血症状	あり	1
		なし	0
	2) 臓器症状	あり	1
		なし	0
Ⅲ. 検査成績	1) FDP 値 (μg/mL)	40 ≦ FDP	3
		20 ≦ FDP < 40	2
		10 ≦ FDP < 20	1
		10 > FDP	0
	2) 血小板数 [Plt] (×10⁴/μL)	5 ≧ Plt	3
		8 ≧ Plt > 5	2
		12 ≧ Plt > 8	1
		12 < Plt	0
	3) フィブリノゲン値 [Fib] (mg/dL)	100 ≧ Fib	2
		150 ≧ Fib > 100	1
		150 < Fib	0
	4) プロトロンビン時間比 (INR)	1.67 ≦ INR	2
		1.25 ≦ INR < 1.67	1
		1.25 > INR	0

Ⅳ. 判定：判定1が原則．疾患群*は判定2．肝疾患は注) 参照．		合計スコア
判定1	DIC	≧ 7
	DIC の疑い	6
	DIC の可能性少ない	≦ 5
判定2	DIC	≧ 4
	DIC の疑い	3
	DIC の可能性少ない	≦ 2

Ⅴ. DIC 診断のための補助的検査成績，所見

1. 可溶性フィブリンモノマー* 陽性
2. D-dimer 高値
3. トロンビン-アンチトロンビン複合体 (TAT) 高値
4. プラスミン-α_2プラスミンインヒビター複合体 (PIC) 高値
5. 病態の進展に伴うスコアの増加傾向．特に数日内での血小板数あるいはフィブリノゲン値の急激な減少傾向ないし，FDP の急激な増加傾向の出現．
6. 抗凝固療法による改善

Ⅳ. の判定で「DIC の疑い」の場合，Ⅴ. のうち2項目以上を満たせば DIC と判定する．

※疾患群：白血病および類縁疾患，再生不良性貧血，抗腫瘍剤投与後などで，骨髄中の巨核球減少が顕著で，高度の血小板減少をみる場合は，「血小板数」と「出血症状」のスコアは0とし，判定2で診断する．

注) 基礎疾患が肝疾患の場合の判定
a. 肝硬変および肝硬変に近い病態の慢性肝炎（組織上小葉改築傾向を認める慢性肝炎）の場合には，総得点から3点減じて判定1で診断する．
b. 上記 a. および劇症肝炎を除く肝疾患では本診断基準を適用する．

[本診断基準の除外規定]
新生児，産科領域の DIC 診断，劇症肝炎の DIC 診断には適用しない．

*可溶性フィブリンモノマー複合体（SFMC：soluble fibrinmonomaer complex）と同義

付表5 顕性DIC診断のアルゴリズム（国際止血血栓学会，2001年）

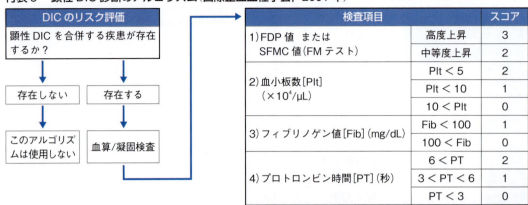

検査項目		スコア
1）FDP値 または SFMC値（FMテスト）	高度上昇	3
	中等度上昇	2
2）血小板数［Plt］ （×10^4/μL）	Plt＜5	2
	Plt＜10	1
	10＜Plt	0
3）フィブリノゲン値［Fib］(mg/dL)	Fib＜100	1
	100＜Fib	0
4）プロトロンビン時間［PT］（秒）	6＜PT	2
	3＜PT＜6	1
	PT＜3	0

スコア合計
≧5：顕性*DIC．連日スコアリングを繰り返すこと．
＜5：DIC潜在*の疑い．1〜2日後に再検を繰り返すこと．

※顕性はovert，潜在はnon-overtの和訳．顕性DICは明らかにDICであるという意味．

付表6　急性期 DIC 診断基準（日本救急医学会，2007 年）

1. 基礎疾患（すべての生体侵襲は DIC を引き起こすことを念頭におく）

1. 感染症（すべての微生物による）
2. 組織損傷
    - 外傷
    - 熱傷
    - 手術
3. 血管性病変
    - 大動脈瘤
    - 巨大血管腫
    - 血管炎
4. トキシン/免疫学的反応
    - 蛇毒
    - 薬物
    - 輸血反応（溶血性輸血反応，大量輸血）
    - 移植拒絶反応
5. 悪性腫瘍（骨髄抑制症例を除く）
6. 産科疾患
7. 上記以外に SIRS を引き起こす病態
    - 急性膵炎
    - 劇症肝炎（急性肝不全，劇症肝不全）
    - ショック/低酸素
    - 熱中症/悪性症候群
    - 脂肪塞栓
    - 横紋筋融解
    - 他
8. その他

2. 鑑別すべき疾患および病態
診断に際して DIC に似た検査所見・症状を呈する以下の疾患および病態を注意深く鑑別する

1. 血小板減少
    - イ）希釈・分布異常
        1) 大量出血，大量輸血・輸液，他
    - ロ）血小板破壊の亢進
        1) ITP，2) TTP/HUS，3) 薬剤性（ヘパリン，バルプロ酸など），4) 感染（CMV，EBV，HIV など），5) 自己免疫による破壊（輸血後，移植後など），6) 抗リン脂質抗体症候群，7) HELLP 症候群，8) SLE，9) 体外循環，他
    - ハ）骨髄抑制，トロンボポイエチン産生低下による血小板産生低下
        1) ウイルス感染症，2) 薬物など（アルコール，化学療法，放射線療法など），3) 低栄養（Vit B_{12}，葉酸），4) 先天性/後天性造血障害，5) 肝疾患，6) 血球貪食症候群（HPS），他
    - ニ）偽性血小板減少
        1) EDTA によるもの，2) 検体中抗凝固剤不足，他
    - ホ）その他
        1) 血管内人工物，2) 低体温，他
2. PT 延長
    1) 抗凝固療法，2) 抗凝固剤混入，3) Vit K 欠乏，4) 肝不全，肝硬変，5) 大量出血，大量輸血，他
3. FDP 上昇
    1) 各種血栓症，2) 創傷治癒過程，3) 胸水，腹水，血腫，4) 抗凝固剤混入，5) 線溶療法，他
4. その他
    1) 異常フィブリノゲン血症，他

3. SIRS の診断基準

体温　　＞38℃あるいは＜36℃
心拍数　＞90/分
呼吸数　＞20 回/分あるいは $PaCO_2$ ＜32 mmHg
白血球数　＞12,000/μL あるいは＜4,000/μL あるいは幼若球数＞10%

（つづく）

付表6　急性期 DIC 診断基準(日本救急医学会，2007 年)(つづき)

4. 診断基準

	SIRS	血小板(/μL)	PT 比	FDP(μg/mL)
0	0〜2	≧12 万	<1.2 <秒 ≧%	<10
1	≧3	≧8 万，<12 万 あるいは 24 時間以内に 30%以上の減少	≧1.2 ≧秒 <%	≧10，<25
2	—	—	—	—
3	—	<8 万 あるいは 24 時間以内に 50%以上の減少	—	≧25

DIC　4 点以上

注意
1) 血小板数減少はスコア算定の前後いずれの 24 時間以内でも可能．
2) PT 比(検体 PT 秒/正常対照値)ISI＝1.0 の場合は INR に等しい．各施設において PT 比 1.2 に相当する秒数の延長または活性値の低下を使用してもよい．
3) FDP の代替として D ダイマーを使用してよい．各施設の測定キットにより以下の換算表を使用する．

5. D ダイマー/FDP 換算表

測定キット名	FDP 10μg/mL D ダイマー(μg/mL)	FDP 25μg/mL D ダイマー(μg/mL)
シスメックス	5.4	13.2
日水	10.4	27.0
バイオビュー	6.5	8.82
ヤトロン	6.63	16.31
ロッシュ	4.1	10.1
第一化学	6.18	13.26

〔日本救急医学会 DIC 特別委員会．(2007)．日救急医会誌，18，238-239．〕

付表7　本書で取り上げたレジメン名称（またはレジメン名）一覧

レジメン名称	薬剤の組合せ	参照ページ
がんの種類		
頭頸部がん，食道がん		
DCF	ドセタキセル，シスプラチン，フルオロウラシル	表5-1，p111
肺がん（非小細胞肺がん）		
CBDCA/PTX	カルボプラチン，パクリタキセル	表2-2，p19
乳がん		
AC	ドキソルビシン（アドリアマイシン），シクロホスファミド	表2-2，p19 表8-5，p164
FEC	フルオロウラシル，エピルビシン，シクロホスファミド	表2-2，p19 表8-5，p164
胃がん		
XP	カペシタビン，シスプラチン	7章，p155
大腸がん		
FOLFOX	フルオロウラシル，レボホリナート，オキサリプラチン（L-OHP）	3章Note，p72
sLV5FU2	レボホリナート，フルオロウラシル（FOLFOXからL-OHPを除く）	3章Note，p72
XELOX	カペシタビン，オキサリプラチン	3章Note，p73
卵巣がん		
CBDCA/DTX	カルボプラチン，ドセタキセル	表2-2，p19
CBDCA/PTX（TC療法）	カルボプラチン，パクリタキセル	表2-2，p19 3章Note，p71
CBDCA/PLD	カルボプラチン，リポソーム化ドキソルビシン	3章Note，p71
膀胱がん		
MVAC	メトトレキサート，ビンブラスチン，ドキソルビシン（アドリアマイシン），シスプラチン	表5-1，p111
精巣腫瘍（胚細胞腫）		
BEP	ブレオマイシン，エトポシド，シスプラチン	表3-10，p69 表5-1，p111 7章，p155
VeIP	ビンブラスチン，イホスファミド，シスプラチン	表5-1，p111
VIP	エトポシド，イホスファミド，シスプラチン	表5-1，p111
原発不明がん		
CBDCA/PTX	カルボプラチン，パクリタキセル	表2-2，p19

（つづく）

	急性骨髄性白血病	
DNR/Ara-C	ダウノルビシン，シタラビン	表2-2，p19 表5-1，p111
IDA/Ara-C	イダルビシン，シタラビン	表2-2，p19 表4-8，p93 表8-5，p164
MIT/Ara-C	ミトキサントロン，シタラビン	表2-2，p19
Hyper-CVAD/MA	シクロホスファミド，ビンクリスチン，ドキソルビシン（アドリアマイシン），デキサメタゾン，メトトレキサート，シタラビン	表8-5，p164
	急性リンパ性白血病・リンパ芽球性リンパ腫	
Hyper-CVAD/MA	シクロホスファミド，ビンクリスチン，ドキソルビシン，デキサメタゾン，メトトレキサート，シタラビン	表4-8，p93 表5-1，p111
	ホジキンリンパ腫	
ABVD	ドキソルビシン，ブレオマイシン，ビンブラスチン，ダカルバシン	表2-2，p19 表8-5，p164
C-MOPP	シクロホスファミド，ビンクリスチン（オンコビン），プロカルバジン，プレドニゾロン	表8-5，p164
	非ホジキンリンパ腫	
CHOP	シクロホスファミド，ドキソルビシン，ビンクリスチン，プレドニゾロン	表2-2，p19 表4-8，p93 表8-5，p164
THP-COP	ピラルビシン，シクロホスファミド，ビンクリスチン，プレドニゾロン	表2-2，p19
ESHAP	エトポシド，シタラビン，シスプラチン，メチルプレドニゾロン	表5-1，p111 表8-5，p164
DHAP	デキサメタゾン，シタラビン，シスプラチン	表5-1，p111 表8-5，p164
ICE	イホスファミド，カルボプラチン，エトポシド	表5-1，p111
EPOCH	ドキソルビシン，ビンクリスチン	2章，p30 表8-5，p164
CODOX-M/IVAC （バーキットリンパ腫）	シクロホスファミド，ビンクリスチン，ドキソルビシン，メトトレキサート，イホスファミド，エトポシド，シタラビン	表4-8，p93
	自家造血細胞移植（前処置）	
m-BEAM	ラニムスチン，エトポシド，シタラビン，メルファラン	表5-1，p111
	同種造血細胞移植（前処置）	
BU/CY	ブスルファン，シクロホスファミド	表5-1，p111
AraC/CY/TBI	シタラビン，シクロホスファミド ＋全身放射線照射	表5-1，p111

※ CD20陽性B細胞リンパ腫にはリツキシマブ®を併用．R-CHOP R-ESHAP など

索　引

欧文索引

数字・ギリシャ文字

6-MP（メルカプトプリン）　85,89
βラクタマーゼ阻害薬配合剤　126
γGTP　167

A

ADH：antidiuretic hormone　142
ADR：adverse reaction（有害反応）　5,6
AE：adverse events（有害事象）　5,6,109
AKD：acute kidney diseases and disorders（急性腎臓病）　150
AKI：acute kidney injury（急性腎傷害）　150
ALF：acute liver failure（急性肝不全）　158,160
alkalization　92
ALL：acute lymphoblastic (lymphocytic) leukemia（急性リンパ性白血病）　51,75,93
allergic reaction　46
ALP　167
ALT　158
AML：acute myeloid leukemia（急性骨髄性白血病）　19,75,89,93
ANP：atrial natriuretic peptide（心房性ナトリウム利尿ペプチド）　146
APL：acute promyelocytic leukemia（急性前骨髄球性白血病）　69,226,232
APTT：activated partial thromboplastin time（活性化部分トロンボプラスチン時間），凝固検査　211
Ara-C（シタラビン）　18,69,93,109,289
ARDS：acute respiratory distress syndrome（急性呼吸促迫症候群）　104
ARF：acute renal failure（急性腎不全）　152
ASCO：American Society of Clinical Oncology（米国臨床腫瘍学会）　203
AST　158
ATLL：adult T cell leukemia/lymphoma（成人T細胞白血病リンパ腫）　75

AVP：arginine vasopressin　142,146

B

B型肝炎ウイルス（HBV）　158
B細胞リンパ腫　57
bacterial translocation　101-103
BBB：blood-brain barrier（血液脳関門）　138
Beckの3徴候　189
Bil：bilirubin（ビリルビン）値　159
BL：Burkitt's lymphoma（バーキットリンパ腫）　75,93
blast　76
BNP：brain natriuretic peptide（脳性ナトリウム利尿ペプチド）　206,220
BP：bisphosphonate（ビスホスホネート製剤）　258
BSC：best supportive care（緩和ケア）　2,16,181,197,241,255,274
bulky mass　76,81,98
BUN：blood urea nitrogen（血中尿素窒素）　230,251

C

C反応性蛋白（CRP）　102-105,121
cardiac tamponade　183
CINV：chemotherapy induced nausea and vomiting（抗がん剤治療に伴う悪心嘔吐）　26
CLIA法　166
Clinical TLS　94
CLL：chronic lymphocytic leukemia（慢性リンパ性白血病）　75
CML：chronic myeloid leukemia（慢性骨髄性白血病）　75
cold shock　9-11
compromised host　99
COPD：chronic obstructive pulmonary disease（慢性閉塞性肺疾患）　125
CPM：central pontine myelinolysis（橋中心髄鞘崩壊症）　147
CPR：cardiopulmonary resuscitation（心肺蘇生法）　2,16
Cre　230,251
CRP：C-reactive protein（C反応性蛋白）　102-105,121
CSF：cerebrospinal fluid（脳脊髄液）　281
CTAS：Canadian Triage and Acuity Scale　8,119
CTCAE：Common Terminology Criteria for Adverse Events（有害事象共通用語規準）　5,6,12,13,15,61,63,95,117,121,161
CTR：cardiothoracic ratio（心胸郭比）　192
Cushing徴候　282
CVポート　133
CVライン　28,42
CVC：central vein catheter（CVカテーテル）　34,42,110,112,113,203
CVVH：continuous venovenous hemofiltration（持続的静静脈血液濾過）　96
CYP（チトクロームP450）　216
cytoreduction　93

D

d-クロルフェニラミンマレイン酸塩　59
DD：dose dense　110
D-dimer（Dダイマー）　208,210,220,230
debridement　20
dermatome　264
DI：dose intensity（治療強度）　110,111
DIC：disseminated intravascular coagulation（播種性血管内凝固症候群）　26,41,108,197,208,224
──準備状態　228
DILI：drug induced liver injury（薬物性肝障害）　158,167
dl-クロルフェニラミンマレイン酸塩　59
DLBCL：diffuse large B-cell lymphoma（びまん性大細胞型B細胞リンパ腫）　75,175
DLST：drug lymphocyte stimulation test（薬剤リンパ球刺激試験）　169
DLT：dose limiting toxicity（用量制限毒性）　109
DMSO　21

DNAR：Do Not Attempt Resuscitation　2,16,241
DNR：Do Not Resuscitate　16,241
dose-dense therapy　111
DS　238
DS-GPA　288
DVT：deep vein thrombosis（深部静脈血栓症）　199,204

―――――― E ――――――

echo-free space　183,189
ECOG：Eastern Cooperative Oncology Group　291
eGFR：estimated glomerular filtration rate（推算糸球体濾過量）　150,230,251
EPO 製剤　203
EPOCH 療法　30
extravasation　17

―――――― F ――――――

FDP：fibrin degradation products（フィブリン分解産物）　227
flare reaction　34
FLS：flu-like syndrome（インフルエンザ様症状）　45
FN：febrile neutropenia（発熱性好中球減少症）　99
FOY（エフオーワイ）　26,41,234,238,239
Frankel 分類　272

―――――― G ――――――

GCS：Glasgow Coma Scale　9,14,15,139
G-CSF：granulocyte colony stimulating factor（顆粒球コロニー刺激因子）　108,115
G-CSF 製剤　112-115,127
GIST：gastrointestinal stromal tumor（消化管間質腫瘍）　3
GVHD：graft versus host disease（移植片対宿主病）　186

―――――― H ――――――

H_1-ブロッカー　59
H_2-ブロッカー　59
HBV：hepatitis B virus（B 型肝炎ウイルス）　158
HCM：hypercalcemia of malignancy（悪性腫瘍に伴う高カルシウム血症）　245
HHM：humoral hypercalcemia of malignancy　245,247
HIT：heparin induced thrombocytopenia（ヘパリン起因性血小板減少症）　214
Homan's 徴候　208
HSR：hypersensitivity reaction（過敏反応）　44
HU（ハイドレア）　93
hyaluronidase　20,21
hydration　82
hyponatremia　135
Hy's law　167

―――――― I ――――――

ICH：intracranial hypertension（頭蓋内圧亢進症）　280
ICP：intracranial pressure（頭蓋内圧）　137,280
IDSA：Infectious Diseases Society of America（米国感染症学会）　99,127,129
IGF：insulin-like growth factor　4
IL-6：interleukin-6（インターロイキン 6）　47
ImiDs：immunomodulatory drugs　203
i-NHL：indolent non-Hodgkin's lymphoma（緩徐進行性非ホジキンリンパ腫）　75
innate immune response　102
INR：international normalized ratio（国際標準比）　212
IR：infusion reaction（インフュージョンリアクション）　44
irritant drugs　17,20
ISTH：International Society of Thrombosis and Haemostasis（国際止血血栓学会）　230
IVC：inferior vena cava（下大静脈）　174,182
IVR：interventional radiology　180,218

―――――― J ――――――

JCOG：Japan Clinical Oncology Group（日本臨床腫瘍研究グループ）　5
JCS：Japan Coma Scale　14,15
JTAS：Japanese Triage and Acuity Scale　8,9,119,120

―――――― K ――――――

Karnofsky Performance Status　287,291
Karnofsky　291
KDIGO：Kidney Disease：Improving Global Outcomes（国際腎臓病ガイドライン機構）　151
Kussmaul 徴候　187

―――――― L ――――――

L-アスパラギナーゼ（L-Asp）　18,46,49,51
Laboratory TLS　94
Larry point　194
LBL：lymphoblastic lymphoma（リンパ芽球性リンパ腫）　75,93,175
LDH：lactate dehydrogenase（乳酸脱水素酵素）　76
LLN：lower limits of normal（施設基準下限値）　13,15,122
LMWH：low-molecular-weight heparin（低分子ヘパリン）　211
LOH：local osteolytic hypercalcemia　247,245
Lowenberg 徴候　208

―――――― M ――――――

MAH：malignancy-associated hypercalcemia　245
MASCC risk-index score　108,123,124,293
MCL：mantle cell lymphoma（マントル細胞リンパ腫）　75
MDS：myelodysplastic syndrome（骨髄異形成症候群）　110
MESCC：metastatic epidural spinal cord compression（転移性硬膜外脊髄圧迫症候群）　263
MM：multiple myeloma（多発性骨髄腫）　75,110
modified Wells score　208
modified Khorana risk score　203
MOF：multiple organ failure（多臓器不全）　105,108,228
Monro-Kellie doctrine　280
MPE：malignant pericardial effusions（がん性心嚢液貯留）　183
MSCC：malignant spinal cord compression（悪性腫瘍に伴う脊髄圧迫症候群）　263

―――――― N ――――――

nab-PTX（nab パクリタキセル）　49
Nadir 期　102,117-119,133
National Comprehensive Cancer Network　288
NCI：National Cancer Institute（国

立がん研究所）　5
NOAC：novel oral anticoagulants　212
NOMS　272,273
nonspecific immune reaction　102
non-vesicant drugs　17,20
NSAIDs：nonsteroidal antiinflammatory drugs（非ステロイド系抗炎症薬）　59,151
NSCLC：non-SCLC（非小細胞肺がん）　175
NSIAD：nephrogenic syndrome of inappropriate antidiuresis（腎性抗利尿作用異常症候群）　144

O

OAF：osteoclast activating factor（破骨細胞活性化因子）　247
ODS：osmotic demyelination syndrome（浸透圧性脱髄症候群）　147
oozing　228
OPTIMOX 計画　72
opportunistic infection　100
overt DIC　228

P

PAF：platelet activating factor（血小板活性化因子）　47,53
paradoxical pulse　188
PCT：procalcitonin（プロカルシトニン）　103,105
PEF：peak expiratory flow の低下　62
PEG：polyethylene glycol　50
PIC　230
pre-DIC　228
PS：performance status（全身状態）　4,110,112,124,180,291
PT：prothrombin time（プロトロンビン時間）　159,212,227,230
──の延長　159
PT-INR，凝固検査　212
PTCL：peripheral T cell lymphoma（末梢性 T 細胞性リンパ腫）　75
PTE：pulmonary thromboembolism（肺血栓塞栓症）　199,205
PTH：parathyroid hormone（副甲状腺ホルモン）　3,246
PTHrP：parathyroid hormone related protein（副甲状腺ホルモン関連蛋白）　3,247

R

R-A-A 系（renin-angiotensin-aldosterone system）　11,145,146
RANKL　248,250,274
Revised Geneva score　219
ROS：reactive oxygen species（活性酵素）　103,104
RRT：renal replacement therapy（腎代替療法）　153
RVD：regulatory volume decrease（調節性容量減少システム）　137

S

S1　217
sBP：systolic blood pressure（収縮期血圧）　13,62
SCLC：small cell lung cancer（小細胞肺がん）　19,175
Seg（分葉核球）　119
sepsis　105
SFMC：soluble fibrin monomer complex（可溶性フィブリンモノマー複合体）　231,296
SIAD：syndrome of inappropriate antidiuresis（抗利尿作用異常症候群）　144
SIADH：syndrome of inappropriate antidiuretic hormone secretion（抗利尿ホルモン不適合分泌症候群）　135,141,142
side effects　6
SIRS：systemic inflammatory response syndrome（全身性炎症反応症候群）　106
sodium thiosulfate　21
SOFA スコア　106
SOL：space-occupying lesion（占拠性病変）　281,284
SRS：stereotactic radiosurgery（定位放射線治療）　288
SSRI　145
ST 合剤　114
Stab（桿状核球）　119
superior vena cava syndrome　172
SVC：superior vena cava（上大静脈）　172

T

TAT　230
TF：tissue factor（組織因子）　201
thiotepa　196
TLS：tumor lysis syndrome（腫瘍崩壊症候群）　74
TNF-α：tumor necrosis factor-alpha（腫瘍壊死因子アルファ）　47,53
TnT：troponin T（トロポニン T）　206,220
Tokuhashi Score　272
t-PA：tissue plasminogen activator（組織型プラスミノーゲン活性化因子）　218,221,227
TPOⅡ（トポイソメラーゼⅡ）　22
Tween 80　50

U

UCG：ultrasonic echocardiography（心臓超音波検査）　183,189
UFH：unfractionated heparin（未分画ヘパリン）　211
UK：urokinase（ウロキナーゼ）製剤　217
ULN：upper limits of normal（施設基準上限値）　75,80,167,250,253
UO：urate oxidase（尿酸酸化酵素）　83,86,90
u-PA（ウロキナーゼ型プラスミノーゲン活性化因子）　218

V

VEGF：vascular endothelial growth factor（血管内皮増殖因子）　3
VP シャント：ventriculoperitoneal shunt（脳室腹膜シャント）　288
vesicant drugs　17
VIP ルール　12
Virchow の三徴　199,200,204
VTE：venous thromboembolism（静脈血栓塞栓症）　199

W

warm shock　9-11
Wells score　219
WNL：within normal limits（正常範囲内）　81

Y

Yale Cancer Center　178

和文索引

あ

アイスパック　35,37
アクアポリン　138,143
悪性腫瘍に伴う高カルシウム血症（HCM）　245
悪性腫瘍に伴う脊髄圧迫症候群（MSCC）　263
アクチノマイシン D　18
アザクタム　127
アザシチジン　18,20,40
アザチオプリン　89
アシクロビル　114
アズトレオナム　127
アストロサイト　138
アスピリン　227
アセタゾラミド　92
アセトアミノフェン　59,157,217,274
アドリアシン　163
アドリアマイシン→ドキソルビシンを見よ
アドレナリン　60
アナフィラキシー　4,9,10,44,46,55,61,259
——，二相性　55,62
アナフィラキシー反応　47
アナフィラキシー様反応　47
アバスチン　3
アブラキサン　50
アプレピタント　217
アミカシン　127
アミノフィリン　60
アムビゾーム　127,129
アムホテリシン B　113
アムルビシン　18,19,21
アモキシシリン　127
アモキシシリン/クラブラン酸　129
アリクストラ　212,213
アルカリ化　92
アルキル化剤　18,20
アロプリノール　82
アルベカシン　127
アレディア　259
アレルギー反応　46
アロシトール　82,84
アロプリノール　77,83,84,217
アンスロビン P　234,239
アンチトロンビン　227,239
アントラキノン製剤　18,19
アントラサイクリン製剤　4,17-21,34,41,117

い

易感染性生体　99
意識障害　14
移植片対宿主病（GVHD）　186
イダルビシン　18,19,21,93
イトラコナゾール　127,129,217
イトリゾール　127,129
イブプロフェン　59
イブリツモマブ　56
イホスファミド　18,93
イマチニブ　3,169,217
イミペネム/シラスタチン　127
イメンド　217
イリノテカン　18
イレッサ　217
イン・アウトバランス　244
インターベンショナルラジオロジー　180
インターロイキン 6（IL-6）　47
インフュージョンリアクション（IR）　44
インフルエンザ様症状（FLS）　45

う

ヴィーン F　256
うっ血乳頭　283
ウロキナーゼ　217,227
ウロキナーゼ型プラスミノーゲン活性化因子（u-PA）　218

え

エコーフリースペース　183,189
エスケープ現象，エルカトニンの　259
エドキサバン　212
エトポシド　18,46,47,49,60,93
エノキサパリン　213
エピルビシン　18,19,24,32,34,163,164
エフオーワイ（FOY）　26,41,234,238,239
エルカトニン　257,260
エルシトニン　257,259,260
エルロチニブ　217
エンテカビル　165

お

オーグメンチン　127,129,134
悪寒　68,69
——を伴う発熱　69
オキサリプラチン　18,32,46,47,72,156,157
オピオイド　180
オファツムマブ　163,164
オプソニン化　103,104
オルガラン　234,238
オンコビン　41,93

か

芽球　76
過凝固状態　201
拡張期血圧　13
ガスター　59
カスポファンギン　127-129
下大静脈（IVC）　174,182
活性化部分トロンボプラスチン時間（APTT），凝固検査　211
活性酵素（ROS）　103,104
カテーテル関連感染症　125
過敏反応（HSR）　44
ガベキサートメシル酸塩　26,41,234,238,239
カヘキシア　155
カペシタビン　73
可溶性フィブリンモノマー複合体（SFMC）　231,296
顆粒球コロニー刺激因子（G-CSF）　108,115
——製剤　112-115,127
カルシトニン　260
カルノフスキー　287,291
カルボプラチン　18,46,47,71
カロナール　59
カンサイダス　127,128
感受性　75
桿状核球（Stab）　117,119
緩徐進行性非ホジキンリンパ腫（i-NHL）　75
がん性胸膜炎　197
がん性心嚢液貯留（MPE）　183
乾燥濃縮人アンチトロンビンⅢ　234
灌流障害　11,108
緩和ケア（BSC）　1,16,181,197,241,255,274

き

起壊死性抗がん剤　4,17,20,28,34,40,41
気管支攣縮　52,53
キサンチン酸化酵素　83
奇脈　188
逆血　29,31,33,35,43
急性 DIC　232

急性肝不全（ALF） 158,160
急性期反応物質 104,105
急性呼吸促迫症候群（ARDS） 104
急性骨髄性白血病（AML）
　　　　　　　　19,75,89,93
急性腎傷害（AKI） 150
急性腎臓病（AKD） 150
急性腎不全（ARF） 152
急性前骨髄球性白血病（APL）
　　　　　　　　69,226,232
急性リンパ性白血病（ALL）
　　　　　　　　　51,75,93
急速進行 NHL 93
凝固カスケード反応 236
凝固優位型 DIC 232
橋中心髄鞘崩壊症（CPM） 147
局所保温 19,37
局所冷却 18,19,34,37
菌交代現象 101-103

━━━ く ━━━

クラドリビン 18,163,164
クラビット 127,129,134
クラブラン酸 127
グラン 116
クリアクター 218,222
グリオーマ 201
グリベック 3,217
クリンダマイシン 127
クレアチニン 251
クレキサン 213
クレモホール 50
クレモホール EL 60
クロール・トリメトン 59

━━━ け ━━━

経験的抗菌薬療法 126
経験的抗真菌薬療法 128
頸静脈の怒張 91,187
ケイツー 217
頸動脈の怒張 91
劇症肝炎 160
血圧低下 86
血液灌流 9
血液脳関門（BBB） 138
血管外漏出 17,32
血管痛 31,32,34
血管透過性の亢進 52
血管内ステント留置 181
血管内皮増殖因子（VEGF） 3
血算 117,121
血小板活性化因子（PAF） 47,53
血清クレアチニン（Cre） 150
血栓溶解剤 218

血中尿素窒素（BUN） 230,251
解毒剤 18,21
ゲフィチニブ 217
ゲムシタビン 18,24,32,33,109
顕性 DIC 228,296
倦怠感 68
ゲンタシン 127
ゲンタマイシン 127
原発性副甲状腺機能亢進症 250
原発不明がん 19

━━━ こ ━━━

抗 VEGF 薬 3,203
高カリウム（K）血症 74,76-78,96
高血中尿素窒素（BUN）血症 158
合成プロゲステロン 203
高尿酸（UA）血症 74,76-78
抗ヒスタミン剤 32,35,59
抗利尿作用異常症候群（SIAD） 144
抗利尿ホルモン（ADH） 142
抗利尿ホルモン不適合分泌症候群
　　（SIADH） 135,141,142
高リン（P）血症 74,76-78,96
呼吸困難 86,91
国際がんサポーティブケア学会
　　（MASCC） 123
国際止血血栓学会（ISTH） 230
国際腎臓病ガイドライン機構
　　（KDIGO） 151
国際標準比（INR） 212
国立がん研究所（NCI） 5
骨髄異形成症候群（MDS） 110
骨髄抑制 100,112
骨髄予備能 112

━━━ さ ━━━

サーフロー針 27
サイトリダクション 93
細胞傷害性抗がん剤 20,117,203
ザイロリック 82,84
酢酸リンゲル液 256
サクシゾン 59
サケカルシトニン 260
サビーン 4,18,21,22,37
サリドマイド 201,203
サワシリン 129
ザンタック 59

━━━ し ━━━

ジーラスタ 114,116
シクロホスファミド 18,93
シスプラチン 18,46,76,155,196
施設基準下限値（LLN） 13,15,122

施設基準上限値（ULN）
　　　　　75,80,167,250,253
自然免疫応答 102
持続的静静脈血液濾過（CVVH） 96
シタラビン（Ara-C）
　　　　　18,73,93,109,289
ジフェンヒドラミン 59,60
ジフルカン 127,128
シプロキサン 127,129,134
シプロフロキサシン 127
収縮期血圧（sBP） 13,62
腫瘍壊死因子アルファ（TNF-α）
　　　　　　　　　47,53
腫瘍痛 68
腫瘍崩壊症候群（TLS） 74
循環不全 188
消化管間質腫瘍（GIST） 3
小細胞肺がん（SCLC） 19,175
上大静脈（SVC） 172
上大静脈（SVC）症候群 172
静脈炎 31,32
静脈還流 187
静脈血栓塞栓症（VTE） 199
ショック 9,188
　──の 5P 症候 13
シラスタチン/イミペネム 127
心胸郭比（CTR） 192
神経膠腫 201
腎性抗利尿作用異常症候群
　　（NSIAD） 144
心臓超音波検査（UCG） 183,189
腎代替療法（RRT） 153
診断基準，Cairo-Bishop 94
診断基準，TLS Expert Panel 94
心タンポナーデ 3,183
浸透圧性脱髄症候群（ODS） 147
心囊水 183
心肺蘇生法（CPR） 2,16
深部静脈血栓症（DVT） 199,204
心房性ナトリウム利尿ペプチド
　　（ANP）
心膜液 183
心膜穿刺 194

━━━ す ━━━

推算糸球体濾過量（eGFR）
　　　　　　　150,230,251
水分出納 244
水分負荷 82,90,91
頭蓋内圧（ICP） 137,280
頭蓋内圧亢進症（ICH） 280
スチバーガ 158
頭痛 68

ステップラダー方式, がん性疼痛 275
ストロンチウム89　277
スニチニブ　169

せ

星状膠細胞　137,138
正常範囲内(WNL)　81
成人T細胞白血病リンパ腫 (ATLL)　75
精巣腫瘍　76
生理食塩液のフラッシュ　30
ゼヴァリン　164
セツキシマブ　24,46,56,57,60
セデーション　288
セフェピム　127
セフタジジム　127
ゼローダ　73,217
占拠性病変(SOL)　281,284
全身状態(PS)　4,110,112,124,180,291
全身性炎症反応症候群(SIRS)　106
全米総合がん情報ネットワーク　288
喘鳴　86,91
線溶優位型DIC　232
戦慄　68
──を伴う発熱　69
前立腺がん　19

そ

組織因子(TF)　201
組織型プラスミノーゲン活性化因子 (t-PA)　218,221,227
ゾシン　127
ソセゴン　180
ゾメタ　259,274,276,278
ソラフェニブ　158,1690
ソル・コーテフ　59
ソル・メドロール　59
ゾレドロン酸　245,250,257,274

た

ダイアモックス　92
代謝拮抗剤　18,20
ダイドロネル　259
ダウノルビシン　18,19,21,32,35
ダカルバジン　18,32,33
タキサン製剤　4,17-20,44,46,49
タゴシッド　127
多剤併用化学療法　93
多臓器不全(MOF)　105,108,228
タゾバクタム/ピペラシリン 126,127
ダナパロイドナトリウム　234,238
多発性骨髄腫(MM)　75,110

タモキシフェン　201,203,217
ダラシン　127
タルセバ　217
ダルテパリン　213
ダルテパリンNa　234
ダルテパリンナトリウム　234
炭酸水素ナトリウム　83,92
弾性ストッキング　218

ち

チエナム　127
チオ硫酸ナトリウム　21
チトクロームP450(CYP)　216
中心静脈(CV)カテーテル 34,42,110,112,113,203
中心静脈(CV)ポート　133
中心静脈(CV)ライン　28,42
調節性容量減少システム(RVD)　137
治療強度(DI)　110,111
鎮静　288

て

低アルブミン(Alb)血症　76,252
ティーエスワン　217
定位放射線治療(SRS)　288
低カルシウム(Ca)血症　78,96
テイコプラニン　127
低浸透圧性低ナトリウム(Na)血症 136
低ナトリウム(Na)血症　135
低分子ヘパリン(LMWH)　211
テイロック　259
デキサメタゾン 93,163,164,180,201,203,274,285
デクスラズキサン　4,18,21,22,37
テタニー　78
テトラサイクリン系抗菌薬　196
デノスマブ　250,274
デブリドマン　20,37
テムシロリムス　46,47,49,60
テモゾロミド　163,164
テモダール　164
デルマトーム　264,265
転移性硬膜外脊髄圧迫症候群 (MESCC)　263
点滴ルート　29
転倒, 低Na血症　139

と

動悸　91
投与間隔　110
ドキシサイクリン　196
ドキシル　21,50,53
ドキソルビシン　18,19,21,24,93,164

徳橋スコア　272
トシツモマブ　56
ドセタキセル 18,19,24,46,47,57,60,117
ドパミン　60
ドブタミン　60
トポイソメラーゼⅡ(TPOⅡ)　22
トポイソメラーゼ阻害剤　18,20
トポテカン　18
トラスツズマブ　18,46,54-57,60
ドリペネム　127
トレアキシン　33
ドレナージ　183
──, 消化管液の　3
──, 心嚢液の　3
トレミフェン　217
トロポニンT(TnT)　206,220
トロンボモジュリン　239
トロンボモデュリンα　234
貪食　103,104

な

ナファモスタットメシル酸塩 234,238,239
ナルトグラスチム　116
難治性潰瘍　37

に

二相性アナフィラキシー　54,62
日本臨床腫瘍研究グループ(JCOG) 5
乳がん　19
乳酸アシドーシス　4,108
乳酸脱水素酵素(LDH)　76
乳酸リンゲル液　256
乳頭浮腫　283
尿酸酸化酵素(UO)　83,86,90

ね・の

ネクサバール　158
ノイアート　234,239
ノイアップ　116
ノイトロジン　116
脳室腹膜シャント(VPシャント) 288
脳性ナトリウム利尿ペプチド(BNP) 206,220
脳脊髄液(CSF)　281
脳ヘルニア　3,280,284
ノギテカン　18

は

バーキットリンパ腫(BL)　75,93
ハーセプチン　54

索引　307

排液　183
肺がん　19
敗血症　105
肺血栓塞栓症（PTE）　199,205
胚細胞腫　76
ハイズ・ロー　167
ハイドレア（HU）　93
ハイドロキシアパタイト　249
バクタ　114
パクリタキセル
　　　　　18,19,24,46,47,57,60
破骨細胞活性化因子（OAF）　247
播種性血管内凝固症候群（DIC）
　　　　　26,41,108,197,208,224
パゾパニブ　169
バゾプレッシン受容体拮抗薬　149
発熱　68,69,86
発熱性好中球減少症（FN）　99
パニツムマブ　46,55,56,60
ハベカシン　127
パラサイロイドホルモン　246
バラシクロビル　114,127,128

　　　　　　　　ひ

ヒアルロニダーゼ　20,21
非起壊死性抗がん剤　17,20
ピシバニール　196
非小細胞肺がん（NSCLC）　175
非ステロイド系抗炎症薬（NSAIDs）
　　　　　　　　　　　59,151
ビスホスホネート製剤（BP）　258
ビダーザ　20,40
非特異的免疫反応　102
ヒドロコルチゾン　60
ヒドロコルチゾンコハク酸エステル
　ナトリウム　59
ビノレルビン　18,19,32,33
皮膚の紅斑　69
皮膚分節　264,265
ビブラマイシン　197
ピペラシリン/タゾバクタム
　　　　　　　　　　126,127
非ホジキンリンパ腫　19
びまん性大細胞型B細胞リンパ腫
　（DLBCL）　75,175
日和見感染症　100
ピラルビシン　18,19
ピリナジン　59
ビリルビン（Bil）値　159
ビンカアルカロイド製剤　17-20,37
ビンクリスチン　18,19,93
ピンチオフ　43
ビンデシン　18
ビンブラスチン　18,19

頻脈　91

　　　　　　　　ふ

ファモチジン　59,60
ファンガード　113,127,128
不安定な歩行，低Na血症　139
フィズリン　149
フィニバックス　127
ブイフェンド　127,129
フィブリノゲン　227
フィブリンシース　43
フィブリン分解産物（FDP）　227
フィルグラスチム　116
フィルグラスチム BS　116
フェブキソスタット　88
フェブリク　88
フォンダパリヌクス　212,213
副腎皮質ステロイド外用薬　36
副甲状腺ホルモン（PTH）　3,246
副甲状腺ホルモン関連蛋白
　（PTHrP）　3,247
副作用　6
副腎皮質ステロイド剤　32,35,59
フサン　234,239
浮腫　91
フラグミン　213,234,238
ブラスト　76
プラチナ製剤　4,18,20,44,46
フラッシュバック　29,31,33,35,43
フリーラジカル　24
フルオロウラシル　18,24,109,217
フルオロキノロン　114
フルコナゾール　114,127,128,217
フルタミド　217
フルダラビン　18,163,164
ブルフェン　59
フレア反応　31,32,34,35
ブレオマイシン　18,196
プレガバリン　275
プレドニゾロン
　　　　93,163,164,201,203,257,260,289
プレドニン　93
プロカルシトニン（PCT）　103,105
フロセミド　257
プロトロンビン時間（PT）
　　　　　　　159,212,227,230
　──の延長　159
分子標的薬　18,20,46
分葉核球（Seg）　117,119

　　　　　　　　へ

米国感染症学会（IDSA）　99,127,129
米国臨床腫瘍学会（ASCO）　203
ベースライン　78

ペグフィルグラスチム　116
ベタメタゾン　285
ベナ　59
ベバシズマブ
　　　　3,46,55,56,60,201,203
ヘパリン　182
ヘパリンNa　213,234,238
ヘパリン起因性血小板減少症（HIT）
　　　　　　　　　　　　214
ヘパリンクランプ　25
ヘパリンナトリウム　234
ヘパリンブリッジ　212
ベルケイド　20,40
ペンタゾシン　180
ベンダムスチン　18,32,164

　　　　　　　　ほ

放射線照射　24
補体　47,49
ホットパック　35,39
ボナロン　259
ポララミン　59
ポリオキシエチレンヒマシ油　49
ボリコナゾール　127,129,217
ポリソルベート80　50
ボルテゾミブ　18,20,40

　　　　　　　　ま

マイトマイシンC　18,19,32,196
マキシピーム　127
末梢性T細胞性リンパ腫（PTCL）
　　　　　　　　　　　　75
慢性DIC　232
慢性骨髄性白血病（CML）　75
慢性閉塞性肺疾患（COPD）　125
慢性リンパ性白血病（CLL）　75
マントル細胞リンパ腫（MCL）　75

　　　　　　　　み

ミカファンギン　127-129
ミトキサントロン　18,19,21
ミノサイクリン　196
未分画ヘパリン（UFH）　211

　　　　　　　　め

メイロン　83,92
メタストロン　274,277,278
メチルプレドニゾロン　60
メチルプレドニゾロンコハク酸エス
　テルナトリウム　59
メトトレキサート　18,76,92,93,289
メドロキシプロゲステロン　201
メルカプトプリン（6-MP）　85,89
メロペネム　127

メロペン　127
免疫グロブリン　46
免疫調節薬　203
免疫賦活剤　196

も

モガムリズマブ　163
モザバプタン　149
モダシン　127
モノクローナル抗体薬
　　　　4,18,20,44,46,55,
モンテプラーゼ　218,222
モンロー・ケリーの法則　280

や・ゆ・よ

薬剤リンパ球刺激試験(DLST)　169
薬物性肝障害(DILI)　158,167
ユーエフティ　217
有害事象(AE)　5,6,109
有害事象共通用語規準(CTCAE)
　5,6,12,13,15,61,63,95,117,121,161

有害反応(ADR)　5,6
用量制限毒性(DLT)　109

ら

ラクテック　256
ラスブリカーゼ　82,84,86,90
ラスリテック　82,84,86
ラニチジン　59,60
ラパチニブ　169
卵巣がん　19
ランマーク　250,274,276

り

リアルタイムPCR法　166
リクシアナ　212
リコール現象　24
リコモジュリン　234,239,240
リツキサン　54
リツキシマブ
　　18,46,54-57,60,72,93,163,164

リポソーム化アムホテリシンB
　　　　　　　　　　127,129
リポソーム化ドキソルビシン
　　　　18,21,46,47,49,53,60
留置針　27
リリカ　274
リンパ芽球性リンパ腫(LBL)
　　　　　　　　　75,93,175

れ

レゴラフェニブ　158,169
レジメン　4,109
レスタミン　59
レナリドミド　201,203
レノグラスチム　116
レボフロキサシン　127
レミナロン　26,41,234

わ

ワーファリン　215
ワルファリン　182,211,215